El gran libro del Ejercicio fácil

Apreciado lector:

Hace años, cuando tenía unos veinte, caminaba unos 32 kilómetros diarios (incluso escalaba), hacía aeróbicos y clases de yoga y nadaba cada mañana. Siempre estaba cansada. Nunca comía (erróneamente creía que estaba gorda) y siempre estaba de mal humor (el hambre y el cansancio hacen eso). Ahora, veinte años después, peso una buena cantidad más de lo que solía pesar y hago ejercicio más sanamente. Saco al perro, hago yoga, patino sobre el hielo con mi hijo y levanto pesas unas veces por semana. Como, casi siempre estoy de buen ánimo y me siento bien conmigo misma. Ya no estoy obsesionada con el ejercicio, aunque es la segunda cosa que más me gusta hacer (la primera es cuidar de mi hijo).

Para mí, estar en forma fácilmente significa estar en forma agradablemente. Esto significa asegurarse que su vida esté balanceada y que usted se sienta feliz con la actividad y el nivel de actividad que tiene en su vida. No significa ser esclavo de la idea de estar delgado o atlético o de cierta talla de ropa. Estar en forma no tiene que significar lograr una serie de habilidades atléticas, pero puede en cambio ser la forma como vive su vida, siendo una persona fuerte, flexible y capaz físicamente.

Lo que espero, sobre todo, es que este libro le haga querer salir a caminar o jugar fútbol con sus hijos o ir a nadar un sábado en la tarde. A su cuerpo le encanta moverse, se quiere mover y cuando se mueve, naturalmente se pone en forma. Es así de fácil.

Saludos,

DONNA RASKIN

El gran libro del Ejercicio fácil

Pierda peso, fortalézcase y siéntase energizado

Donna Raskin

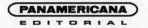

PANAMERICANA
E D I T O R I A L

Este libro está dedicado a mis hermanos y hermanas: Peter, Danielle, Angelo y Morgan, a mi cuñada y mi sobrino, Paula y Dylan. Los amo a todos, a pesar de que he vivido lejos tantos años, y siempre los llevo en mi corazón.

Raskin, Donna
    El gran libro del ejercicio fácil / Donna Raskin ; traducción Bibiana Rodríguez. -- Bogotá : Panamericana, 2011.
    p. 288 – (Informativos. El gran libro de)

    Incluye índice. -- Título original: *The Everything Easy Fitness Book*
    ISBN 978-958-30-3834-1

    1. Ejercicio 2. Estado físico I. Rodríguez, Bibiana, tr. II. Título

CDD: 613.71 ed. 20
CO-BoBN– a779576

    Catalogación en la publicación – Biblioteca Nacional de Colombia

Primera edición en Panamericana Editorial Ltda., marzo de 2012
Título original: *The Everything® Easy Fitness Book*
© 2004 F+W Publications, Inc
Adams Media, an F+W Publications Company
57 Littlefield Street, Avon, MA 02322 U.S.A.
www.adamsmedia.com
© 2012 Panamericana Editorial Ltda., de la traducción al español
Calle 12 No. 34-30, tels.: (57 1) 3649000
Fax: (57 1) 2373805
www.panamericanaeditorial.com
Bogotá D.C., Colombia

Editor
Panamericana Editorial Ltda.

Edición en español
César A. Cardozo Tovar

Traducción
Bibiana Rodríguez

Diagramación
Claudia Milena Vargas

Diseño de carátula
Diego Martínez

Fotografía de carátula
© nyul - Fotolia.com

ISBN: 978-958-30-3834-1

Impreso por Panamericana Formas e Impresos S.A.
Calle 65 No. 95-28, tel.: (57 1) 4302110, fax (57 1) 2763008
Bogotá D.C., Colombia
Quien solo actúa como impresor.
Impreso en Colombia   *Printed in Colombia*

Contenido

Reconocimientos

Gracias a Paula Munier por su amistad, apoyo, risas y conocimiento editorial. Quiero agradecerle a Lisa Laing por su paciencia y por reír cuando pudo haber estado frustrada; ese es un don poco frecuente que yo aprecio. Gracias a Laura Daly por su habilidad para modificar los horarios cuando fue necesario (un poderoso don) y a Andrea Norville por su apoyo en este proyecto.

Los diez beneficios principales
de ponerse en forma fácilmente

1. Se sentirá fuerte y enérgico, sin lucir fornido o poco natural.
2. Aprenderá a quemar más calorías y grasa durante sus ejercicios.
3. Formará músculos largos y sin grasa que le ayudarán a sentirse atractivo y elegante.
4. Preferirá moverse más de lo que querrá sentarse en el sofá y ver TV.
5. Si trabaja en una oficina, aprenderá cómo hacer su día más energético y menos agotador.
6. Si tiene hijos pequeños, aprenderá cómo hacer que ellos también sean activos.
7. Aprenderá a comer por salud y para estar en forma. ¡Por supuesto que comerá chocolate! ¡Eso es bueno para usted!
8. Aprenderá a trabajar con su cuerpo cuando envejece y dejará atrás la idea de que su cuerpo se tiene que desintegrar cuando se vuelva viejo.
9. Encontrará el equilibrio en su vida y este incluirá la actividad y el descanso, y los movimientos de alta intensidad y los relajantes.
10. Al mirarse al espejo le gustará lo que ve.

Introducción

Ponerse en forma fácilmente no significa seguir un programa de ejercicios reglamentario o dedicar toda su vida al ejercicio. Ponerse en forma significa estar activo, crear y adecuar tiempos regulares para el ejercicio en su programa, comer y dormir lo suficiente para que su cuerpo pueda fortalecerse y no solo sobrevivir.

El ejercicio no tiene que ser difícil o complicado para ser efectivo. Si bien es cierto que los atletas y la gente a la que le encanta ejercitarse con frecuencia tienen programas de ejercicios complicados, *usted* no tiene que complicar su ejercicio. Puede ponerse en forma haciendo las cosas que le gustan y teniendo una pequeña cantidad de conocimiento sobre cómo hacer que esas cosas, sean caminar, cuidar el jardín o bailar, se conviertan en una rutina de ejercicio que no solo lo mantendrá saludable, sino también en forma.

Entonces, ¿cuál es la diferencia entre tener salud y estar en forma? La siguiente comparación ilustrará la distinción. En el primer escenario son las 7:00 a.m. del día de Acción de Gracias. Una mujer de 42 años pone el pavo en el horno. Ella pasa casi toda la mañana en la cocina y luego gasta casi toda la tarde yendo de la mesa a la cocina, sirviéndole a la familia y a los amigos. En la noche, lava los platos, limpia la casa, lava la ropa y finalmente puede comer un poco de la torta que preparó mientras ve TV. Aunque el día fue agotador ella se divirtió. No estaba cansada al final, comió bien (tal vez mucho relleno y salsa de espinaca) y durmió bien esa noche. Al día siguiente se siente cansada y en lugar de ir de compras como lo había planeado, pasa casi todo el día en el sofá. Tiene que tomar unos analgésicos para aliviar los dolores y malestares del día anterior, termina comiendo dos trozos de torta y el resto de las patatas. Sin embargo, para el sábado ya está bien y en el centro comercial. Ella es saludable.

Ahora, imagínese otra mujer de 42 años. También celebra el día de Acción de Gracias. No obstante, empieza su día de la misma manera como cualquier otro día, con una rutina de yoga de 10 minutos. A ella le gusta el yoga porque ni siquiera tiene que quitarse la pijama para hacerlo. Cocina toda la mañana, pero toma un descanso de 20 minutos para jugar a la pelota con su hijo de 15 años, antes de ir a bañarse. Después de hacer toda la comida (también le gusta el relleno pero se abstiene de la salsa de espinaca), camina alrededor de la cuadra con su esposo. El día salió bien. Duerme muy bien toda la noche y cuando se despierta va al gimnasio a su clase de ejercicios "Quemar y esculpir" que hace tres veces a la semana. No ha aumentado de peso en los últimos ocho años y aún puede hacer cualquier movimiento que hacía cuando tenía 34 años. Esta mujer está en forma.

Estar en forma es más que tener buena salud. En la definición más obvia y simple, significa que usted tiene energía, es activo (no sedentario), es fuerte, tiene un corazón saludable, es flexible y tiene el peso apropiado. Para el propósito de este libro, estar en forma es funcional, no atlético.

Una semana para estar en forma fácilmente requiere algunos elementos. Primero, debe haber algunas sesiones programadas que hagan bombear su corazón, aumentar su fuerza y resistencia muscular y aumentar su flexibilidad y equilibrio. Estas sesiones de ejercicios estarán enfocadas y tendrán un propósito para que usted pueda ver la diferencia entre cómo se ve y cómo se siente. Segundo, podrá tener momentos en los que usted escoja hacer cosas divertidas que sean activas y no sedentarias. Por ejemplo, podría salir a caminar después de comer en lugar de ponerse a ver TV o jugar con sus hijos en lugar de sentarse al lado de la piscina mientras ellos juegan. El tercer elemento de su semana para estar en forma será crear un sistema que respalde sus planes para lograrlo. Este incluirá alimentarse bien, tener suficiente descanso, tener amigos alrededor que le ayudarán si lo necesita y lo más importante, leer este libro, que le dará toda la información y el apoyo que necesita para crear su nueva vida en forma.

Capítulo 1
Estar en forma y hacer ejercicio

E l ejercicio mantiene nuestros cuerpos y todas sus partes trabajando eficientemente. Cuando su corazón está en forma, late más fuerte pero gasta menos energía para bombearse. Cuando sus músculos están en forma, pueden cargar más y trabajar por más tiempo sin sentir estrés o lastimarse. Cuando todo su cuerpo está en forma, usted quema calorías, duerme mejor en la noche y tiene un sistema inmunológico más fuerte. Cuando usted se ejercita regular y efectivamente, su cuerpo no tiene grasa y es hábil. Un cuerpo en forma ocupa menos espacio que un cuerpo que no lo está, pero tiene la capacidad de hacer mucho más.

Los elementos para estar en forma

Usted sabe cuándo está en forma, ve un cuerpo fuerte, delgado y saludable. Cuando ve a alguien que sube las escaleras saltando, que se estira fácilmente sin tensionarse o cogerse la espalda, usted considera que está en forma. Cuando mira que una mujer que baila no tiene que tomar aire o sentarse, usted cree que ella está en forma. Usted puede ver a un hombre jugar fútbol con su hijo y piensa "está en forma".

Algunas veces estar en forma parece un don, se tiene o no se tiene. Pero en realidad, estar en forma es algo que usted crea. Para tener una buena condición física usted necesita conocer los rasgos y hábitos saludables que componen el estar en forma y saber cómo puede mejorarlos. Una vez sepa estas cosas y haya implementado su práctica como parte de la vida diaria, entonces usted lo estará. Estar en forma se compone de salud cardiorrespiratoria, fuerza, resistencia muscular y flexibilidad.

Salud cardiorrespiratoria

El corazón es un músculo que bombea sangre a través del cuerpo por el sistema vascular, el cual se compone de sus venas y arterias. Al mismo tiempo, sus pulmones extraen oxígeno del aire que usted respira y lo envían a la sangre para ser distribuido por todo el cuerpo.

La salud del corazón y el pulmón significa que su corazón, sus pulmones y el sistema vascular trabajan juntos para procesar y transportar eficientemente el oxígeno a sus músculos. Cuando su corazón es fuerte, bombea fácilmente más sangre por todo el cuerpo. Cuando su corazón es débil, trabaja más para proveerle a su cuerpo sangre fresca y oxígeno. Si su corazón y sus pulmones no son fuertes, entonces incluso una actividad física suave, como cargar la bolsa del mercado desde el carro hasta la casa o caminar un poco más rápido por la cuadra, puede dejarlo sin aliento.

Fuerza y resistencia muscular

La fuerza muscular significa cuánto peso puede levantar un músculo, mientras que la resistencia significa durante cuánto tiempo un músculo puede levantar varias cantidades de peso.

La fuerza es relativa. Por ejemplo, si un hombre de 25 años no puede levantar a su hija de 5 años, puede considerarse débil. Si la abuela de 70 años sí puede cargar a la niña de 5 años, entonces no tiene problema con respecto a su fuerza.

Unos músculos fuertes pueden levantar un gran peso una o dos veces y un peso moderado más frecuentemente o por periodos más largos. Poner las bolsas del mercado en su carro y cargarlas hasta la casa ilustra la fuerza y resistencia muscular. Digamos que tiene dos bolsas pesadas del mercado y usted puede levantarlas desde su carrito de compras y ponerlas en el auto. Esto es fuerza. Incluso si las bolsas son moderadamente pesadas, usted probablemente podría cargarlas desde el baúl del carro que está parqueado en su garaje hasta su casa que está a 15 metros de distancia. Esto es resistencia muscular.

Información esencial

Los ejercicios de peso y resistencia también mejoran la salud ósea, ya que el músculo se sujeta al hueso. Tener huesos más fuertes ayuda a evitar la osteoporosis y otras enfermedades que debilitan el cuerpo. Cuando sus huesos son fuertes, usted se para derecho, respira más profundamente y tiene menos probabilidades de lesionarse, especialmente cuando envejece.

Flexibilidad

La flexibilidad es la habilidad de mover una articulación por todo su campo de movimiento. Una articulación es el lugar donde dos o más huesos se juntan; los huesos están conectados por ligamentos y tendones, los cuales son tejidos conjuntivos.

Las articulaciones permiten que el cuerpo se mueva y la flexibilidad es necesaria para un movimiento eficiente. Ser flexible también disminuye la posibilidad de sufrir lesiones, dolores y molestias musculares. En otras palabras, cuando una persona carece de flexibilidad, el movimiento puede ser limitado, doloroso y agotador. La flexibilidad es importante para su salud y un componente valioso de su programa de ejercicios.

Los ejercicios de flexibilidad son aquellos que estiran con cuidado los músculos, los tendones y los ligamentos para mantenerlos flexibles y con movilidad. Los ejercicios de flexibilidad incluyen estiramiento, *ballet*, yoga y *tai chi*.

Cuando se está en forma y se es flexible, el cuerpo está más capacitado para hacer más cosas con menos esfuerzo, eso se siente grandioso y alienta a hacer más actividad.

Ejercicios aeróbicos contra ejercicios anaeróbicos

Para hacer que el corazón esté más fuerte, usted necesita entrenarlo para bombear sangre más eficientemente por el cuerpo. Este entrenamiento se hace a través del ejercicio aeróbico. Los ejercicios aeróbicos hacen que respire mucho más de lo habitual porque usa oxígeno más rápidamente, ya que su cuerpo se está moviendo más rápido. Los ejercicios aeróbicos fortalecen el corazón, los vasos sanguíneos y los pulmones, entrenándolos para procesar y llevar sangre y oxígeno más rápido y con más fuerza. Usualmente una actividad es aeróbica cuando uno mueve varios de sus miembros al mismo tiempo y cuando la actividad usa los grupos de músculos más grandes (por ejemplo, caderas, piernas, pecho y espalda). La actividad debe ser realizada continuamente (más de 20 minutos), usualmente es rítmica o repetitiva y se realiza en un nivel intenso que hace que su corazón, sus pulmones y su sistema vascular trabajen con más fuerza de lo normal. Por ejemplo, volver una caminata lenta en una rápida, dejar de chapotear en la piscina para hacer una carrera de cinco vueltas o cambiar una vuelta en bicicleta por el barrio por una clase de *spinning* son ejemplos de cómo convertir una actividad regular en una actividad aeróbica.

Información esencial

Cuando usted se ejercita aeróbicamente, recoge una enorme cantidad de oxígeno y la reparte más profundamente por el cuerpo. Al cuerpo le encantan los ejercicios regulares ricos en oxígeno y los beneficios aparecen no solo durante el ejercicio sino también mientras el cuerpo descansa.

Un nivel de intensidad por encima del ejercicio aeróbico es el ejercicio anaeróbico. Para hacer grandes avances en la salud cardiovascular, usted puede usar ejercicios anaeróbicos intermitentemente durante su sesión de ejercicio para sobrecargar el sistema cardiovascular. Usted no puede mantener el ejercicio anaeróbico por mucho tiempo. Este se compara con una carrera corta de gran velocidad, usted trabaja tan fuerte y rápido como pueda por menos de un minuto. Estos intervalos de ejercicio de alta intensidad expanden y aumentan su capacidad aeróbica haciéndolo superar sus límites aeróbicos. Luego cuando vuelva a sus niveles aeróbicos anteriores, su corazón será más fuerte y el trabajo se sentirá más fácil.

El principio de la sobrecarga

Los ejercicios aeróbicos y anaeróbicos usan el principio de la sobrecarga para entrenar. El principio de la sobrecarga plantea que para mejorar su estado físico, usted necesita trabajar su cuerpo con más fuerza de lo normal. Investigaciones han encontrado que su cuerpo se adapta al estrés de trabajar con más fuerza, volviéndose más fuerte. Por ejemplo, si usted camina tres kilómetros cinco días en la semana, eventualmente caminar esos tres kilómetros será más fácil y usted podrá trabajar por más tiempo o más rápido o ambos. Su corazón se vuelve más fuerte y más eficiente usando el principio de la sobrecarga, pero usted puede aplicar este principio a los otros componentes del condicionamiento físico, incluyendo la fuerza muscular, la resistencia muscular y la flexibilidad.

Los músculos y la sobrecarga

Al sobrecargar sistemáticamente sus músculos en fuerza y resistencia (levantando más peso o por más tiempo), así como en flexibilidad (estirando más y más extensamente), usted también podrá obtener más beneficios en esos elementos. Levantar pesos y estirarse en un programa regular de fortalecimiento le permite crear un cuerpo que sea más capaz y esté en más forma que antes.

Hecho

El American College of Sports Medicine (ACSM) es la mayor organización de medicina deportiva y ciencia de ejercicios en el mundo, con más de 15 000 miembros en más de 72 países. Los miembros del ACSM incluyen doctores, educadores, científicos, entrenadores personales, instructores de ejercicios en grupo y otros profesionales de la salud y el acondicionamiento físico. Las recomendaciones en este libro siguen las pautas del ACSM.

Su nivel de estado físico determina cuánta sobrecarga usará cuando haga ejercicio. Si ha sido sedentario, aquí hay buenas noticias: no tomará mucho para sobrecargar su corazón y otros músculos, por lo que su condición física mejorará rápidamente. Si ha estado ejercitándose por un buen tiempo pero no ha visto mejoras, podría ser debido a la falta de sobrecarga en su actividad. Así que una vez que empiece a trabajar más fuerte, también verá resultados.

FITT y sobrecarga

Para incorporar apropiadamente el principio de la sobrecarga en su rutina de condicionamiento físico, usted puede contar con FITT, esta es una sigla para los cuatro elementos que completan un programa efectivo de ejercicios:

Frecuencia – cada cuánto hace ejercicio

Intensidad – qué tan fuerte se ejercita

Tiempo – por cuánto tiempo hace ejercicio

Tipo – qué tipo de ejercicio hace

Frecuencia, intensidad, tiempo y tipo de ejercicio

Como se mencionó anteriormente, la frecuencia se refiere a qué tan seguido hace ejercicio. Necesitará hacer 30 minutos de actividad diaria moderada (que se pueden dividir en sesiones de 10 minutos) para estar saludable y tres o cuatro sesiones de ejercicios de alta intensidad cada semana para estar realmente en forma. Cuanto más ejercicio haga, más calorías quema y su corazón y músculos estarán más fuertes.

Al mantener el principio de la sobrecarga en mente, usted necesitará ser consciente de su nivel de intensidad para asegurarse de que está trabajando lo suficientemente fuerte como para sobrecargar su corazón y sus músculos mientras se ejercita.

Los ejercicios de intensidad moderada hacen bombear su corazón, pero no de una forma demasiado estresante ni que lo deje sin aliento. Este tipo de ejercicio le ayuda a desarrollar resistencia. El ejercicio de alta intensidad es duro; usted respira mucho más y sobrecarga su corazón y sus músculos. Usted necesita una mezcla de ambas clases de intensidad para estar en forma. Cuando aumenta sus niveles de intensidad, su cuerpo responde volviéndose más fuerte y quemando más calorías.

¿Durante cuánto tiempo hace ejercicio? ¿Es suficiente para construir resistencia y permitir una sobrecarga apropiada? Cuanto más tiempo gaste haciendo ejercicio, mayores serán los resultados en términos de fuerza y resistencia.

Los cuerpos que están más en forma y la gente que es más saludable toman ese camino debido a la variedad en los tipos de ejercicio, como caminar, alzar pesas y hacer yoga, o montar bicicleta, nadar y cuidar el jardín. Cuanta más variedad haya en su programa de ejercicios, su cuerpo tendrá más probabilidad de aumentar su fuerza, resistencia y flexibilidad, y usted tendrá menor probabilidad de sufrir lesiones por el exceso.

Pregunta

¿Cuál es la diferencia entre los ejercicios de intensidad moderada y los de intensidad alta?

La intensidad se refiere a qué tan fuerte trabajan su corazón y sus músculos durante una actividad. En términos prácticos, dar un paseo es de intensidad baja, caminar a paso ligero es de intensidad moderada y hacer una caminata rápida o un programa para trotar es de alta intensidad. De igual forma, jugar en la piscina es de baja intensidad, nadar la piscina es de intensidad moderada y hacer carreras es de alta intensidad. Para dar un último ejemplo, cuidar el jardín arrodillado es de baja intensidad, rastrillar es de intensidad moderada y mover arbustos y árboles jóvenes es de alta intensidad.

Añadir intensidad a sus ejercicios

Como leyó, la I en FITT significa intensidad o, como se explicó antes, qué tan fuerte está trabajando. La intensidad puede referirse a su corazón, sus músculos y su cuerpo entero como un todo. Cuanto más intensamente haga ejercicio, aplicará más el principio de la sobrecarga. Sin embargo, usted no puede presionar su cuerpo a un límite extremo inmediatamente. Si hace esto, se lesionará y terminará sin ningún resultado. En lugar de esto, cuando haga ejercicio, usted deberá aumentar la intensidad gradualmente para que su cuerpo se ponga más en forma con el tiempo.

Hay varias formas de añadir intensidad a sus ejercicios. Por ejemplo, puede correr cuando camina o levantar pesas más pesadas o añadir otra actividad o sesión de ejercicios a su rutina. Pero para aumentar la intensidad, usted necesita saber medirla. Es imposible hacer que sus ejercicios sean más duros, si no está seguro de qué tan fuertes son para empezar.

Niveles de intensidad

El ACSM recomienda que se haga ejercicio en niveles de intensidad aeróbica desde 60 hasta 90 % de su ritmo cardiaco máximo. Su meta es hacer coincidir su nivel actual de estado físico con los niveles apropiados de intensidad en su programa de ejercicios. Si apenas está empezando a hacer ejercicio, comenzará a ejercitarse de tal forma que su ritmo cardiaco esté alrededor del 60 % de su máximo. Una vez su cuerpo se haya adaptado a ese nivel, entonces puede progresar lenta y gradualmente hacia niveles más altos de intensidad, lo cual también le ayudará a quemar grasa más efectivamente.

Ejercitarse en el 60 % de su ritmo cardiaco máximo podría requerir muy poco esfuerzo, sin embargo, beneficia su sistema cardiovascular al entrenarlo para trabajar más eficientemente sin estresarlo demasiado. Hacer ejercicio en un nivel aeróbico del 85 % de su ritmo cardiaco máximo requiere más esfuerzo, aunque al principio solo pueda estar en ese nivel por un corto tiempo.

Hecho

El ejercicio aumenta la producción de endorfinas. Las endorfinas son hormonas naturales similares a la morfina que producen una sensación de bienestar y reducen el estrés. El ejercicio regular provoca esta liberación. El efecto de las endorfinas puede durar por horas o incluso algunos días, pero después de eso tendrá que reproducirlas.

En el pasado, se les decía a los principiantes que quemarían más grasa si hacían ejercicio con una intensidad baja, porque se pensaba que el cuerpo usaba la glucosa, azúcar en la sangre, como combustible cuando este se ejercita más intensamente. Sin embargo, la verdad es que cuanto más ejercicio haga, quemará mayores niveles de grasa y azúcar. Si quiere perder peso y quemar grasa, tendrá que trabajar en la forma de aumentar gradualmente la intensidad de los ejercicios. Encontrará más información sobre este punto en el capítulo 2.

La intensidad y quemar calorías

Su cuerpo está trabajando todo el tiempo: bombeando sangre, procesando la comida, pensando. La unidad del cuerpo que mide la cantidad de trabajo que está haciendo se llama caloría. Cuando se sienta y piensa, usted quema alrededor de una caloría por minuto. Cuando camina, su cuerpo puede quemar de tres a seis calorías por minuto. Por cada litro de oxígeno (por kilogramo de peso del cuerpo) que usted procesa durante el ejercicio aeróbico, el cuerpo quema cinco calorías. Cuanta más energía usa, procesa más oxígeno y quema más calorías. Idealmente, usted debería quemar 300 calorías o más por sesión de ejercicios.

El uso de calorías de su cuerpo durante una actividad dada está determinado por su peso, su nivel de condicionamiento físico y la cantidad de trabajo que está haciendo. Debido a la diferencia de la razón músculo/grasa del cuerpo, así como los niveles de estado físico, una mujer de edad y delgada quema menos calorías caminando, que un hombre joven y musculoso.

Su ritmo cardiaco o pulso refleja cuán fuerte trabajan su cuerpo y su corazón en cualquier momento. Su pulso, medido en latidos por minuto (lpm), es lento cuando está dormido, más rápido cuando está despierto y realmente rápido cuando hace ejercicio con fuerza.

Verificar su ritmo cardiaco

Hacer ejercicio sin conocer su ritmo cardiaco es el equivalente a manejar sin un velocímetro. Si conoce su ritmo cardiaco, puede saber qué tan fuerte está trabajando. Conocer su ritmo cardiaco hace que sea más productivo y eficiente durante el ejercicio, si también sabe cuál debe ser su ritmo cardiaco para quemar la cantidad correcta de calorías. La forma más exacta de medir la intensidad del ejercicio es usar un monitor cardiaco, pero también puede tomarse el pulso para determinar qué tan fuerte está trabajando su corazón.

Mida su pulso

Usted puede medir su pulso poniendo los dedos en su carótida (cuello) o en la arteria radial (muñeca). El pulso de la carótida está ubicado justo debajo de la mandíbula, en la parte superior de cada lado del cuello. Para sentirlo, ponga sus dos primeros dedos (no el pulgar) suavemente en esta área. Ejercer mucha presión puede disminuir el ritmo cardiaco, así que toque esta área con cuidado. El pulso debe sentirlo en los dedos. El pulso radial puede encontrarse en el lado del pulgar del antebrazo justo encima del punto donde de la muñeca se dobla naturalmente. Así como el pulso en la carótida, use sus dos primeros dedos para sentir el pulso.

Cuente los latidos por 15 segundos y multiplíquelos por 4 para calcular el número de latidos por minuto. Luego compare este número en latidos por minuto (lpm) para su zona de entrenamiento deseada. Mientras calcula su pulso por minuto, este método es lo suficientemente bueno para determinar qué tan fuerte está trabajando durante el ejercicio. Al final de este capítulo usted aprenderá cuál debería ser su ritmo cardiaco objetivo durante el ejercicio.

Usar un monitor cardiaco

Los monitores cardiacos han revolucionado el ejercicio aeróbico porque estos le dan información confiable rápida y fácilmente sobre qué tan fuerte está trabajando. Normalmente, el monitor tiene dos partes: una correa que va alrededor de su pecho (cerca del sostén) y un aparato que usted usa alrededor de la muñeca, como un reloj. La correa monitorea electrónicamente qué tan rápido late su corazón y transmite la señal al reloj. Luego usted lee el reloj para averiguar qué tan duro está trabajando. Los monitores cardiacos cuestan cerca de 200 000 pesos que bien valen el precio.

Antes de usar un monitor cardiaco, humedezca la parte interna de la correa de la batería/sensor con agua o saliva. La humedad ayuda a conducir la actividad eléctrica al monitor. Luego sostenga la correa contra la parte delantera de su torso justo debajo del pecho. Ajuste la circunferencia de la correa elástica para que se sujete sin que le incomode. Sostenga el monitor de la muñeca de 15 a 25 centímetros directamente enfrente de la posición de uno de los sensores en la correa de la batería/sensor. Esto capta la comunicación entre los sensores y el monitor de la muñeca y en unos momentos debe hacerse visible su ritmo cardiaco en latidos por minuto.

El monitor lee y muestra el ritmo cardiaco en latidos por minuto mientras que esté entre 2.5 cm y 7.6 cm de los sensores. Si pierde la señal en medio de una sesión de ejercicios, simplemente acerque el monitor de la muñeca a los sensores nuevamente y el monitor lo volverá a captar. Los ciclistas (estáticos o regulares) pueden poner el monitor de muñeca en el manubrio usando un soporte para este o apretando la correa de la muñeca alrededor de la barra.

La zona del ritmo cardiaco

Para saber cuál debería ser su ritmo cardiaco o pulso cuando hace ejercicio, use esta fórmula (muy difícil):

1. A 220 réstele su edad. Por ejemplo: si usted tiene 40 años, la respuesta será 180. Este número es su ritmo cardiaco máximo estimado en latidos por minuto.
2. Ahora, multiplique ese número (ejemplo 180) por 0.65 y 0.85. Los dos números (117 y 153) le dicen el rango que su ritmo cardiaco debería tener durante el ejercicio.

Usted gastará la mayor parte del tiempo de ejercicio con su ritmo cardiaco en la parte inferior del rango y alcanzará la mayor solo durante breves sesiones de intervalos (ver capítulo 2). Si está en excelente forma, puede usar una fórmula un poco diferente para determinar el rango de su ritmo cardiaco durante el ejercicio. Como primer paso, réstele su edad a 205 y luego haga el resto de los cálculos como se describieron anteriormente.

Escala del esfuerzo percibido

Otra forma menos científica pero útil para calcular la intensidad del ejercicio es la escala Borg para la clasificación del esfuerzo percibido, más conocido como RPE (por sus siglas en inglés, *Rating of Perceived Exertion*). La palabra clave aquí es "percibido" porque usted usa el propio sentido de su cuerpo para calcular qué tan duro está trabajando. Por lo tanto, esta es una medida subjetiva de qué tan fuerte se ejercita. La escala Borg va del 6 al 19.

Sorprendentemente, Borg encontró que si usted le agrega un cero al número de su esfuerzo percibido, estaría con frecuencia trabajando en ese ritmo cardiaco. Así, por ejemplo, si usted siente como si estuviera trabajando en el nivel 14, la probabilidad es que su ritmo cardiaco esté alrededor de 140.

6-7	Muy, muy liviano
8-9	Muy liviano
10-11	Liviano
12-13	Moderado
14-15	Duro
16-17	Muy duro
18-19	Muy, muy duro

Las ventajas de la RPE

A pesar de las cualidades poco científicas de la RPE, las investigaciones han encontrado que la escala corresponde consistentemente con el ritmo cardiaco que una persona experimenta durante el ejercicio. Por ejemplo, usted tiene más probabilidad de lograr el efecto del entrenamiento cardiorrespiratorio en niveles de intensidad desde "moderado" hasta "duro" y estas intensidades corresponden casi exactamente a una clasificación de 12 a 15 en la escala.

Usar la percepción correctamente

Las desventajas de la RPE es que, como se mencionó, no es científica y por lo tanto inexacta. Pero sin importar cuál sea su salud, nivel de ejercicio o actividad, su sentido de intensidad necesita ser consistente. La escala del esfuerzo percibido usa su propio sentido de la intensidad para permitirle juzgar qué tan duro está trabajando, pero ¿qué tan duro es duro? Usted necesita evaluar honestamente qué tan duro está trabajando, por tanto aquí hay algunas pautas sobre qué tan duro es "duro" (y qué tan fácil puede ser "fácil").

Los primeros números de la escala usan la palabra "liviano", lo cual significa que su corazón no está bombeando más fuerte de lo que usualmente hace cuando va caminando alrededor de la casa. "Moderado" se refiere a la conciencia de que usted está empezando a moverse con una intensidad específica. Usted puede seguir así por un rato sin estresarse, pero notando el movimiento. "Duro" es intenso y un nivel de actividad que no podría continuarse indefinidamente. Mientras se hace más intenso, usted va usando la palabra "muy" y tendrá menos probabilidad de mantener el movimiento en ese nivel por largo tiempo.

Pregunta

¿Cómo siente el cuerpo la intensidad del ejercicio?

Lance Armstrong pedalea 161 km y apenas suda. Tal vez usted camine alrededor de la cuadra y sienta que necesita sentarse por las siguientes dos horas. La intensidad es más una cuestión personal, basada en su nivel de acondicionamiento físico, edad, de la actividad que esté haciendo y cómo se siente ese día en particular.

No piense tan profundamente en estas palabras. El hecho es que usted sabe cuándo está trabajando o no. Si usted no sabe, si realmente no puede sentir qué tan fuerte está trabajando su cuerpo, entonces aquí hay algunas preguntas que puede hacerse y los niveles de intensidad que corresponden a sus respuestas.

Afirmación	Intensidad	Equivalente
¡Guau!, aunque voy caminando puedo contar las manchas de esa mariquita.	6-7	Muy, muy liviano
Caminar se siente bien. Puedo hacerlo por horas.	7-8	Muy liviano
Creo que estoy caminando más rápido de lo usual.	9-11	Liviano
Mi corazón se siente activo.	12-13	Moderado
Estoy respirando fuerte. Me alegra no tener que hablar con nadie en este momento.	14-15	Duro
Pronto tendré que aflojar el paso.	16-17	Muy duro
Tengo que parar.	18-19	Muy, muy duro

Para usar la RPE, todo lo que tiene que hacer es preguntarse periódicamente durante todo su ejercicio: "¿Qué tan fuerte estoy trabajando?" Luego responda honestamente usando la escala. Si nota que no está trabajando lo suficientemente duro, aligere el paso. Si está trabajando muy duro, disminuya el paso. ¡Así de fácil!

Capítulo 2

Crear una vida activa

Imagínese caminando dinámicamente por el parque o bailando con alguien que ama o montando bicicleta en un día soleado. Visualice la elegante forma como se mueve durante su rutina de yoga o qué tan maravilloso se sentiría al hacer diez flexiones o levantar algo con gracia al baúl del carro. Ahora aprenderá no solo a hacer que su cuerpo sea activo, sino también a dejar que su mente participe. Ponerse en forma fácilmente significa que usted necesitará encontrar cambios que funcionen y sean factibles para llevar una vida en forma. Este libro le ayudará a hacerlo.

Lo que necesita

Para cambiar la forma como vive, usted necesita tres cosas. Primero, necesita saber qué clase de cambios quiere hacer. Para ayudarle con esto, en este capítulo aprenderá más acerca de la clase de actividad que necesita incorporar en su vida para ver beneficios. Luego, necesitará la intención de cambiar. Aprenderá a crear intenciones activas, que esbozarán la manera para tener una vida en forma. Necesitará un plan realista para hacer que los cambios sucedan. Nuevamente, este capítulo le mostrará cómo hacerlo. Al final, tendrá todas las herramientas que requiere para crear un plan de ejercicios que le permitirá alcanzar sus metas.

La actividad en su vida

Para estar realmente en forma, tendrá que encontrar espacio para dos cosas: (1) ejercicios regulares para fortalecer su corazón y otros músculos y así quemar calorías; (2) más actividad en su horario diario, como cortos paseos y estiramiento regular. Estos dos aspectos de ejercicio no se reemplazan el uno al otro. Usted necesita los dos para estar realmente saludable y en forma.

Los 30 minutos de actividad pueden ser de intensidad moderada, lo que es el equivalente a caminar 5.5 km, por hora. Pero las sesiones de ejercicio para estar en forma y controlar el peso deben incluir ejercicios aeróbicos y anaeróbicos para su corazón, así como entrenamiento con pesas y sesiones de flexibilidad para mantener sus músculos fuertes y sin grasa.

Hacer fácil la actividad

Para el propósito de este libro, la actividad "fácil" significa maneras no estresantes y eficaces para añadir ejercicio en su vida. "Fácil" significa que usted puede hacer su escritorio de trabajo más activo, encontrar tiempo para ir al gimnasio si quiere, crear sesiones efectivas de ejercicio para la casa y hacer paseos que quemen grasa y calorías de inmediato. Empiece sus planes de ejercicio con actividades que disfrute, bien sea montar en bicicleta, nadar, caminar o meditar. Si empieza con cosas que le gusta hacer, sus metas serán más fáciles de alcanzar.

No le será difícil adaptar estos cambios a su vida o incorporar los cambios en su horario. Estar en forma es fácil cuando es divertido y cuando ve resultados y eso no significa que tenga que aguantar un plan que no disfruta o hacer ejercicios que detesta. En cambio, este plan es fácil porque a usted le va a gustar.

Otra parte de su semana para ponerse en forma fácilmente es ser activo cuando anteriormente era sedentario. Así, por ejemplo, usted añadirá un poco de yoga a su rutina de la mañana o algo de baile a sus planes del fin de semana o caminará por el centro comercial dos veces más rápido en lugar de sentarse en la plazoleta de comidas.

Su horario para estar en forma

Para añadir más actividad en su vida, usted necesitará programar sus ejercicios y siempre asegurarse de que estos tengan valor. No tendrá que cambiar toda su vida para estar en forma. Pero la realidad es que si no programa sus ejercicios, probablemente no llegará a ejercitarse o a ser activo. Por tanto, necesitará programarse al menos tres, o mejor cuatro, sesiones de 40 minutos de ejercicio a la semana. ¡Pero no se queje todavía! La buena noticia es que usted escoge lo que hará durante esos ejercicios. Así que saque su calendario o agenda o incluso una hoja de papel o una servilleta y escriba cuándo va a hacer ejercicio.

¡Alerta!

No se limite cuando esté programando sus ejercicios. Sea honesto con el tiempo que realmente le toma alistarse, desplazarse, hacer ejercicio y regresar a casa. Si tiene que manejar al gimnasio o cambiarse de ropa, entonces tómese una hora incluso si solo está planeado ejercitarse por 40 minutos. Lo último que quiere es sentirse acelerado con su propio horario.

En el capítulo 1, usted aprendió un poco sobre cómo hacer que sus ejercicios cuenten usando el principio de la sobrecarga y FITT. En las siguientes secciones, usted aprenderá más sobre ejercicios de intervalos, los cuales convierten ejercicios rápidos en programas de fuerza y dinamismo.

Una semana para ponerse en forma fácilmente

Entonces, ¿cómo será exactamente su vida al ponerse en forma fácilmente? Obviamente, cada uno tiene un horario diferente en el trabajo y en la casa y no todos tienen mucho tiempo libre para dedicarle al ejercicio. Cada persona también tendrá diferentes preferencias cuando se trata del tipo de ejercicio. Sin embargo, lo que sigue es una muestra de una semana para ponerse en forma fácilmente que le mostrará cómo unos 10 minutos de actividad rápida, junto con ejercicios programados, pueden hacer que una vida sedentaria se oriente al ejercicio.

Lunes

6:00 a.m.	12:00 m.	7:30 p.m.
10 minutos de rutina de abdominales.	Caminar por la cuadra de la oficina.	40 minutos del DVD de yoga.

Martes

6:00 a.m.	12:00 m.	7:30 p.m.
10 minutos de rutina de piernas con pesas.	Caminar por la cuadra de la oficina.	Limpiar la casa por una hora; escuchar un nuevo CD y bailar hasta tres canciones.

Miércoles

6:00 a.m.	12:00 m.	7:30 p.m.
10 minutos de rutina de brazos con pesas.	Caminar por la cuadra de la oficina.	40 minutos del DVD de yoga.

Jueves

6:00 a.m.	12:00 m.	7:30 p.m.
10 minutos de rutina de espalda y hombros con pesas.	Caminar por la cuadra de la oficina.	Lavar la ropa; escuchar el CD favorito más viejo y bailar hasta tres canciones.

Viernes

6:00 a.m.	12:00 m.	7:30 p.m.
10 minutos de rutina de cola con pesas.	Caminar por la cuadra de la oficina.	40 minutos del DVD de yoga.

Después de una semana regimentada, usted puede tomarlo con más calma el fin de semana. Por ejemplo, el sábado podría jugar bolos con amigos y jugar billar. El domingo, podría tomar una clase de *spinning* de una hora. Lo importante es que se mueva constantemente y evite sentarse en el sofá todo el fin de semana.

Su vida inactiva

La gente habla por teléfono durante horas, hace compras, ve TV; hace millones de cosas sin pensar en el tiempo que toman. Infortunadamente esas actividades terminan teniendo prioridad sobre el ejercicio. ¿Sabía que el promedio de los adultos americanos ve TV alrededor de cuatro horas cada día?

Adicionalmente, ver TV quema menos calorías que cualquier otra actividad, incluso que dormir. ¿Realmente es así como quiere invertir su tiempo?

Esas cosas que hacemos —ver TV, jugar en el computador, hablar por teléfono e ir de compras— son hábitos, en los que caemos sin pensarlo generalmente. Algunos planean gastar cinco horas mirando TV, algunos planean navegar en Internet durante toda la hora del almuerzo y algunos deberíamos recordar lo que hicimos en nuestras vidas para darnos cuenta de que gastamos mucho tiempo en el centro comercial.

Lo que detiene la actividad

Lo que pasa es que realmente es muy difícil volverse más activo; las tiendas donde compramos los alimentos ya no están a una cuadra, sino que quedan tan lejos que hay que ir en carro. Los colegios a los que vamos o van nuestros hijos no están cerca y, por lo tanto, hay que ir en carro. Parece que la mayoría de las cosas que hacemos hoy en día requieren de un carro.

Y no se trata únicamente de la distancia; sino también del tiempo. Corremos de acá para allá: correr implica moverse rápido y, claro, los carros van más rápido que nuestros pies. En nuestro mundo, no se puede reemplazar fácilmente manejar por caminar. En otras palabras, ya que su estilo de vida atareado algunas veces puede animarlo a ser sedentario, usted necesita reconocer que incluso unos simples 10 minutos de actividad rápida necesitan programarse en su vida.

Tome diez minutos

Usted va a la oficina del doctor y automáticamente presiona el botón del ascensor. Está en el partido de fútbol de su hijo y se sienta en el pasto mientras el niño corre toda la cancha. Ve una repetición de *Friends* a las 7:00 p.m. y a las 7:30 p.m. ya no hay nada que le guste, así que cambia canales por media hora hasta que empieza otro programa favorito. Ve el problema, ¿cierto? Durante todo ese tiempo usted puedo haberse movido, en lugar de estar quieto. La solución: cortas actividades rápidas no solo mantendrán activo su metabolismo, sino también mejorarán su ánimo y regularán sus hormonas.

Para incorporar 10 minutos de actividad moderada en su vida tres veces al día (o incluso 20 minutos y 10 minutos rápidos o 30 minutos de actividad rápida) necesita darse cuenta de cuándo no hace nada y está aburrido. Probablemente no pueda caminar mientras está en una reunión o mientras está alimentando a su hijo, pero puede caminar cuando está esperando, mirando o realmente sin hacer nada.

Sacar provecho de sus ejercicios

Los ejercicios efectivos, que aceleran el corazón y queman calorías, son parte de los objetivos de su ejercicio. Los ejercicios se aprovechan cuando sobrecargan o retan su cuerpo. Entonces necesita aprender a hacer que sus ejercicios sean lo suficientemente desafiantes para crear cambios en su cuerpo. Una de las mejores maneras de hacer esto es con intervalos.

Los intervalos involucran una serie repetida de ejercicios intensos entremezclados con periodos de ejercicios más moderados. Los intervalos se usan comúnmente para obtener logros en resistencia, fuerza, velocidad o alguna combinación de estos, además se usan para mejorar el rendimiento y el acondicionamiento aeróbico y anaeróbico. Son tan efectivos que son como oprimir el botón de avance rápido del progreso, mientras no se usen excesivamente. Los ejercicios de intervalos entrenan su cuerpo para trabajar con más eficiencia usando cortos periodos de actividad de alta intensidad para desafiar su típico programa de ejercicios. Los intervalos son divertidos por su variedad e intensidad y por el sentimiento de satisfacción después de completarlos. Además, cuando usa su monitor cardiaco, puede ver las diferentes respuestas de su frecuencia cardiaca.

Información esencial

Adapte su tiempo de ejercicio para trabajar con su frecuencia e intensidad. Por ejemplo, si normalmente usted hace ejercicio cinco veces a la semana pero viene una semana agotadora que solo le permite hacerlos tres veces, puede ajustar su tiempo de ejercicio por periodos más largos para compensar la disminución de la frecuencia. Además, si usted quiere hacer ejercicio en un nivel de intensidad más alto de lo normal, deberá acortar su tiempo de ejercicio como corresponde.

Diseñar su propia sesión de intervalos

Usted puede diseñar sesiones de intervalos para cualquier actividad. Aquí hay algunos puntos clave para considerar cuando planee su sesión de entrenamiento de intervalos.
• Siempre incluya ejercicios de calentamiento para todo el cuerpo.

- Recuerde que los intervalos son para periodos limitados de tiempo y no se deben practicar en toda una sesión de ejercicios.
- Las sesiones de intervalos no deben exceder más de dos veces a la semana.
- Los beneficios del entrenamiento de intervalos se pueden lograr ejercitándose a niveles de intensidad mayores que los niveles aeróbicos o al cruzar el umbral hacia niveles anaeróbicos.
- Para entrenar con intervalos, ajuste su sesión de ejercicios, bien sea incrementando la intensidad o la duración del trabajo intenso del intervalo, disminuyendo la duración de la fase del descanso y la recuperación o incrementando el número de intervalos en cada sesión.

Cuando vuelva a hacer ejercicio o a realizar algún ejercicio con los anteriores niveles aeróbicos, será mucho más fácil. Esto se debe a que su sistema cardiovascular, a través del principio de la sobrecarga, se ha vuelto más eficiente. Ahora puede hacer más con menos esfuerzo. Esto es una buena señal. Significa que se va poniendo más en forma y está en mejor condición.

Consejos para principiantes

Cuando se trata de hacer ejercicio, más *no* siempre quiere decir *mejor*. Puede que no lo recuerde, pero antes de aprender a caminar, tuvo que gatear. Bien, lo mismo se aplica para su estado físico. Si quiere tener éxito con su programa para ponerse en forma y quiere sentirse bien durante y después del ejercicio, necesitará empezar con pequeños incrementos de tiempo y esfuerzo y luego incrementar gradualmente. Aquí es donde muchas personas se preparan para fallar. Esperan que sus cuerpos realicen actividades en niveles que no son ni realistas ni recomendados. Después se sienten mal y luego insisten injustamente en que el ejercicio los hace sentir peor.

¡Alerta!

Los ejercicios de calentamiento y los de relajación son importantes y depende de usted el incorporarlos en su tiempo de ejercicio. El calentamiento debe durar entre 5 y 10 minutos y dejarlo listo para trabajar. Para relajarse, reduzca gradualmente el nivel de intensidad del ejercicio, por unos 5 minutos.

Es particularmente importante empezar lentamente, si no ha hecho ejercicio recientemente. Cuando empieza un programa de ejercicio, debe ser suave con su cuerpo. Si empieza lentamente, su cuerpo responderá favorablemente y reforzará los efectos positivos de su nuevo programa de ejercicios. Para tener éxito, empiece con pequeños incrementos de tiempo con bajos niveles de intensidad hasta que su cuerpo tenga tiempo de ajustarse a la nueva actividad.

Ropa cómoda

¡Usted quiere pegarse a su programa de ejercicios, pero no quiere que su ropa de ejercicio se quede pegada a usted! Un tipo de ropa inapropiado puede dejarle marcas, irritaciones y ampollas. Algunas personas se burlan de la moda para hacer ejercicio (¡tal vez ellos no hacen ejercicio!), pero la auténtica ropa de ejercicio, diseñada para que sirva, le ayudará a quedarse con su programa.

¿El pensar en montar una bicicleta estacionaria con unos *jeans* apretados no le hace sentir un escalofrío por la espalda? ¿Le gusta cuando su pantalón corto o camiseta le irritan la piel? ¿Qué tan seguro se siente cuando usa prendas gastadas, rasgadas o desteñidas? ¿Esa ropa lo hace sentir más sociable y amigable o le hace querer evitar el contacto con otros? Usar ropa cómoda, funcional y colorida durante el ejercicio puede aumentar enormemente su comodidad y placer. Si quiere elevar el ánimo mientras hace ejercicio, use ropa de ejercicio que se sienta bien y que lo haga sentir bien.

Sostenes deportivos

A diferencia de las prendas elásticas para hombres que han circulado por mucho tiempo, los sostenes deportivos fueron introducidos solo a finales de los setenta, pero no fueron ampliamente aceptados (incluso fueron usados sin una camiseta encima) hasta los ochenta, cuando el *boom* estalló. Uno de los primeros, llamado el *Jogbra* (sostén para trotar), se convirtió en la descripción categórica. Ahora, más conocida universalmente como sostén deportivo, esta prenda ha tenido un impacto revolucionario en la salud e independencia de la mujer. Liberó a las mujeres de grandes senos, las cuales eran anteriormente inactivas; ellas tienen hoy numerosas opciones para hacer ejercicio cómodamente.

Hay tres tipos de sostenes deportivos: de compresión, de encapsulación y combinado. El estilo de compresión usa tela de presión para apretar o presionar los senos hacia el pecho, lo cual limita el movimiento. Este estilo tiene buena acogida entre las mujeres con senos pequeños o medianos. El estilo de encapsulación limita el movimiento rodeando y sosteniendo los senos con costuras o alambres reforzados y es el favorito de las mujeres con senos grandes. Los sostenes deportivos combinados compresión-encapsulación usan ambos principios.

Información esencial

Si su tienda de artículos deportivos no tiene lo que usted necesita, puede ver dos catálogos de ropa femenina con una gran selección de sostenes deportivos: Title Nine Sports y Athleta (ver Apéndice A para información de contacto). Las marcas incluyen Adidas, Champion, Hind, Moving Comfort, Nike y Reebok. Los sostenes deportivos cuestan desde 56 000 hasta 120 000 pesos.

Hay muchas opciones de estilos y materiales para sostenes deportivos y las mujeres son más saludables y felices gracias a ellos. La comodidad debe dictar finalmente la elección de la mujer. Las opciones incluyen alambre interior, sin alambre, broche trasero, broche delantero, sin broche, cierre delantero, cruzado por la cabeza, cruzado en la espalda, cruzado al frente, estilo *halter*, maternal compatible, protésico compatible, con monitor cardiaco encapsulable, de alto impacto y de bajo impacto. Las telas incluyen *lycra, coolmax, supplex,* poliéster/*lycra, drylete,* algodón, elastano y malla.

Pantalones y camisetas para yoga

Los pantalones de ejercicio solían ser o muy apretados (con mucha *lycra*) o muy amplios (como sudaderas), ninguno de los dos luce atractivo en la mayoría de las personas, sea hombre o mujer. Sin embargo, en los últimos cinco años, la popularidad del yoga ha liberado los pantalones para hacer ejercicio y ha traído los pantalones de yoga. Los pantalones de yoga modelan el cuerpo, pero no están pegados a la piel y usualmente tienen lindos estampados y una variedad de longitudes. Aunque se llaman pantalones de yoga, usted puede usarlos para cualquier actividad, incluso para *spinning*. Las camisetas de yoga también son cómodas para las mujeres, ya que se estiran y no están pegadas a la piel.

No solo de algodón

El ejercicio y las prendas 100 % de algodón ya han dejado de ser los óptimos compañeros. ¿Por qué? Porque los artículos 100 % de algodón se mojan y permanecen mojados, lo que puede causar irritaciones, olores y resfriados. Las nuevas telas se usan en todo tipo de ropa deportiva en el mercado, incluyendo camisas, tops, camisetas, chalecos, chaquetas, calentadores de brazos, sombreros, orejeras, balacas, sostenes deportivos, pantalones cortos, medias, calentadores de piernas, sudaderas, *bikers*, medias, trajes de baño y trajes de buzo. Usar ropa deportiva 100 % de algodón es el equivalente a usar teléfonos de discado. Usted aún puede usarlos, pero sus opciones estarán muy limitadas. Las telas más viejas no son tan eficientes, productivas o cómodas como las más recientes.

Las nuevas telas aceleran la evaporación de la transpiración, lo cual lo mantiene cómodo y seco, con la temperatura regulada. La acción de absorber la humedad también lo hace menos oloroso esto es, menos notorio en un forma odorífera. Las propiedades de liberación de la humedad hacen que estas prendas sean más fáciles de lavar ya que se secan muy rápido. Esto puede ser una ventaja cuando solo tiene pocas prendas deportivas, está viajando o necesita lavar y usar otra vez la misma ropa al día siguiente. Así que escoja telas más nuevas para sus prendas de ejercicio y experimente sus muchas comodidades y facilidades.

Información esencial

Las telas mezcladas y elaboradas que debe buscar para hacer ejercicio son *coolmax, drylete, lycra,* polipropileno, poliéster, elastano, *supplex,* mezclas de algodón, lana y mezclas de lana. Estas sirven para eliminar la humedad de su cuerpo, permitiéndole estar seco y fresco y evitar irritaciones y ampollas incómodas.

Las medias

Algunas personas suelen no tener en cuenta las medias. Solo cuando les sale una ampolla les prestan atención a sus pies. Las medias se hicieron para apoyar su cuerpo, reducir la fricción, regular la temperatura del pie y estimular la comodidad y la circulación. Que sus medias se ajusten bien puede hacer una tremenda diferencia para la comodidad del ejercicio. Las medias no deben apretar la piel ni dejarle una fuerte marca, especialmente en los tobillos y pantorrillas. Las medias no deben arrugarse dentro de sus zapatos o salirse de sus pies, usted debe poder mover los pies y contonear los dedos cómodamente.

Nuevamente, el antes recomendado 100 % algodón ya no es el ganador. Las medias hechas de *coolmax, supplex, kevlar,* acrílico, lana merina, mezclas de lana, algodón peinado, nylon y las mezclas de algodón ayudan a mantener la humedad, las ampollas y arrugas en el nivel mínimo, lo cual genera una mayor comodidad general. Unas medias con la etiqueta de alto desempeño, como el panel químico para un experimento científico, son altamente funcionales y cómodas, diseñadas para el uso a largo plazo y para los atletas de resistencia.

Los zapatos

Los zapatos soportan el peso del cuerpo, por lo que usted definitivamente querrá los más adecuados para su actividad específica. Alguna simple dolencia de tobillos, caderas y rodillas se puede evitar fácilmente usando el calzado correcto. Para las actividades de acondicionamiento físico, donde los movimientos del pie van de arriba abajo y están relacionados con la compresión —como estar de pie o pedalear— unos zapatos promedio para correr le proveerán un excelente apoyo. Para las actividades cuyos movimientos son laterales —como los aeróbicos y los deportes de raqueta— tanto un zapato deportivo específico (para jugar tenis) como uno de entrenamiento cruzado son apropiados. Vaya a una tienda especializada en zapatos deportivos donde lo asesorarán según sus necesidades, ya que estos vendedores tienen conocimiento sobre cuál debería ser el zapato adecuado para las actividades que realiza.

Alerta

¡No se deje engañar! Porque luzca como un zapato deportivo no significa que sea para hacer ejercicio. Los zapatos con suelas de goma lizas sin soporte no son necesariamente los que usted necesita para caminar. Si tiene alguna duda, diríjase a una tienda deportiva y pídales consejo a los vendedores.

Cuando vaya a comprar zapatos nuevos, primero use por un buen tiempo las medias que planea llevar con los zapatos hasta que sus pies se hayan acomodado un poco más de como estaban en la mañana y luego vaya a la tienda de zapatos. Pruébese varias marcas, ya que todas las tallas son un poco diferentes. Algunas marcas, como New Balance, son ligeramente más anchas que las otras. Si planea hacer parte de algunas actividades, no dude en comprar los zapatos apropiados para cada una, aunque los zapatos para entrenamiento funcionarán con la mayoría de los deportes, excepto tal vez el tenis u otros deportes en canchas o superficies especiales.

Reunirlo todo

Algunas mamás cocinan galletas hechas en casa y otras las ordenan para llevar. Algunas mamás son triatletas y algunas no pueden encontrar 10 minutos para ellas mismas. Volverse una persona en forma y activa no significa que tenga que ir al gimnasio o convertirse en una corredora. Lo único que significa es que usted tiene que descubrir cómo usted y su vida pueden ser activos de una forma que le sirva y lo haga feliz.

La gente en forma que disfruta del ejercicio usualmente tiene un número de actividades y formas de ejercitarse para lograr sus dosis diarias. Pero algunas veces, antes de comenzar, la gente se preocupa de sus limitaciones, como el tiempo y el dinero.

Las siguientes son algunas inquietudes y asuntos comunes relacionados con el ejercicio y sus soluciones.

Asunto	Solución
¿No tiene suficiente tiempo?	Trabaje en casa, haga 10 minutos de ejercicio rápido
¿Miedo de ser visto en pantalón corto?	Haga yoga, baile (en la noche, con falda), haga ejercicio en casa.
¿Trabaja mucho, hace horas extras?	Haga 10 minutos rápidos, haga ejercicio cuando se levante, inscríbase a un gimnasio que abra 24 horas.
¿Viaja mucho?	Use bandas de peso/resistencia; aprenda yoga y pilates.
¿Necesita tiempo para usted?	Haga yoga, aprenda pilates, corra, nade.
¿Quiere socializar?	Tome clases de ejercicio en grupo, compita en carreras.
¿Es competitivo?	Aprenda artes marciales, compita en carreras.
¿Quiere aprender una destreza?	Tome clases de equitación, de remo, kayak, escalar en roca, gimnasia y ballet.
¿Se sienta todo el día?	Camine, corra, baile, haga yoga, aprenda pilates, nade, haga ballet, diviértase con muchos deportes.
¿Se aburre fácilmente?	Aprenda un nuevo deporte o ballet, luego haga entrenamiento cruzado.
¿Está sin dinero?	Camine, corra, baile, vaya a parques, rente DVD de ejercicios en la biblioteca.

Muy a menudo, cuando la gente establece metas, se enfoca en el resultado final, como "quiero perder 4.5 kg" o "quiero usar *jeans* talla 6". Estas declaraciones no son útiles, porque no incluyen una acción o una forma para alcanzar realmente el objetivo. ¿Cómo va a perder los 4.5 kg o a usar *jeans* más pequeños? Usted necesita un plan detallado para alcanzar un objetivo. Entonces, concéntrese primero en crear una intención activa, la cual le permitirá dirigirse al éxito con más probabilidad.

Por ejemplo, usted podría crear la intención de caminar 20 minutos cada día cuando se levanta. O puede fijarse la intención de usar un segmento del DVD que tiene una colección de 10 minutos de ejercicios. Sobre todo, las intenciones son realizables; no son simples deseos. La siguiente es una lista de muestras de intenciones activas que puede usar como modelo para las suyas.

- Tome dos clases de aeróbicos de *step* esta semana.
- Trabaje en el jardín el domingo en la mañana.
- Camine después de la comida por tres noches esta semana.
- Monte bicicleta el sábado.
- Salga a bailar el viernes en la noche.

La buena noticia es que el resultado final de una intención activa es generalmente algo que usted quiere, como perder peso o usar *jeans* más pequeños. Si camina cada día, probablemente perderá peso si empieza a entrenar la fuerza; le quedarán bien unos *jeans* más pequeños, e incluso más importante, si se vuelve más activo, estará más en forma.

Ahora que conoce el principio de la sobrecarga, FITT y algunos de los requerimientos que necesita para estar saludable y perder peso, escriba algunas intenciones activas que le permitirán ver resultados inmediatos. Uno puede ser divertido, como comprar pantalones deportivos. Otro puede ser fácil, como asegurarse de que camina diez minutos a la hora del almuerzo; y otro puede ser desafiante, como tomar una mueva clase o ir a una caminata este sábado.

Una vez que logra estos primeros objetivos, tome un cuaderno y apunte tres intenciones más. Sus intenciones deben ser a corto plazo, cubriendo desde mañana toda la semana. De esta forma, podrá asegurar alcanzarlas. ¡Y no olvide premiarse! Luego, la próxima semana, escriba tres nuevas intenciones activas. Usted descubrirá que, con el tiempo, sus intenciones se volverán más intensas y desafiantes cuando vea qué tan fácil es alcanzar sus objetivos de esta manera.

Capítulo 3

Caminar

Más gente prefiere caminar para ejercitarse que hacer otra actividad. Eso es grandioso, ya que en cuanto a actividades, caminar es seguro, efectivo, fácil y divertido. Sin embargo, eso no significa que todos caminen correctamente o entiendan cómo hacer que sus caminatas sean ejercicios efectivos. La única manera de que el caminar le ayude a su corazón y a su línea es si lo hace con intenciones e intensidad. Este capítulo le servirá como una introducción al mundo del caminante y le enseñará cómo aprovechar al máximo cuando salga a caminar.

Caminar: aeróbicos de bajo impacto

Cuando camina, un pie siempre está en contacto con el suelo, lo que la hace una actividad aeróbica de bajo impacto. Caminar no sacudirá con fuerza su sistema óseo, sino que como es una actividad que soporta el peso, estimula el crecimiento y la densidad de los huesos. En consecuencia, esto ayuda a prevenir la osteoporosis. Usted puede caminar casi por cualquier lado: en la ciudad, en el campo, en el barrio, en el centro comercial o para transportarse.

Caminar construye fuerza y resistencia muscular en sus piernas, brazos (si se balancean correctamente) y los músculos de la espalda y el abdomen que mantienen su tronco recto. También mejora la coordinación y el equilibrio. Además de ser fácil, caminar tiene una cualidad de meditación que calma la mente y lucha contra la depresión y la ansiedad, además puede hacerlo solo, con otra persona o en grupo.

Zapatos para caminar

A pesar de lo que haya podido escuchar, no cualquier par de zapatos viejos es apropiado para caminar. Usted necesita zapatos que le proporcionen apoyo en todas partes. Unos buenos zapatos para caminar le ayudan a mantener y proteger la columna vertebral, las caderas, las rodillas, los tobillos y los pies. Una innecesaria visita al doctor es más cara que lo que cuesta un par de zapatos decentes para caminar, entonces no dude en comprarlos. Compre zapatos que realmente sean hechos para caminar. Evite los zapatos para aeróbicos y canchas, ya que estos no proporcionan el tipo de soporte que necesita. Si usted combina caminar y trotar, es mejor que escoja unos zapatos para correr. Pero si usted únicamente camina, consiga un parte de zapatos solo para caminar. Estos zapatos le ofrecen un poco más de flexibilidad, ya que cuando camina, usted dobla los pies y presiona con los dedos más que cuando corre.

Puesto que cae sobre los talones, usted necesita unos zapatos firmes que tengan un contrafuerte en el talón, es un aparato con forma de copa que le ayuda a asegurar su pie y evitar que se mueva. Aunque es bueno incorporar la caminata en sus rutinas y en las vueltas diarias, es mejor no caminar tan rigurosamente o por un largo periodo con sus zapatos de trabajo o de calle, como lo haría cuando camina estrictamente para hacer ejercicio. Sus pies pagarán el precio con dolor y ampollas.

Postura correcta para caminar

Para caminar correctamente, imagine una cuerda que salga del centro y de la parte superior de su cabeza y que suavemente lo hala hacia arriba. Uno de los errores más comunes que comete la gente que camina es encorvarse en lugar de estar recta. Mantenga sus caderas directamente debajo de la parte superior del cuerpo. Esto no significa estar rígido, pero debe evitar doblarse en las caderas o jorobar los hombros. Otro error común es caminar con la cabeza abajo, mirando al piso justo al frente de los pies. Mantenga la cabeza arriba y mire varios metros más delante de sus pies.

Información esencial

Aparte de la necesidad de tener unos zapatos para caminar que ayuden a reducir el riesgo de lesión o dolor, caminar es barato y fácil. Si usted camina regularmente y usa buenos zapatos, esta actividad puede fortalecer el abdomen y las piernas. No necesita aprender mucho sobre este tema y usted puede mejorar sus habilidades y efectividad con el tiempo.

Cuando camina, sus brazos deben estar relajados (respirar profundamente ayuda) y equilibrados para que las acciones de ambos brazos sean las mismas. Balancee sus brazos en sentido contrario a las piernas, en otras palabras, mueva la mano derecha cuando esté moviendo el pie izquierdo y mueva el brazo izquierdo cuando esté moviendo la pierna derecha. Mantenga los brazos doblados en más o menos un ángulo de 90 grados y manténgalos cerca del cuerpo. Balancear los brazos también le ayudará a elevar su ritmo cardiaco. Mientras sus brazos se balancean, sus manos no deben pasar la línea media del cuerpo o encima del nivel de su pecho. Mantenga las manos con el pulgar hacia arriba y con el puño suelto.

Cómo empezar

Si apenas está comenzando un programa para caminar, salga y camine por un periodo corto de tiempo, tal vez 10 minutos. Hable con su cuerpo al día siguiente y, si todo funciona bien, entonces vuelva a caminar por 10 minutos. Aumente gradualmente el tiempo que camina, tal vez en incrementos de 5 minutos en un espacio de días o semanas, si es necesario. Si se siente bien puede caminar por días seguidos, pero si siente dolor o malestar, seleccione otra actividad o descanse completamente por un día o más.

Continúe preguntándole a su cuerpo por alguna molestia o dolor. El estar adolorido es natural cuando apenas comienza; sentir dolor, no. Si está levemente adolorido, puede seguir incrementando el tiempo para caminar. Con el tiempo, usted podrá aumentar hasta 30 minutos o incluso una hora para caminar y podrá aumentar las caminatas ocasionales o hacerlas casi todos los días.

No lleve pesas

Llevar pesas en sus manos mientras camina (manos pesadas) conceptualmente era una buena idea para ayudar a elevar el ritmo cardiaco y construir fuerza muscular. Sin embargo, la realidad es que esto les ha causado problemas a muchas personas en las articulaciones de los codos, muñecas y hombros. Si usted quiere aumentar su ritmo cardiaco, camine más rápido, tome un camino que tenga algunas colinas o camine con una maleta pesada. Si quiere fortalecer la parte superior del cuerpo, vea el capítulo 8 para aprender a entrenar con pesas. Pero mezclar las pesas y el caminar no es la forma de hacerlo.

Marque el paso

El paso se refiere a la cantidad de minutos que le toma completar cada kilómetro; *kilómetros por hora* se refiere al número de kilómetros que usted cubriría a ese paso en una hora. Algunas veces querrá saber su paso y algunas veces los kilómetros por hora. Use estos consejos para convertirlos según los necesite.

Para convertir el paso en kilómetros por hora

1. Primero, convierta su paso (en segundos o minutos) en un decimal (en minutos). Por ejemplo, 45 segundos = 0.75 minutos; 30 segundos = 0.50 minutos; 15 segundos = 0.25 minutos; 10 segundos = 0.17 minutos; 13½ minutos por kilómetro = 13.5.
2. Luego, divida el número 60 por el paso (como un decimal) para obtener los kilómetros por hora. Por ejemplo: 60/13.5 = 4.44 kilómetros por hora. Esto le dice que a un paso de 13½ minutos, usted cubrirá 4.44 kilómetros en una hora.

Para convertir los kilómetros por hora en el paso

Divida el número 60 por los kilómetros por hora (como un decimal) para determinar el paso como un decimal. Por ejemplo: 60/4.44 kph = 13.51 minutos de paso. Esto le dice que caminar a una velocidad de 4.44 kph le toma 13½ minutos para cubrir cada kilómetro.

Mientras avance a una mayor y más larga intensidad cuando camine, considere usar un monitor cardiaco para medir su nivel de intensidad y para motivarlo a moverse a un buen paso, sin excederlo. O póngase algunos objetivos para el tiempo, la velocidad y la distancia, y pruébese ocasionalmente para ver su progreso. Revise su ritmo cardiaco durante el ejercicio, así como la recuperación de este. Cuando vea que esos números mejoran, entonces es tiempo de sobrecargarse para hacer incluso más progresos.

También puede variar el paso, acelerándolo por cortos intervalos de tiempo o distancia. Dese el gusto de la divertida experiencia de inscribirse a un evento para caminar o trotar como a la 5k, a la 10k. Tener tal objetivo lo motivará y participar aumentará definitivamente cuánto disfruta con su programa para caminar y la seriedad con la cual lo ve.

Diez mil pasos por día

Muchas personas tratan de hacer al menos 10 000 pasos cada día, lo cual se muestra como un indicador de buena salud. Si usted camina cerca de 5.5 km por hora, entonces probablemente hace algo entre 5000 y 7000 pasos en una hora, dependiendo de su altura (y por tanto, del largo de sus pasos). Usted puede caminar esta cantidad de pasos durante un *show* de una hora en TV solo marchando enfrente de este. Quemará entre 150 y 250 calorías durante esa hora. Esto puede sonar poco, pero si solo ve TV sin moverse, quemará únicamente entre 40 y 60 calorías y sin estimular su metabolismo durante ese tiempo. ¡Haga esto por una hora al día durante un año y habrá quemado cerca de 4 kilos!

Por supuesto, también puede comprar un contador de pasos o podómetro, el cual puede enganchar en sus pantalones (en la parte de la cintura) o en zapatos. Supuestamente, estos pequeños accesorios, tan populares que incluso McDonald's los regaló por un tiempo, sirven para ayudarle a estar seguro de que está dando los 10 000 pasos.

El problema es que estas máquinas generalmente son inexactas, por lo que a veces cuentan más o menos pasos. Sin embargo, no son costosos y les funcionan a algunas personas, por tanto podría intentar con uno. Dé 100 pasos (cuéntelos) y luego mire qué tan cerca está el aparato. Si está muy cerca (tal vez entre 95 y 105 pasos) entonces úselo. Si no, trate de hacer estimaciones usted mismo.

Pregunta

¿Dónde puedo obtener un podómetro y cuánto cuesta?

Usted puede comprar un podómetro en casi cualquier tienda deportiva al por menor o por Internet. Al parecer hay un sinnúmero de minoristas por Internet que venden podómetros; así, por ejemplo, visite *www.everythingfitness.com* o *www.amazon.com*. Los podómetros cuestan generalmente entre unos 12 000 y 70 000 pesos, dependiendo de las características. Algunos incluso incluyen radio FM.

Largas caminatas contra tiempos cortos

Si 30 minutos a paso ligero queman cerca de 75 calorías y fortalecen sus abdominales, corazón y músculos de las piernas, ¿qué hacen 10 minutos caminando más 10 minutos caminando más 10 minutos caminando? Lo mismo, claro. La única diferencia entre caminar por intervalos cortos de tiempo contra largas caminatas es que usted no desarrollará resistencia cardiovascular y muscular con cortos tiempo (o cualquier otro ejercicio, para el caso). Pero si usted realmente no tiene el tiempo, no se preocupe. Salga a caminar por 10 minutos. Los beneficios no son exactamente los mismos, pero son lo suficientemente buenos. Y caminar es mejor que no hacer nada, incluso si es solo por 10 minutos.

Finalmente, deberá trabajar más en la duración de sus caminatas, pero más que eso, deberá encontrar una variedad de formas para intensificarlas en términos de quemar calorías y mejorar el acondicionamiento cardíaco. Añadir una pendiente, escalar, subir escaleras y hacer excursionismo puede ayudarle a lograr esto.

Información esencial

Las caminatas cortas contribuyen a la salud en general pero no constituyen ejercicios para estar en forma. Sin embargo, las caminatas cortas son una gran adición en un programa de ejercicios para aumentar el ánimo y para mantener su metabolismo en movimiento durante todo el día. Por ejemplo, intente hacer cortas caminatas para dividir su día de trabajo. Camine por 10 minutos a mitad de la mañana, 15 minutos a la hora del almuerzo y otros 10 minutos a mitad de la tarde. Tendrá un estallido de energía y, probablemente, notará un incremento en su productividad.

Añadir una pendiente

Añadir una pendiente (en otras palabras, simulando que camina una cuesta) le ayudará de dos maneras. Primero, hará que su corazón se acelere, aumentando la intensidad del nivel de sus ejercicios sin aumentar el impacto en sus articulaciones. Segundo, escalar trabaja los músculos de la cola y las piernas como nada, esculpiendo sus glúteos y tendones hasta que estén bien formados y sin grasa.

Subir escaleras

Subir escaleras es una forma divertida y fácil de introducir algo de pendiente en su rutina para caminar. Una de las mejores formas de subir escaleras es hacerlo durante un descanso de 10 minutos diarios. Quemará muchas calorías (en 10 minutos, de todos modos) y mantendrá su corazón bombeando mucho tiempo después de que deja de subir escaleras (bajar también es bueno, a propósito). Por supuesto, muchos edificios de oficinas tienen escaleras y fácilmente puede diseñar una ruta que le permitirá caminar por el edificio sin que nadie piense que está desperdiciando su tiempo. Si necesita sacar una fotocopia, por ejemplo, tome la ruta panorámica para llegar a la fotocopiadora y luego tome una ruta diferente para volver a su escritorio. Nadie se enterará y su cuerpo se lo agradecerá.

De excursión

Tenga la seguridad de que irse de excursión no se refiere necesariamente a viajar con una mochila al hombro y caminar por kilómetros hacia las montañas. Para sus propósitos, ir de excursión significa dirigirse a las montañas o incluso caminar por un sendero plano mientras que usa zapatos de excursión.

Los zapatos de excursión parecen una combinación de zapatos deportivos y botas de montaña. Son más livianas que las botas, pero tienen suelas que le permiten caminar sobre rocas y tierra. Son muy necesarios para hacer excursionismo, pues los zapatos deportivos no son aptos. La mayoría de las buenas compañías de zapatos deportivos también hacen zapatos para excursión, y muchas de las buenas tiendas de zapatos (no departamentos de zapatos, sino tiendas de mercancías deportivas) tienen mucho surtido. Úselos con las medias apropiadas, unas con almohadillas que le permitan al pie respirar. Y recuerde que después de unas horas de excursionismo, su pie se hinchará un poco, por tanto necesitará que sus zapatos de excursión sean espaciosos.

La caminadora confiable

Una vez que se haya acostumbrado a la sensación del piso que se mueve, podrá apreciar realmente lo que es caminar y correr en una caminadora. La caminadora es obediente y mantendrá la velocidad y el nivel de la inclinación estable. La intensidad se determina por los ajustes de velocidad e inclinación.

Usted mismo puede controlar los ajustes con el modo manual o experimentar con los ejercicios programados. Muchos modelos para el hogar le permitirán programar sus propios ejercicios y guardarlos en la memoria para que pueda repetirlos.

Esta es otra ventaja de usar la caminadora: puede correr o caminar. Si usted es un corredor que quiere caminar pero tiene dificultades para elevar su ritmo cardiaco, use el control de inclinación y presione "arriba". Su ritmo cardiaco aumentará rápidamente en respuesta a cualquier ligero cambio de 1 o 2 %.

No se enfoque tanto en su ritmo cardiaco hasta olvidar sus músculos, los cuales pueden estar desacostumbrados a una mayor inclinación. Aumente la inclinación gradualmente y deles tiempo a sus músculos para ajustarse. Los músculos que se usan mientras camina en una alta inclinación son diferentes a los que se usan para correr.

Si el aumento en la inclinación no está acorde con sus caderas, rodillas o tobillos, pero usted aún quiere elevar su ritmo cardiaco mientras camina, use una maleta y ponga un peso ligero en esta. Puede usar un directorio telefónico o unas pesas, pero use poco peso, de 0.45 kg a 2.2 kg. El cargar esa pequeña cantidad aumentará su ritmo cardiaco. También le dará una apreciación de lo que se sentiría si usted pesara todo eso y tuviera que cargarlo con todo el tiempo.

La caminadora contribuye a hacer un trabajo eficiente ya que elimina las distracciones que supone el ejercicio en la calle (el tráfico, los desechos en la calle) y le permite mantener la intensidad. Una buena caminadora tiene una almohadilla amortiguadora construida dentro de la plataforma que hace que la fuerza absorbida por el cuerpo sea más suave de lo que el cuerpo la absorbería en el pavimento o el asfalto.

Debe evitar coger las barandas continuamente durante el ejercicio; úselas generalmente para estabilizarse o recobrar el equilibro.

Pregunta

¿Vale la pena usar el ajuste "Quemar grasa" en mi caminadora?
No. Al usar este ajuste, usted se ejercitará a una baja intensidad. Aunque quema unos altos porcentajes de grasa, más que de glucosa (azúcar), cuando se ejercita con una intensidad baja, el resultado es que cuanto más fuerte haga ejercicio, más calorías quema y cuantas más calorías queme, más grasa quema en total.

Antes de usar la caminadora, debe aprender a controlarla. Después de todo, es una máquina autopropulsada que puede superarlo si no está preparado. Siga estas pautas para estar seguro:

- Averigüe dónde se encuentra el botón *stop* o la cuerda de emergencia.
- Practique cogerse de la barandilla y poner una pierna a cada lado para apoyarlas en los paneles laterales que no se mueven. Luego pare la máquina o baje la intensidad antes de poner nuevamente el pie en la parte central de la caminadora.
- No mire a sus pies directamente. Enfóquese y evite girar su cuerpo, incluso si sus hijos lo están llamando.
- Una caminadora en movimiento puede ser peligrosa para niños curiosos y mascotas. Manténgalos lejos de ella y ponga la llave operadora fuera del alcance cuando la máquina no esté en uso.
- Ponga la espalda de la caminadora lejos de una pared para que si se resbala de esta, no tenga que preocuparse por golpearse con algo sólido.

Empiece cada sesión caminando despacio por 5 minutos. Luego aumente gradualmente la velocidad e inclinación a los niveles deseados. La mayoría de las caminadoras muestran los ajustes —para la velocidad, la inclinación, la distancia recorrida y una aproximación de las calorías quemadas— que lo entretendrán mientras camina o corre. Usted puede usar esta información para desafiarse llevando la cuenta de su progreso. El paso es otra unidad de medida que motiva.

La elíptica: una nueva alternativa para caminar

Si le encanta caminar y quiere mejorar el nivel de sus ejercicios sin sacrificar sus articulaciones y sin tener que rebotar, intente con una elíptica. Las elípticas proveen un ejercicio cardiovascular efectivo, trabajan los principales grupos de los músculos de las piernas y lo hacen con un bajo impacto para las rodillas. Se pueden programar para hacer movimientos hacia delante o hacia atrás. El movimiento hacia atrás enfatiza los músculos de lo glúteos (las nalgas), pero ya que las piernas no deben moverse en esa dirección a un ritmo rápido, quédese con el movimiento hacia delante, como si estuviera caminando o corriendo.

¡Alerta!

Apoyarse en las manijas o usar los palos para los brazos en la elíptica no quemará más calorías o aumentará la intensidad del ejercicio. De hecho, apoyarse en la máquina disminuirá la intensidad del ejercicio. Suelte las manijas y, si puede, muévase como si estuviera caminando o corriendo (balancee los brazos naturalmente).

Hay que saber dos cosas importantes sobre la elíptica. Primero, usted puede adaptar cualquier programa para correr o caminar en estas máquinas. Sin embargo, aunque no pueda coordinar la velocidad de una caminadora en kilómetros por hora con la medición del paso en la elíptica (dados en pasos), sí puede incorporar intervalos y resistencias en la elíptica. Además, ya que la mayoría de las personas da cerca de 130 pasos por minuto en una elíptica, usted puede exigirse aumentar la velocidad —dar 150 o 160 pasos por minuto— que son el equivalente a caminar más rápido.

Trotar y correr

La diferencia entre trotar y correr es principalmente la intensidad. Trotar es una versión de correr más lenta y menos intensa. Correr es moverse con pasos rápidos alternando los pies sin tener nunca ambos pies en el piso al mismo tiempo. Correr es una de las actividades aeróbicas más comunes. Incluso pequeños trotes pueden ser útiles para aumentar su metabolismo y para quemar más calorías de las que quemaría si solo camina. Añadir cinco o seis trotes de 30 minutos cuando camina también puede ser extremadamente beneficioso para su velocidad e intensidad.

Comparada con otras actividades aeróbicas, correr usa más litros de oxígeno minuto por minuto. Y ya que su cuerpo gasta 5 calorías por cada litro de oxígeno procesado, correr es una manera eficiente de quemar calorías y manejar la grasa del cuerpo y el peso. Correr también es un medio eficiente de producir endorfinas —esas hormonas que hacen que se sienta bien— tanto que el término *sensación endorfínica* se usa frecuentemente para describir el efecto de la endorfina.

Hecho

Correr no requiere de mucha habilidad, pero la técnica es importante. Debido a una mayor fuerza gravitacional que absorbe el cuerpo, la técnica aquí es incluso más importante que cuando camina. Cuando corra, mantenga la cabeza arriba y los ojos enfocados un poco más adelante de usted en lugar de hacerlo enfrente directamente. Mantenga los abdominales ligeramente contraídos para llevar el torso recto y mantenga los hombros relajados y lejos de los oídos. Asegúrese de que las rodillas están dobladas cuando los pies caigan.

Correr es una actividad aeróbica de alto impacto que tiene buenos y malos efectos para el cuerpo. Es buena porque estimula el crecimiento y densidad de los huesos, pero al mismo tiempo, sacude el sistema óseo. También puede correr en casi cualquier lado y cubrir mucho territorio en un corto periodo.

Usted puede correr sin problema cuando está viajando. Es una excelente forma de conocer áreas, siempre y cuando tenga un buen sentido de orientación para devolverse. Correr fortalece los músculos y la resistencia en todo el cuerpo, especialmente en las caderas, piernas y pies. Estas son solo algunas de las razones del porqué correr es una excelente actividad aeróbica. Hable con gente que corra y ellos le compartirán lo mucho que les gusta y lo que hace por su mente.

Infortunadamente, si usted corre muy lejos o con mucha frecuencia, aumenta la probabilidad de lesiones músculo-esqueléticas o síndromes de sobreuso. Las lesiones comunes en las rodillas, las caderas y el tendón de Aquiles, con frecuencia, son el resultado de correr mucho. Escuche a su propio cuerpo y no compare lo que es mucho para usted con lo que es mucho para otras personas. Si planea correr como su principal ejercicio aeróbico, asegúrese de estirar después y, si esto lo hace sentir bien, también estire después de los primeros minutos que empieza a correr. También puede ser efectivo alternar otras actividades aeróbicas con esta actividad y planear días de descanso.

Información esencial

Las cantimploras permiten que uno se hidrate fácilmente mientras se está moviendo. Pero ¿qué hacer cuando no se tiene una a la mano? Tome el ejemplo de los corredores experimentados quienes han dominado el arte de tomar en vasos hechos de papel sobre la marcha. Apriete la punta de un vaso de papel para formar una V y viértalo directamente en su boca.

Si corre por senderos, dígale a alguien para dónde va y cuándo planea ir y regresar. Por razones de seguridad, las mujeres deberían buscar compañía cuando salgan a correr en áreas deshabitadas. La compañía de los perros y de personas puede ser divertida cuando corra, además que provee seguridad.

Capítulo 4

Diez programas efectivos para caminar

Ahora que conoce lo básico sobre caminar para estar en forma, es tiempo de enfocarse en el próximo paso: los programas para caminar. Puede hacer un programa diferente cada día o usar uno o dos que le gusten y alternarlos. Lo mejor es no hacer la misma rutina cada día, ya que su cuerpo se acostumbra a los ejercicios y necesita ser retado con rutinas para conseguir resultados. Estos programas incluyen ejercicios como estiramiento, pesas, tijeras y más.

Intervalos de 30 minutos

Los intervalos son ejercicios que incluyen segmentos alternos de ejercicios de alta y moderada intensidad. Los intervalos son increíblemente efectivos y cualquiera puede hacerlos, ya que los segmentos de intensidad solo tienen que ser más fuertes que su típico entrenamiento y no tan fuertes como, digamos, lo haría un atleta profesional. Por ejemplo, si usted normalmente camina a paso de caracol, entonces aumentar su intensidad podría significar caminar a paso de tortuga. Lo importante es que se rete a trabajar más fuerte de lo normal. Estos intervalos le dan una manera de aumentar el paso cuando camina, mientras, al mismo tiempo, aumenta la quema de calorías y el fortalecimiento cardiovascular durante un ejercicio.

Información esencial

Para averiguar qué tan rápido está caminando, cuente los pasos (de ambos pies) por 20 segundos (use el segundero de un reloj o un cronómetro). Si cuenta 40, está caminando a unos 4.8 kph (lo cual es bueno para su salud, pero no para estar en forma). Si da unos 45 pasos, está caminando de 5.6 a 6.4 kph, lo cual lo llevará a perder peso. Aumente a 50 pasos y estará caminando para mejorar su corazón.

Otra gran cosa sobre los intervalos: no tienen que durar mucho para ser efectivos. Incluso 30 segundos a un paso más rápido de lo normal le ayudará a su corazón y a sus objetivos de quemar calorías. Por supuesto, cuanto más tiempo y con más fuerza haga el ejercicio, más efectivo es, pero una vez más, si no está en tremenda forma, incluso un intervalo de 30 segundos puede mejorar su salud cardiaca, aumentar su nivel de acondicionamiento y quemar más calorías exponencialmente.

Hay otra excelente cosa sobre los intervalos: usted puede aumentar su intensidad en una variedad de formas. Por ejemplo, para hacer más intensos los segmentos mientras camina, puede trotar, escalar montañas, añadir un chaleco de peso y caminar más rápido.

Caminar con un chaleco con peso

Las mochilas no siempre son atractivas. Su peso con frecuencia no se distribuye balanceadamente y es difícil saber con seguridad la cantidad exacta de peso que se está llevando. Con un chaleco de peso usted puede controlar el peso exacto, lo cual le permitirá más fácilmente aumentar ese peso cuando esté listo.

Usar un chaleco de peso aumenta la intensidad de sus ejercicios, por tanto no necesita usar intervalos. Y debido a una intensidad mayor, usted puede caminar por menos tiempo que en otras ocasiones, si se enfoca en fortalecer su corazón.

Este programa usa la Escala del Esfuerzo Percibido (RPE, su sigla en inglés) para medir la intensidad del ejercicio. Visite nuevamente el capítulo 1 para ver más detalles. Al final de cada sesión, asegúrese de quitarse el chaleco y hacer estiramientos.

Semana uno (haga lo siguiente cuatro veces a la semana)

Chaleco	Ponga 2.5 kilos en el chaleco.
Calentamiento	Camine despacio por 5 minutos, gradualmente aumente a una velocidad moderada.
Ejercicio	Camine por 20 minutos en una superficie plana, a una velocidad que mantenga su RPE en 6 o por encima.
Relajación	Muévase desde una velocidad moderada a una lenta.

Semana dos (haga lo siguiente cuatro veces a la semana)

Chaleco	Ponga 5 kilos en el chaleco.
Calentamiento	Camine despacio por 5 minutos, gradualmente aumente a una velocidad moderada.
Ejercicio	Camine por 20 minutos en una superficie plana a una velocidad que mantenga su RPE entre 6 y 7.
Relajación	Muévase desde una velocidad moderada a una lenta.

Semana tres (Haga lo siguiente cuatro veces a la semana)

Chaleco	Ponga 5 kilos en el chaleco.
Calentamiento	Camine despacio por 5 minutos, gradualmente aumente a una velocidad moderada.
Ejercicio	Busque un lugar para caminar con cuestas o escaleras. Camine por 5 minutos en una superficie plana, en una RPE de 5 a 6. Después, suba una cuesta o las escaleras por 2 minutos. Devuélvase a la superficie plana por 5 minutos más. Haga esto cuatro veces.
Relajación	En los 5 minutos siguientes, muévase desde una velocidad moderada a una lenta.

Semana cuatro (haga lo siguiente cuatro veces a la semana)

Chaleco	Ponga 5 kilos en el chaleco.
Calentamiento	Camine despacio por 5 minutos, gradualmente aumente a una velocidad moderada.
Ejercicio	Busque un lugar para caminar con cuestas o escaleras. Camine por 4 minutos en una superficie plana a una velocidad que mantenga su RPE entre 5 y 6. Vaya a la cuesta o escaleras y súbalas por 4 minutos. Devuélvase a la superficie. Haga esto cuatro veces.
Relajación	Por los próximos 5 minutos, muévase desde una velocidad moderada a una lenta.

Trotar en la 5k

En los últimos años, algo maravilloso ha ocurrido en el mundo de la 5k (y otras carreras, incluso maratones). Los caminantes han empezado a tomar parte en carreras que solían estar reservadas para profesionales y, tal vez más interesante, los corredores han empezado a incorporar el ejercicio de caminar en sus carreras para hacer que sus cuerpos sean menos propensos a las lesiones y ¡para mejorar realmente sus tiempos de carreras! Paradójicamente, los intervalos para caminar les permiten a los corredores mantener una velocidad total más rápida, ya que sus cuerpos no se estresan mucho en una carrera.

En todas las formas, excepto en dos, este ejercicio es un programa de intervalos. Las diferencias son que usted está trabajando hacia un objetivo y que está pensando en términos de kilómetros, no en minutos, para sus intervalos.

Lo siguiente es un programa de siete semanas. Incluso si ahora no tiene un programa regular para caminar, seguir este programa le permitirá participar en una carrera muy pronto.

Semana	Lunes	Martes	Miércoles	Jueves	Vienes	Sábado	Domingo
1	Descanse o trote/corra	Corra 2.4 km	Descanse o trote /corra	Corra 2.4 km	Descanse	Corra 2.4 km	Camine 60 minutos
2	Descanse o trote/corra	Corra 2.8 km	Descanse o trote/corra	Corra 2.4 km	Descanse	Corra 2.8 km	Camine 60 minutos
3	Descanse o trote/corra	Corra 3.2 km	Descanse o trote/corra	Corra 2.4 km	Descanse	Corra 3.2 km	Camine 60 minutos
4	Descanse o trote/corra	Corra 3.6 km	Descanse o trote/corra	Corra 2.4 km	Descanse	Corra 3.6 km	Camine 60 minutos
5	Descanse o trote/corra	Corra 4 km	Descanse o trote/corra	Corra 3.2 km	Descanse	Corra 4 km	Camine 60 minutos
6	Descanse o trote/corra	Corra 4.4 km	Descanse o trote/corra	Corra 3.2 km	Descanse	Corra 4.4 km	Camine 60 minutos
7	Descanse o trote/corra	Corra 4.8 km	Descanse o trote/corra	Corra 3.2 km	Descanse	Corra 1.6 km	Carrera

Caminar por intervalos *(Fartlek)*

Fartlek significa "juego de velocidad" en sueco. Es posible hacer un ejercicio de intervalos de manera más fácil, que sea divertido y aún tan efectivo como cualquier otro ejercicio. Durante un ejercicio *fartlek* usted caminará rápido (o correrá si está inclinado a hacerlo) usando puntos de referencia como guías de intervalos. Por ejemplo, digamos que está caminando por su barrio; usted podría caminar a un paso suave por 5 minutos mientras calienta. Luego busque un punto de referencia, como un poste de la luz, un árbol, un buzón o una esquina. Ahora corra o camine rápido hacia esa marca. Vuelva a caminar a un paso moderado una vez que haya llegado al punto de referencia para darse tiempo de recuperarse y hacer que su frecuencia cardiaca vuelva a lo normal. Luego escoja otro punto y trote o camine rápido hacia este. Repita esto tres o cuatro veces durante su ejercicio de 30 minutos.

Cada vez que haga este ejercicio, su velocidad aumentará durante los intervalos cuando trota o camina rápido, ya que su nivel de acondicionamiento mejorará, así como también mejorará su velocidad durante los intervalos cuando camina.

Información esencial

Una vez que camine más rápido, podrá mejorar de otra manera. En lugar de parar como usualmente lo hace, añada otro intervalo *fartlek*, el cual aumentará la intensidad de su ejercicio añadiendo duración e intensidad. Por supuesto, también podría aumentar la duración de cada intervalo *fartlek*, digamos, corriendo hasta la entrada de los Pérez (donde usualmente dejaba de correr antes) y siguiendo hasta la de los Ramírez.

La próxima vez que vaya caminando, busque alrededor puntos de referencia que funcionen en un programa *fartlek*. Luego, la próxima vez que camine, use esos intervalos. No intente ser un atleta de nivel olímpico. Solo trote o camine tan rápido como pueda hacia cada punto. Sentirá la diferencia en su ritmo de respiración y probablemente justo en la forma como se sienta; más enérgico, probablemente.

Caminata de resistencia

La resistencia significa la duración de un ejercicio, pero un ejercicio extralargo es efectivo solo si el nivel de intensidad del ejercicio es suficientemente alto. En otras palabras, no crea que la duración es un sustituto para… cualquier otra cosa. En un ejercicio de resistencia, usted hará intervalos o caminará a un ritmo rápido o subirá algunas cuestas y lo hará por más tiempo del que usualmente hace.

Entonces si usted normalmente camina por 30 minutos, su resistencia al caminar será para 45 o 60 minutos y la mayor parte de ese tiempo se usará desde una intensidad moderada a alta. Siga estos pasos:

1. Caliente caminando a un ritmo suave.
2. Camine a un ritmo moderado (no suave), sintiendo cómo se va calentando su cuerpo mientras aumenta su ritmo lentamente cada minuto por 20 minutos. En los últimos cinco minutos, deberá estar transpirando y respirando profundamente.
3. Haga un periodo de recuperación de 2 minutos, reduciendo la velocidad lo suficiente para respirar un poco más fácil.
4. Aumente la velocidad otra vez y proceda como lo hizo en el paso 2 por 20 minutos más, ahora con una intensidad incluso mayor.
5. Enfríe reduciendo la velocidad gradualmente.

La caminadora

Si bien no hay nada más pacífico y a la vez energizante que caminar al aire libre, una caminadora tiene mucho que ofrecerle a alguien que quiera mejorar su estado físico. Por una parte, usted puede consciente y consistentemente controlar la velocidad de su ejercicio. También puede controlar la intensidad aumentando la rampa o ángulo o inclinación a la cual esté caminando.

Así, por ejemplo, si intenta caminar más rápido por un largo periodo de tiempo, cuando hace esto en una caminadora puede llevar la cuenta de qué tan lejos está caminando en un cierto periodo de tiempo. Esto es difícil de hacer en la calle.

Siga estos pasos para un excelente programa en la caminadora:
1. Caliente caminando a un paso suave.
2. Camine a un nivel de inclinación de 4 o 5 por 5 minutos consecutivos. Su respiración deberá ser más fuerte y profunda.
3. Reduzca la inclinación y camine suavemente para recuperarse (recuperando su respiración) por 2 minutos.
4. Camine a 1 % de inclinación empezando a un paso moderado pero aumentando la velocidad y el nivel de inclinación cada minuto por 5 minutos. Deberá ir a un paso rápido y en 5 % de inclinación y respirando enérgicamente al final de los 5 minutos.
5. Camine por 2 minutos para recuperarse bien sea desminuyendo la velocidad, bajando la inclinación o ambas.
6. Repita el paso 3, el paso 4 y el 3 otra vez.
7. Enfríe caminando más despacio y disminuyendo la inclinación gradualmente.

Excursionismo

Ya que caminar por largo tiempo puede parecerles aburrido a muchas personas, otra opción de resistencia es hacer algo divertido y libre, como ir de excursionismo. De esta manera, la intensidad será lo suficientemente alta (ya que estará escalando una montaña) y se involucrará con el escenario y la subida misma.

No hay ninguna manera de escalar, por lo que no hay un programa para seguir. Todo lo que necesita es seguir el camino. Sin embargo, aquí hay alguna información importante para mantenerse a salvo y hacer más efectiva su caminata:

- Asegúrese de usar los zapatos o las botas adecuadas. Deben tener suelas fuertes para que no se resbale en las rocas, que sean lo suficientemente espaciosas para que sus pies tengan el espacio que necesitan y lo suficientemente estables para no torcerse los tobillos.
- Después de caminar los primeros minutos, tome un poco de tiempo para estirar. Esto lo relajará y disminuirá el riesgo de lesiones durante la excursión.
- Lleve pasabocas, agua, un mapa del camino, un celular, pañuelos y un par de bolsas plásticas, como mínimo. Unos buenos pasabocas incluyen sándwiches con mantequilla de maní, un paquete de frutos secos, queso, galletas y frutas. También asegúrese de tomar un buen desayuno antes de salir.
- Como mínimo, camine un poco durante las semanas previas a la excursión para que su cuerpo se acostumbre un poco a caminar.
- Pare durante el camino. En otras palabras, no se apresure durante la excursión. Diviértase.
- Estírese o haga un poco de yoga al final de la excursión. Así no se sentirá tan adolorido al día siguiente.

Camine o corra en una pista

Uno de los lugares más convenientes y útiles para caminar —y eventualmente para correr— es una pista de colegio (o de cualquier otro lugar). Conveniente, ya que la mayoría de las ciudades tienen pistas, incluso si no tienen aceras. Útil, ya que usted sabrá exactamente qué tan lejos está caminando y generalmente hay gradas.

Las gradas hacen del caminar un ejercicio. Primero, usted puede subirlas corriendo o incluso caminando para quemar calorías y tonificar sus glúteos como ningún otro ejercicio. Segundo, usted puede realmente hacer algunos ejercicios sobre estas para trabajar todo su cuerpo.

La mayoría de las pistas tienen 400 metros de largo, entonces podrá cuantificar lo que camina de muchas maneras. Puede cronometrar cuánto tiempo le toma caminar esos 400 metros y tratar de caminar más rápido y por más tiempo cada vez. O puede establecer cuánto tiempo quiere caminar y tratar de caminar más rápido cada vez. O puede tratar de aumentar la distancia.

Sin embargo, lo mejor puede ser un ejercicio de 40 minutos completos así:

1. Caliente caminando alrededor de la pista una vez.
2. Camine rápidamente alrededor de la pista una vez.
3. Trote tan rápido como pueda, luego camine el resto de la pista. Haga esto ocho veces.
4. Vaya sobre las gradas. Suba los escalones. Baje rápido.
5. Ahora súbase sobre las sillas de las gradas (si son bancos). O si puede, suba dos escalones al tiempo. Baje. Haga esto cuatro veces.
6. Vaya a la punta de los escalones para hacer algunas tijeras, flexiones, cuclillas, fondos y ejercicios abdominales (Mire las siguientes descripciones).

Tijeras

Ponga el pie derecho en el borde de la grada y el pie izquierdo atrás. La rodilla derecha debe estar ligeramente doblada. Doble la rodilla izquierda hacia abajo mientras la rodilla derecha también está doblada, la rodilla izquierda no debe pasar el tobillo o los dedos. Puede mantener las manos a los lados o doblar los codos y levantar los brazos hacia los hombros. Haga esta tijera 16 veces. Luego párese en la pierna izquierda y doble la rodilla derecha, trayendo el pie derecho hacia la cola. Sostenga el pie. Esto estirará los cuádriceps. Haga la tijera con el otro lado (con su pie izquierdo en la grada) y luego estire los cuádriceps izquierdos.

Flexiones

Ponga ambas manos en el borde de la grada y luego ponga los pies a 90 centímetros hacia atrás, para tener una posición de flexión. Asegúrese de hacer una línea recta entre su cabeza y sus talones. Exhale, doble los codos y baje hacia el escalón, manteniendo los ojos mirando de frente al siguiente escalón. Suba inhalando. Trate de hacer esto cinco veces, llegando hasta 16. Cuando haya terminado, estire los brazos por fuera hacia la espalda, mientras mantiene los hombros presionados, lejos de las orejas, para estirar el pecho.

Fondos

Siéntese en el banco más bajo. Ponga las manos a cada lado de las caderas y deslice la cola fuera de la silla mientras estira las piernas hacia fuera enfrente, talones en el suelo, dedos hacia arriba. Mantenga los hombros lejos de las orejas y contraiga los abdominales. Doble los codos y baje el torso hacia el suelo, conteniendo los codos. Enderece los brazos y suba. Intente hacer esto hasta 16 veces. Usted debe sentirlo en sus tríceps (la parte de atrás de los brazos). Cuando haya terminado, levántese y lleve el brazo derecho por encima y detrás de la cabeza. Doble el codo, dejando caer el antebrazo detrás de la cabeza y ponga la mano izquierda en el codo derecho. Presione hacia abajo un poco para estirar el tríceps. Si este ejercicio se torna fácil, puede hacer otra sesión de fondos.

Cuclillas

Ponga un pie o dos enfrente de las gradas, mirando hacia el otro lado de estas. Manteniendo los hombros lejos de las orejas para contraer el abdomen, doble las rodillas y agáchese, llevando su cola cerca, pero sin tocar la grada. Esto debe tomarle dos conteos. Sostenga en la parte de abajo para dos conteos más, luego suba, lo que debe tomar otros dos conteos, hágalo 16 veces. Para estirar, voltéese y mire las gradas. Ponga las manos en la grada de abajo y, manteniendo el equilibro, ponga el pie derecho en la rodilla izquierda y dóblela. Sentirá este estiramiento en su cola. Si este ejercicio se hace fácil, puede hacer otra sesión (o dos).

Levantamiento de rodillas

Siéntese en la primera grada con las piernas estiradas, las manos al lado de las caderas, los hombros abajo y el abdomen contraído. Recuéstese un poco y suba los pies del suelo. Manteniendo los abdominales apretados y las piernas juntas, doble las rodillas y llévelas hacia el pecho. Estírelas nuevamente. Repita 15 veces. Hágalo lentamente.

Giros

Siéntese en la primera grada con las piernas estiradas, los hombros abajo, el abdomen contraído, los brazos a la altura de los hombros en un círculo (las puntas de los dedos juntas, los codos separados). Recueste el torso, manteniendo el abdomen junto. Ahora gire a la derecha y, mientras lo hace, mueva su mano derecha a la derecha y mire a la derecha. Vuelva al centro y repítalo a la izquierda. Haga esto 15 veces a cada lado. Al final de estos dos movimientos de abdomen, levántese, contraiga un poco el abdomen y relaje los hombros. Luego estire los brazos hacia arriba, manteniendo los hombros abajo e inclínese hacia atrás, empujando las caderas un poco hacia delante. Quédese así de 20 a 30 segundos. Vuelva a la posición inicial y, manteniendo los brazos sobre la cabeza, incline el torso a la derecha. Quédese así de 20 a 30 segundos. Repítalo a la izquierda.

Desafío en la caminadora

Este es un diseño para caminar que imita uno con escalones. Su nivel de inclinación dependerá de su caminadora. La mayoría de las caminadoras tienen inclinaciones que van de 1 a 10 y pueden aumentar en incrementos de 0.5 (por lo que irá desde 1.5 hasta 2.0 o hasta 2.5). Si esto es así en su caminadora, entonces podrá hacer lo siguiente:

1. Caliente por cinco minutos a 5 kph.
2. Para la primer parte del ejercicio, camine 2 minutos a 5.5 kph, 2 minutos a 5.6 kph, 2 minutos a 5.8 kph y 2 minutos a 6 kph.
3. Luego camine 5 minutos a 6 kph con una inclinación de 3; 2 minutos a 6.1 kph con una inclinación de 3; 5 minutos a 6.1 kph con una inclinación de 4; 2 minutos a 6.3 kph con una inclinación de 4; 5 minutos a 6.4 kph con una inclinación de 4 y luego 2 minutos a 6 kph sin ninguna inclinación.
4. Baje la velocidad por 5 minutos, al nivel de una caminata.

Las inclinaciones aumentan la quema de calorías significativamente, mucho más que caminar rápido. Si caminar no es suficiente para usted, intente escalar montañas, subir escaleras o usar una caminadora con inclinación. Quemará muchas más calorías de las que quema en un suelo plano.

La caminadora con intervalos

El ejercicio con intervalos y la caminadora crean una combinación perfecta para el mundo del ejercicio ya que usted puede controlar realmente tanto la velocidad como la inclinación cuando camina, por tanto no tendrá que depender del RPE. Como sabe, hay dos formas de aumentar la intensidad de sus intervalos. Primero, puede ir más rápido; segundo, puede subir. ¡Este ejercicio hace ambos! este realmente los mezcla, por tanto usted está retando constantemente su cuerpo, aeróbica y muscularmente.

Para su calentamiento, empiece a caminar a un ritmo cómodo, pero al terminar 5 minutos, auméntelo a 5.6 kph en un nivel de inclinación 1. Para el ejercicio, haga lo siguiente:

1. Camine 2 minutos a 6.2 kph con 1 de inclinación.
2. Camine 2 minutos a 5.6 kph con 1 de inclinación.
3. Camine 2 minutos a 5.6 kph con 4 de inclinación.
4. Camine 2 minutos a 5.6 kph con 1 de inclinación.
5. Camine 2 minutos a 6.4 kph con 2 de inclinación.
6. Camine 4 minutos a 5.6 kph con 1 de inclinación.
7. Camine 2 minutos a 5.6 kph con 4 de inclinación.
8. Camine 2 minutos a 5.6 kph con 1 de inclinación.
9. Camine 2 minutos a 6.4 kph con 2 de inclinación.
10. Camine 2 minutos a 5.6 kph con 1 de inclinación.
11. Camine 2 minutos a 6.1 kph con 4 de inclinación.
12. Camine 2 minutos a 5.6 kph con 1 de inclinación.
13. Para enfriarse, camine por 5 minutos, volviendo el ajuste de la caminadora a 5 kph sin inclinación.

Capítulo 5
La natación

La natación es la más suave de todas las actividades aeróbicas. A diferencia de correr, no tiene un efecto negativo en sus huesos y coyunturas con el tiempo y sí tiene un impacto positivo en su estado físico y en su salud. El agua es curativa y la natación se recomienda especialmente para aquellos que quieran prevenir lesiones o usarla como entrenamiento combinado, para las embarazadas y quienes se estén recuperando de una lesión, sufran afecciones coyunturales u óseas o tengan sobrepeso y quieran hacer ejercicio en un ambiente ingrávido. Usted puede fortalecer los músculos y la resistencia, así como mejorar la flexibilidad y el estado cardiovascular, a través de la natación.

Por qué nadar es excelente

Los beneficios de la natación son numerosos. Nadar provee un ejercicio cardiovascular sin ningún impacto en sus articulaciones, es altamente relajante y meditativo y fortalece los músculos principales. Además, nadar se puede hacer en un espacio cerrado o al aire libre. La natación es una actividad aeróbica, orientada a las habilidades individuales y de estiramiento que mejora casi todo en su cuerpo, excepto la densidad ósea (ya que no está relacionada con el peso). Las destrezas y habilidades para nadar están almacenadas en la memoria de sus músculos, lo que significa que cuando deja de hacerlo por un tiempo, no olvida cómo nadar. También significa que puede mejorar en cualquier edad.

Si ya sabe nadar pero siente como si estuviera flotando más que nadando, unas cuantas lecciones pueden hacer la diferencia entre la frustración y la diversión, así como aumentar la efectividad de sus ejercicios. Algunos gimnasios ofrecen cursos de natación para adultos y muchas ciudades ofrecen cursos a través de programas de educación para adultos.

La natación recreativa contra los entrenamientos

Así como caminar, muchas personas creen que pueden nadar de la misma manera como siempre han nadado y llamarlo ejercicio, pero la verdad es que para convertir la natación en un programa de ejercicio, usted necesita pensar un poco más científicamente.

Los cuatro estilos de competencia son el crol (estilo libre), el estilo de espalda, el estilo de pecho y la mariposa. Dos estilos que son menos agotadores y pueden proveer un tipo de natación más relajado son el estilo de costado y el estilo de espalda básico. Cada estilo requiere la acción de la parte superior del hombro o del brazo y una acción de la cadera baja o de pataleo con la mecánica correcta.

El estilo libre es el estilo más eficiente de todos y el que más usan los nadadores para estar en forma. La mariposa es el más exigente técnicamente y el que requiere de más flexibilidad y coordinación. Ya que es el que más demanda física genera, no puede practicarse por largos periodos. El estilo de espalda también requiere y mejora la flexibilidad y se puede sentir como el mejor estiramiento de su vida. Cada brazo se estira por encima y detrás de la cabeza, entra al agua totalmente extendido encima de la cabeza y baja a lo largo del costado de su cuerpo hacia su muslo superior. El estilo de pecho es divertido de hacer y requiere de buena coordinación. Pero si le duelen las rodillas, debe evitar el estilo de pecho por el movimiento lateral requerido en la patada.

Nadar eficientemente es el resultado de practicar su técnica. Incluso los nadadores expertos dedican tiempo a lo básico. La natación se considera 70 % dependiente de la eficiencia mecánica y 30 % de la habilidad física. Los nadadores eficientes pueden dar brazadas y deslizarse rápidamente a través de la piscina usando unas 12 brazadas, contra las 20 o más que puede tomarles a los nadadores menos eficientes. La fuerza se origina desde el centro de la masa del cuerpo, las caderas.

Hecho

Si alguna vez tiene una lesión que no le permita hacer deporte o hacer ejercicios regulares, intente con la natación. Según la lesión, usted puede nadar normalmente. Incluso si tiene una lesión en el brazo o en la pierna, puede nadar usando manoplas, aletas o una tabla de natación, permitiendo que las partes no lesionadas hagan el trabajo.

Sin importar el estilo que escoja, lo fundamental es crear un deslizamiento productivo, un movimiento suave, continuo y progresivo. La recompensa es la diversión, la sensación y la facilidad de nadar como Flipper (el delfín y estrella de TV en los setenta).

Otra forma de disfrutar y mejorar la experiencia es nadar con los Masters. La Natación Máster es un grupo organizado que se reúne para realizar ejercicios estructurados hechos con intervalos y técnica. Muchas comunidades que tienen piscinas públicas ofrecen programas de natación Máster. Los grupos Máster se reúnen varias veces a la semana en muchos lugares y ofrecen instrucción, motivación, apoyo, interacción social y diversión. Pregunte en su caja de compensación, centros de alto rendimiento, centros comunitarios y en los gimnasios sobre los programas Máster de sus piscinas.

Si se une a un equipo Máster, puede competir si está muy inclinado a hacerlo. Muchos grupos entrenan para competencias y encuentros de natación. Los nadadores compiten contra otros del mismo género y edad similar.

Natación por carril

Si usted va a hacer de la natación una parte regular de su rutina de ejercicios, probablemente irá a un gimnasio o a una piscina pública, por lo que compartirá la piscina con otros. Para hacer esto más agradable que estresante, necesitará seguir las reglas de la piscina. Por ejemplo, en la mayoría de las piscinas se ponen letreros pidiéndole que se duche antes de entrar. Quitarse las cremas del cuerpo, la loción para después de la afeitada, el perfume y el sudor antes de entrar a la piscina ayuda a mantener el agua más limpia, lo que podría ayudar a reducir la cantidad de cloro que se usa.

El letrero que generalmente no se pone pero que sería un recordatorio saludable es la de "vaciar su vejiga antes de nadar". Algunas personas se emocionan tanto, se afanan por el tiempo o ambas cosas que se cambian rápidamente de ropa y se van directo a la piscina, cuando de repente su vejiga empieza a llamar la atención. No sea uno de ellos.

La mayoría de las piscinas son de 25 metros, 25 yardas (22.86 metros) o 50 metros de largo. Si quiere motivarse, puede recordar el largo de su piscina. Luego, contando el número de largos que nadó (y el tiempo que toma), puede calcular la distancia nadada y hacer el seguimiento de su progreso. Si le tomaba 45 minutos nadar 1.6 km hace tres meses y ahora lo está haciendo en 35 minutos, usted sabe que se ha vuelto más rápido y está más en forma.

Hecho

Una vuelta se refiere a una clase de circuito, la cual significa que empieza en un extremo, alcanza el otro extremo y regresa adonde comenzó. Una vuelta es generalmente 50 yardas, 50 metros o 100 metros, dependiendo de la piscina. Nadar 1.6 km en una piscina de 25 metros es equivalente a nadar 65 largos. Nadar 1.6 km en una piscina de 25 yardas es el equivalente a nadar 72 largos. Y finalmente, nadar 1.6 km en una piscina de 50 metros es el equivalente a nadar 32.5 largos.

Algunas piscinas han señalado reglas para compartir el carril. Si no hay ningún letrero puesto y todos los carriles están ocupados, espere unos minutos y observe la situación. Encuentre una línea donde el nadador o nadadores naden de modo parecido a usted. "Similar" puede significar brazadas o velocidad. Por ejemplo, si usted planea nadar el estilo libre, puede ser riesgoso compartir un carril con alguien que hace el estilo de espalda o el estilo de espalda elemental. Y si es más lento que "el tiburón" que está nadando en su mismo carril, esto podría ser incómodo para ambos.

A menos que el atleta esté nadando por tiempos de intervalos, es aceptable interrumpir y pedir compartir el carril. Si el nadador va con intervalos rigurosos, espere a un descanso en el ejercicio para interrumpir. Antes de compartir el carril, pregúntele al nadador cómo prefiere compartir el carril. Si son solo dos, es aceptable y algunas veces mejor dividir la línea en dos mitades, derecha e izquierda, para cada nadador. En las situaciones en las que hay múltiples nadadores en un carril, usted nada en una dirección contraria a las manecillas del reloj. Piense como si estuviera viajando en el flujo del tráfico vehicular estando en el lado derecho. En este caso, quédese en el lado derecho de la línea negra en el extremo de la piscina.

Estilo libre

La mayoría de los nadadores usan la brazada de estilo libre, la cual se alterna entre ambos brazos. Piense en las manos como remos. Cuando los dedos están cerrados, la mano puede empujar el agua más eficientemente que cuando los dedos están abiertos. Extiéndase hacia delante con un brazo totalmente estirado y use la mano para empujar el agua que está detrás y al lado de su cadera. Mientras empuja, sentirá el agua contra la parte interna de la mano moviéndose detrás de usted, lo cual lo impulsa hacia delante. Una vez que el brazo que rema se extiende al nivel del muslo, empieza la fase de recuperación y las repeticiones. Esta acción de remar puede ser desafiante para aquellos con tríceps (músculo detrás de la parte de arriba del brazo) y hombros débiles. La buena noticia es que esta brazada los fortalecerá.

Información esencial

Para evitar el efecto seco y plástico que el cloro puede dejar en su pelo, moje su cabeza en la ducha antes de ponerse el gorro de baño. Ya que el pelo puede absorber mucha agua, esta mojada previa le ayudará al pelo a resistir el cloro.

Cuando usa la brazada de estilo libre, su cuerpo se balancea de un lado al otro, causando una rotación deliberada, permitiéndole al agua pasar rápido. Durante esta rotación, los músculos de los glúteos (sus nalgas) mueven el centro de su masa de un lado para el otro. Las caderas se balancean a un ritmo. Los hombros y los brazos están sincronizados con el ritmo de la cadera y la rotación. Los buenos estilos libres (y estilos de espalda) gastan poco tiempo en su frente y espalda y mucho tiempo rotando de un lado al otro.

Hecho

Cuando ve a los nadadores salpicar con energía, ellos probablemente piensan que su fuerza viene de su patada, pero ese no es el caso. El verdadero propósito de las piernas es ayudar a mantener la ideal posición horizontal del cuerpo y hacerlo pateando naturalmente, no forzadamente.

Usted tiene dos opciones cuando respira. Puede escoger respirar cada vez por el mismo lado o alternar la respiración entre ambos lados, conocido como respiración bilateral. Para una respiración del mismo lado, respire cada dos brazadas (o cualquier otro número par) y para una respiración alternada, cada tres brazadas (o cualquier otro número impar). Casi todas las personas están acostumbradas a respirar por el mismo lado y les parece extraño respirar por ambos lados. Los beneficios de la respiración bilateral son que usted puede ver a los otros nadadores por ambos lados y que fortalecerá y estirará los músculos a ambos lados del cuello.

Digamos que decide respirar solo por el lado derecho. Mientras su mano derecha rema y se desliza por su cadera, su cuerpo se balancea hacia su lado por lo que usted mirará la pared del lado de la piscina. Su cabeza se balancea con su cuerpo hasta que su boca sale del agua. Después de haber tomado aire, balancéese de vuelta hasta que la cabeza haya vuelto a la posición normal por debajo. Lentamente libere el aire simultáneamente por su nariz y boca hasta que sea hora de respirar otra vez.

¡Alerta!

Un buen nadado de perro le permitirá mantenerse a flote, pero si observa a un perro nadar, verá lo rápido que se fatiga. Y así lo hará usted. Aprenda los otros estilos y déjeles el nadadito a los perros.

Hacer largos cada vez que nade puede ser aburrido. Trabaje una variedad de intervalos y ejercicios usando las manoplas, los flotadores, las aletas y una tabla de natación. Un ejemplo puede ser calentar de 5 a 10 minutos haciendo nado largo y luego varíe el nivel de intensidad en varios largos. Por ejemplo, nade para calentarse y continúe con 5 series de 50 metros a una velocidad moderada. Después de cada serie, tome un periodo corto de descanso, digamos entre 15 y 30 segundos, antes de empezar la siguiente serie. Después de completar esas 5 series, usted puede hacer algunos largos de ejercicios de brazadas y patadas. Luego regrese a los largos en series de números variados. Recuerde enfriar cuando haya terminado con la parte intensa de su ejercicio.

Artículos de natación

Si bien usted puede dirigirse a la piscina solo con su traje de baño, su ejercicio será mucho más efectivo y cómodo si compra un par de artículos. El equipo de natación no es tan caro como el equipo de ciclismo y es igual de útil. Por ejemplo, puede considerar comprar un traje acuático (200 000-400 000 pesos), un gorro de baño (4000-24 000 pesos), gafas (8000-60 000 pesos), tapones para oídos (4000 pesos) clip para nariz (10 000 pesos), una tabla (30 000-60 000 pesos), un flotador (30 000-60 000 pesos), unas manoplas (30 000 pesos) y unas aletas (30 000-80 000 pesos).

Mientras las gafas pueden probarse antes de comprarlas, los tapones de orejas y el clic para la nariz afortunadamente no pueden devolverse. Entonces tendrá que arriesgar algunos pesos (no son costosos) para encontrar los indicados. Sin embargo, tener unos que se ajusten muy bien vale la pena.

Trajes para nadar

Los trajes para nadar tienen un diseño funcional para el rendimiento, permiten reducir la resistencia y facilitan el movimiento en el agua. Con los muchos diseños disponibles, usted puede encontrar uno que le guste, que sea resistente y cómodo. Cuando se pruebe un traje de baño, asegúrese de que las costuras alrededor de las piernas sean cómodas (y para las mujeres, también en la parte de arriba). Si el traje está hecho en *lycra* o elastano (como la mayoría), este debe sentirse ligeramente ajustado cuando se lo prueba, ya que está diseñado para expandirse un poco en el agua para un ajuste cómodo. Sin embargo, las costuras y uniones no se expandirán, incluso cuando esté mojado, por tanto asegúrese de que sean cómodos cuando están secos.

Algunos de los trajes más bonitos pueden hacer literalmente daño en la parte posterior o delantera, si no se ajustan correctamente. Lo mejor es escoger comodidad y, si no se siente bien, intente un traje diferente. A menos que esté abierto a la idea de nadar desnudo y realizar una peripecia para recuperar su traje de baño, ahorre sus poco funcionales pantalones de baño o su bikini para actividades de relajación en el agua y nade en su traje de baño. Para aumentar el periodo de vida de su traje enjuáguelo con el agua de la llave en cada uso y déjelo secar sin retorcerlo tanto. El cloro, el agua salada y los residuos del lago pueden desgastar las fibras permanentemente. Mientras hace esto, enjuague también las gafas.

Trajes de neopreno

La temperatura normal del cuerpo es de 37 grados centígrados; cuanto más fría esté el agua, más rápido cae la temperatura de su cuerpo. Si la temperatura del agua se siente muy fría, considere usar un traje de neopreno, no un traje de buceo, sino del tipo que usan los atletas. Este tipo de trajes está hecho de un neopreno más delgado, ligero, liso y brillante que aquellos usados para bucear y está diseñado para permitir un total rango de movimiento en los hombros, así como mayor movimiento ilimitado en todo el cuerpo. Su efectividad viene de capturar y reflejar la temperatura de su cuerpo nuevamente hacia usted, lo cual lo mantiene caliente. También le da una ligera sensación de flotabilidad, que puede ser confortante.

Hecho

Si está nadando al aire libre, recuerde que los rayos del sol fuera del agua son muy fuertes, entonces use un filtro solar a prueba de agua y de transpiración (sin estas dos cualidades, no le durará mucho tiempo) en la cara y en todas las partes del cuerpo expuestas.

Los trajes de neopreno vienen en muchos estilos. El estilo más caliente cubre los brazos y las piernas y la versión más fría no tiene mangas y va hasta la pantorrilla. Cuando se pruebe un traje de neopreno en tierra seca, tiene que estar muy ajustado; este cederá un poco en el agua. Cuando use el traje, definitivamente debe aplicarse un lubricante por el cuello para que al girar y respirar no se raspe la piel. Los lubricantes que no son de petróleo, como el *BodyGlide*, son más recomendados que los productos a base de petróleo (vaselina o gel) ya que estos últimos pueden dañar el traje de neopreno.

La tabla de natación

Uno no patea la tabla de natación, uno patea con esta. Esta tabla de espuma de poliestireno ayuda a estabilizar la parte superior del cuerpo (usted agarra los lados con sus manos) para que pueda practicar la patada.

Las manoplas o palas para entrenar

Estos delgados accesorios de plástico duro, del tamaño de la mano, con gruesos semicírculos de goma por los cuales se insertan los dedos, exageran la sensación de la posición y movimientos de la mano y los hombros para que sienta cómo sus manos deberían estar en el agua. Evitan que usted corte el agua y fortalecen la técnica correcta para agarrar, jalar o empujar en el agua. También se usan para fortalecer los músculos del brazo y de los hombros creando una mayor área de superficie de resistencia. La mano se desliza totalmente por la banda de goma más grande, el dedo del medio se desliza debajo de la banda de goma más pequeña haciendo que la manopla y la mano sean como una unidad.

El gorro

El pequeño gorro hace más de lo que podría pensar. Un gorro protege el pelo de la inmersión total del cloro, evita que su pelo tape los filtros de la piscina, ayuda a mantener las gafas en su sitio, evita que el pelo le tape la cara y mantiene su cabeza caliente. Si su pelo se enreda en su gorro de látex, use uno de silicona. Es más suave, más fácil de poner y quitar y su pelo se quedará en su cabeza, donde pertenece. Si le preocupa regular su temperatura, use un gorro de látex en ambientes más calientes y de silicona en unos más fríos.

Flotadores para las piernas

Este es un artículo de espuma de poliestireno, se pone entre sus piernas para que floten, así mantiene su cuerpo en una posición horizontal y aísla la parte superior para que usted pueda practicar su técnica de brazada.

Las aletas

Sus pies se deslizan dentro de las aletas. Patear con estas le permitirá ir mucho más rápido en el agua. Es difícil patear ineficientemente con aletas, pero es fácil patear muy fuerte, ¡debe tener cuidado! Estas ponen mayor resistencia en los cuádriceps, tendones y músculos del glúteo, los cuales fortalecen sus piernas. También crean mayor flexibilidad en los tobillos, lo cual facilita el movimiento para patear mejor.

Las gafas

Las gafas se usan para ver debajo del agua y para evitar que los ojos se sequen por el cloro. El ajuste es personal; sin embargo, incluso las buenas gafas pueden empañarse de vez en cuando, por tanto revise que estén ajustadas contra su cara, pero no tanto como para que le duela la cabeza o le queden temporalmente marcadas. Pruébeselas y mire cuales cubren mejor las cuencas del ojo. La mayoría de las gafas tienen una correa ajustable y a algunas incluso se les puede ajustar el puente de la nariz, lo cual puede usar para adaptar la distancia entre los ojos. De vez en cuando, es bueno limpiar las gafas con jabón y agua. Esto remueve la acumulación gradual de los aceites faciales que pueden causar que las gafas se empañen.

Tapones para oído y clip para nariz

A muchas personas no les gusta meter la cabeza en el agua ya que esta se les mete por los oídos más rápido de lo que un mosquito entra en una casa en tierra caliente. Si usted es uno de ellos, un económico par de tapones de oído ayuda. Algunos tapones para oídos son de plástico y otros de silicona, los cuales toman la forma en su oreja cuando se calientan con su cuerpo. Y si el agua se le entra por la nariz y se irrita, use un clip para nariz. Una vez más, el ajuste y la comodidad es muy personal.

Natación en aguas abiertas

Si tiene el privilegio de vivir cerca de un cuerpo de agua al aire libre, extienda sus horizontes incluyendo ejercicios acuáticos en aguas abiertas. La libertad de nadar sin paredes, carriles y cloro levanta mucho el ánimo. Añádale a eso la diversión de nadar en un hermoso ambiente exterior y estará listo para una grandiosa experiencia. Por razones de seguridad, es mejor nadar acompañado, bien sea por otros nadadores o por amantes de los vehículos acuáticos, como practicantes de canotaje, kayak, remo o surf.

Si planea estar fuera del agua por mucho tiempo o en un día soleado, su acompañante en el vehículo puede llevar agua potable o líquidos para reponer los electrolitos. La natación, como todas las otras actividades aeróbicas, hace que el cuerpo pierda líquidos. Pero ya que está en un ambiente líquido, es casi imposible notar el sudor que se produce. Añada a esa pérdida de líquidos la saliva y las secreciones nasales y podrá entender por qué necesita hidratarse incluso cuando está rodeado de agua.

Manténgase al corriente del clima actual y de las condiciones del agua que afectarán su seguridad, como mareas, resacas, fuertes olas (incluso en grandes lagos) y temperatura. Los parques locales o departamentos de recreación pueden tener importante información sobre el agua en la que piensa nadar.

Cinco programas efectivos de natación

Muchos centros de natación tienen ejemplos de ejercicio pegados en el tablón cerca de la piscina. No se intimide por el número de abreviaciones. Si olvida lo que significan, pregúntele a alguien. Muchas de las instrucciones para nadar se dan en metros o yardas, no en largos ni vueltas.

El número en el medio paréntesis, como (:30, es cuánto descanso debe tener después de cada nadada. Por ejemplo, 6 x 100 (:30 significa que debe nadar 100 yardas (91.44 metros), descansar 30 segundos, y luego repetir para hacer un total de seis sesiones.

Normalmente la cantidad de descanso por nadada limitará la máxima velocidad que puede alcanzar en un ejercicio, pero eso no significa que usted deberá automáticamente ir tan rápido como pueda en todo el ejercicio, y tampoco debería saltarse el descanso. Se asume que el estilo que se usa es libre, a menos que se especifique lo contrario. Por supuesto, usted puede escoger el estilo que quiera en el ejercicio.

Un buen ejercicio de natación incluye:
- Un calentamiento.
- Una rutina (trabajo con técnica de natación, la cual puede incluir trabajo de velocidad o trabajo de brazada).
- Una práctica de patada.
- Una práctica de brazada.
- Una sesión de trabajo de velocidad.
- Un enfriamiento.

Usted controla qué tan fuerte o rápido nada y cuáles estilos quiere usar. Las primeras partes de un ejercicio deben ser siempre fáciles, moderadas y muy pausadas. Use su mejor técnica.

Niveles de habilidad

Aquí hay tres simples ejercicios que usted puede seguir por 12 semanas. Empiece con el programa de nivel de principiantes. Después de un mes, muévase al intermedio y después de otro mes intente el nivel de avanzados.

Ejercicios para principiantes	Ejercicios para intermedios	Ejercicios para avanzados
Calentamiento 1 x 91	Calentamiento 1 x 274	Calentamiento 1 x 457
4 x 46 C D:20	4 x 91 C D:15	10 x 91 (alternando 91 F D:20 con 91 S D:15)
8 x 23 C D:10	8 x 23 C	8 x 46 C
Enfriamiento 91 S	Enfriamiento 183 S	Enfriamiento 183 S
Total 550 metros	Total 1005 metros	Total 1918 metros

F = Fuerte (esfuerzo muy intenso)   D: = Descanso entre cada ejercicio

S = Suave (esfuerzo ligero)   C = Carrera corta

Nadar con intervalos

Este ejercicio incluye trabajo de velocidad, el cual mejorará toda su velocidad cuando nade y le dará un potente ejercicio cardiovascular.

1 x 366   (:30

1 x 183   (:30

1 x 183   (:30

1 x 366   (:30

1 x 183   (:30

1 x 183   (:30

4 x 23   (:45 Trabajo de velocidad

1 x 183   (:45

1 x 183   (:45

1 x 183   (:45

1 x 183   (:45

1 x 183   (:45

1 x 91   (:45

Ejercicio de velocidad

Intente hacer rápido los intervalos del medio con los descansos más largos para desarrollar velocidad.

2 x 457   (:60

2 x 91   (:10

2 x 91   (:10

1 x 46   (:30

4 x 23   (:45

1 x 46   (:30

4 x 46   (:60

1 x 91   (:60

4 x 46   (:60

1 x 91   (:60 intervalos

4 x 46   (:60

1 x 91   (:60

4 x 46   (:60

1 x 100   (:60

Capítulo 6
El ciclismo

¿Recuerda cómo se sentía de libre en su primer triciclo? Montar en bicicleta es muy divertido y no solo es para niños. Montar para estar en forma significa hacerlo con intensidad, específicamente con velocidad, por tiempo o en cuestas para fortalecerse. Cuando monta con intensidad en la bicicleta hace una actividad aeróbica que usa su cadera, las nalgas y los muslos. No hay rebote (como lo hay cuando se corre) y mientras se sienta a gusto con su bicicleta, sentirá que puede montar para siempre.

Variedades del ciclismo

Si el ciclismo le llama la atención, usted puede disfrutarlo en carretera o hacer ciclomontañismo, ¡o ambas! El ciclismo en carretera le permite viajar largas distancias con velocidad. El ciclomontañismo es más técnico y requiere un sentido de aventura y un sentido de equilibrio. Aunque el nombre lo implica, el ciclomontañismo no significa que esté limitado a montar en montañas. Para asegurarse de que tiene el tamaño del marco correcto y que una bicicleta es la adecuada, hable con el experto en una tienda de bicicletas o en un club de ciclismo. En lo que se refiere a la posición de la silla, sus rodillas deben estar ligeramente dobladas (de 15 a 20 grados) cuando está en la fase de abajo al pedalear y sus caderas no deben balancearse de un lado al otro cuando pedalea.

Hecho

Montar bicicleta es una excelente forma de hacer un fuerte ejercicio en un corto periodo de tiempo. Puede montar en un sitio cubierto o al aire libre. Por supuesto, al montar al aire libre disfrutará del aire, lo cual le ayudará a sentirse fresco y saludable.

Por supuesto, si usted nunca ha montado en una bicicleta en su vida y no tiene idea de cómo se siente, necesitará usar primero otro libro. Una vez que pueda montar una bicicleta y pueda mantener el equilibrio, vuelva a esta página. Ahora, para quien vuelve a montar después de mucho tiempo, hágalo en un área donde pueda relajarse y familiarizarse con los cambios y el sistema de frenos. Estos podrían parecer complicados en un principio, pero una vez entienda cómo funcionan, los manejará sin problema. Su cuerpo tendrá que ajustarse inicialmente a montar, entonces limite sus primeras montadas a cortos periodos y vaya aumentándolos gradualmente.

La pedaleada es un movimiento suave y circular. No solo deberá empujar cuando pedalea hacia abajo, sino también jalar cuando pedalea hacia arriba. Esto es difícil de hacer en una bicicleta que no tiene pedales de clip o SPD (enseguida una explicación de estos términos), pero es la forma correcta de movimiento.

Detalles técnicos del ciclismo

¿Cómo sabe qué tan fuerte montar y cuáles cambios usar? El deporte del ciclismo tiene tres temas principales: eficiencia, aspectos prácticos y autosuficiencia. Los cambios tratan sobre la eficiencia. Usted debe montar en el cambio que le permita pedalear a un ritmo cómodo y aún exigente (otra vez el buen conocido principio de la sobrecarga). El *spinning* significa hacer rápidos y constantes pedaleos a un ritmo cómodo y eficiente; esto causa menos fatiga en las piernas que cuando pedalea a un ritmo más lento en un cambio más pesado. Para hacer *spinning*, el cambio seleccionado tiene que estar en una tensión que le permita empujar las bielas (a la que están sujetos los pedales) sin tensión. La cadencia se refiere al ritmo y al número de revoluciones por minuto que gira la biela. Para ayudarle a visualizar esto: los ciclistas dedicados pedalean de 90 a 100 rpm (revoluciones por minuto) y los ciclistas aficionados pedalean de unas 70 a 90 rpm. La cadencia variará dependiendo de muchas condiciones, por ejemplo si estuviera montando en una calle lisa o en un terreno accidentado o subiendo y bajando montañas.

Lo bueno de pensar sobre la cadencia y el pedaleo es que evita que usted aumente mucho los cambios y eso ayuda a evitar que los músculos se tensionen y otras lesiones. Nuevamente, más no siempre es mejor.

Las bicicletas todoterreno

Las bicicletas todoterreno le permiten montar en una variedad de superficies, incluyendo el pasto, la tierra, sobre las piedras, los charcos y las calles pavimentadas. Las todoterreno son más grandes, más pesadas y más estables que las bicicletas de carretera y, por lo demás, son más cómodas que las de carretera. Sin embargo, al montar en un camino sin pavimentar la comodidad se vuelve relativa. Las bicicletas todoterreno tienen tres platos de cadena (para los cambios) y muchas opciones de cambios que hacen posible montar todo tipo de desafíos. Las ruedas y las llantas son más grandes que cualquier otro tipo de bicicleta con el fin de enfrentar la variedad del terreno. Las bicicletas todoterreno vienen incluso equipadas con amortiguadores para ayudarle a reducir un poco el impacto cuando monta sobre áreas duras.

¡Alerta!

Saber cómo reparar una llanta pinchada es importante. Siempre necesitará llevar un kit de parches con usted, el cual puede cargar debajo de su maletero. Llevar siempre el equipo puede hacer la diferencia entre tener una experiencia divertida o una decepcionante. Lo último que querrá hacer es caminar de vuelta a la casa con su bicicleta después de haber montado por algunos kilómetros.

Las bicicletas híbridas

Las bicicletas híbridas son una combinación de bicicletas todoterreno y bicicletas de carretera. Son las mejores para aquellos que prefieren montar en carreteras (excelentes para ir cada día al trabajo) pero ofrecen mayor estabilidad y comodidad que lo que ofrecen las de carretera. Las híbridas son más lentas que las de carretera y no lo suficientemente resistentes para montañistas dedicados. Son más pesadas que las de carretera, pero no tan gruesas o pesadas como las todoterreno.

Las bicicletas de carretera

Las bicicletas de carretera están hechas de varias calidades de acero, aluminio, carbono, fibra y titanio. Generalmente, los materiales más livianos pero más fuertes determinan el precio. Los *componentes* es el término usado para describir cualquier cosa menos el marco; esto incluye los frenos, los cambios, el cambio de velocidades (frontal y trasero), la cadena, los platos de la cadena y los piñones. Los componentes de mayor precio proveen una experiencia más suave, liviana, fiable, eficiente y durable que los componentes de bajo precio.

Equipo y partes de la bicicleta

El ciclismo es un deporte que depende del equipo. El tipo de bicicleta que tenga y sus partes influye enormemente en lo rápido y lo eficiente que vaya a ser cuando monte. Si tiene problemas para ir rápido porque su bicicleta no es aerodinámica o del tamaño apropiado, entonces no obtendrá un notorio beneficio muscular ni cardiovascular. El montar debería ser desafiante por el recorrido, no porque la bicicleta esté dañada o sea vieja.

Las aerobarras

La necesidad es la madre de la invención y esta es la razón por la cual nacieron las aerobarras. Desde que el *drafting* (seguir a otro corredor muy cerca para evitar la resistencia del viento) no se permite en los triatlones, los atletas y fabricantes de bicicletas idearon una forma legal de reducir la resistencia del viento. Las aerobarras son manubrios (o una extensión del manubrio) en forma de U que les dan a los corredores una posición más aerodinámica, con menos resistencia del aire. Para usar las aerobarras, los ciclistas se apoyan hacia delante y descansan los antebrazos en las almohadillas de las aerobarras. En esta posición hay menos aire y resistencia del viento que en una posición erguida. Se usan mejor en recorridos planos y suaves.

Además para reducir la resistencia del viento, las aerobarras ofrecen un mayor nivel de comodidad. Estas les dan a los brazos, hombros y manos una mejor sensación que cuando tiene las manos en las terminaciones del manubrio (la parte curva más baja del manubrio) o sobre las palancas de los frenos. Lo que se sacrifica con la posición aerodinámica es la destreza y la habilidad del manejo, pero ya que los corredores se pueden mover libremente hacia y fuera de esta posición cuando necesiten, vale la pena usarlas. Estas pueden usarse eficientemente en las bicicletas de carretera, de turismo y todoterreno.

Los pedales de clip

Los clips son piezas de metal o plástico que cubren parcialmente el pie y ayudan a mantener cada pie sujeto al pedal. Después de que el corredor inserta el pie en el clip, ajusta la correa para asegurarlo. Los clips evitan que los pies se salgan del pedal. Permiten que el corredor pedalee eficientemente porque, con el pie asegurado en el pedal, puede jalar con una fuerte tensión para crear una misma resistencia a través de todo el rango circular de movimiento cuando pedalea. Sin embargo, los clips tienen dos principales inconvenientes. El primero es que pueden hacer que el pie se entumezca. El segundo inconveniente es que debe recordar que tiene que sacar el pie de ellos. Para sacar un pie del clip, el corredor debe aflojar primero la correa del pie antes de sacarlo del fijador y fuera del clip. Muchos corredores olvidan aflojar la correa o no pueden reaccionar lo suficientemente rápido y se caen ¡todavía sujetos a la bicicleta en el pedal! Usualmente estas caídas ocurren a una velocidad lenta o cuando el corredor apenas se está moviendo, por tanto la principal lesión usualmente es para el ego y no para el cuerpo.

Los pedales SPD o *clipless*

¡Estos son más seguros, rápidos y cómodos! Los pedales *clipless* imitan el sistema de fijación de la bota del esquí alpino, pero con la adaptación a una bicicleta específica más elegante y liviana. Estos peculiares artefactos mantienen el pie del ciclista firme encima del pedal. Algunos incluso permiten un poco de flexibilidad mientras que el pie está sujeto al pedal. Para meterse en el pedal *clipless*, el corredor pone el pie en el fijador hasta que suene clic, indicando que el pedal ha recibido el fijador. Para sacar el pie del pedal *clipless*, el corredor simplemente debe jalar el pie y sacarlo de la bicicleta. La acción de sacar y jalar el pie empieza con un efecto de palanca rotando el talón hacia fuera y continúa jalando con el resto de la pierna. La curva de aprendizaje para meter y sacar el pie de los pedales *clipless* es corta y los ciclistas pueden fácilmente practicar en la bicicleta sin preocuparse por lesionarse. Una vez dominado, los ciclistas disfrutan de la libertad y la fuerza que obtienen de usar estos pedales.

Los pedales *clipless* aseguran un pedaleo eficiente y cómodo ya que los pies, los zapatos y el fijador del corredor están ajustados de forma segura al pedal. El sistema hace más fácil y seguro meter y sacar el pie del pedal que un sistema tradicional de clip.

El casco

Definitivamente, use uno. Incluso si es un corredor experto, no puede controlar a las otras entidades que podrían forzar que se cayera de la bicicleta inesperadamente. Se recomiendan los fuertes cascos ANSI o los aprobados por Snell y, cuando se trata de calidad, no debe escatimar. La mayoría de los cascos están diseñados como cascos de un choque. Eso significa que tienen la vida de un solo choque. Algunas de las compañías acreditadas reemplazarán su casco, si les envía el estropeado con la historia del golpe. (Suena extraño al principio, pero después de todo, ese es su negocio). El mayor error de los principiantes es no usar correctamente el casco. Este debe ajustarse lo suficientemente bien para que incluso antes de ajustar y apretar las correas, este apriete firmemente su cabeza sin que quede flojo. El casco debe apoyarse hacia la frente, no debe inclinarse en ningún ángulo y debe cubrir toda la parte superior de la cabeza.

Información esencial

Incluso si su casco tiene un visor ajustado, aún deberá proteger los ojos del sol, la mugre, el polvo y otras partículas transportadas por el aire, usando gafas para el sol. Las gafas de estilo deportivo están diseñadas para ser livianas y, de alguna manera, flexibles. Esto significa que son cómodas incluso después de muchas horas de usarlas. También son muy duraderas mientras las cuide.

Las zapatillas

Si va a montar, deberá tener zapatillas para ciclismo. Estas tienen una suela muy firme e inflexible y un lugar para un fijador. El fijador provee una resistencia adicional contra el pedal y añade fuerza al pedaleo. Las zapatillas y los fijadores para bicicletas todoterreno y de carretera son diferentes, entonces asegúrese de especificar las que necesita.

Los guantes

Estos se parecen a los guantes para nudillos de los chicos rudos de las películas viejas, ya que los dedos están cubiertos solo hasta el primer grupo
de nudillos. Esto permite la destreza y ventilación de los dedos. El relleno
de adentro reduce la fricción que viene de montar prolongadamente o de
algún rebote o golpe inesperado. Los guantes ayudan a prevenir ampollas
y reducen el estrés en las manos. Ellos protegen su piel de raspones en el
evento de una caída. El menos anunciado (hasta ahora) pero más apreciado
rol que tienen los guantes es ser un práctico pañuelo. Podría desear tener un
pañuelo de verdad (recuerde que la necesidad *es* la madre de la invención)
pero... no tendrá uno. Y por alguna razón, cuando la gente hace ejercicio,
sus narices tienden a gotear, los bordes de la boca se llenan de residuos, se
acumula la saliva o ambas cosas. Use este "muy conveniente guante" que
puede limpiar fácilmente estas reacciones corporales y hacerlo sentir mejor
mientras monta. En caso de que se pregunte, los guantes de ciclismo se
pueden lavar.

Pantaloneta de ciclismo

Una vez que use los pantalones de ciclismo, no querrá montar sin ellos. Esto
se debe a los rellenos y costuras estratégicamente puestos. Los pantalones
antiguos ofrecían una piel de gamuza suave y maleable usada como relleno.
Pero con las telas de alta tecnología de hoy, la piel de gamuza es historia.
Las gamuzas sintéticas, como se conocen ahora, deleitarán sus partes con
un soporte agregado, comodidad y durabilidad. Además de la gamuza, los
pantalones están hechos de un material elástico como la *lycra*, el elastano y
el *suplex*, el cual ofrece soporte a las caderas y los músculos de las piernas.
Los pantalones también ayudan a prevenir irritaciones en las piernas y en
el área de la ingle.

Pregunta

¿Por qué los pantalones de ciclismo usualmente son negros?
Usted va montando y se le sale la cadena. Se detiene y la pone de vuelta
sin problema en el plato. Luego se da cuenta del nuevo "trabajo artístico"
en sus manos y guantes hecho con suciedad y grasa. Ya que no tiene un
pañuelo y debe quitarse la mugre de las manos, sus pantalones son el
lugar más obvio para restregarse. Ahora, ¿no le alegra que sus pantalones
sean negros?

Los buzos de ciclismo

Montar en bicicleta debe ser práctico y autosuficiente. Los buzos de ciclismo sirven a ese propósito con los multibolsillos en la espalda. Los corredores pueden poner muchos artículos en los bolsillos de la espalda, como bananos (la "comida rápida" de los ciclistas), alimentos para hacer deporte, el dinero, los celulares, los papeles personales, las prendas y muchos otros artículos. Todo al alcance de las manos. Mientras que los ciclistas experimentados pueden alcanzar su espalda y obtener el artículo deseado de su bolsillo mientras montan sin perder control de la bicicleta, los principiantes tendrán que parar antes de obtener esos artículos. Los buzos de ciclismo también están diseñados para dar eficiencia aerodinámica y seguridad. Un correcto talle es ceñido pero cómodo. Usar una camiseta suelta mientras monta es disfuncional y peligroso porque puede enredarse en las rodillas o incluso en la cadena (si se inclina).

Hecho

Montar bicicleta no es barato. Aquí algunos ejemplos de los costos: bicicletas (600 000-2 000 000 pesos), aerobarra (80 000 pesos o más), un casco (60 000-100 000 pesos), zapatillas (120 000-400 000 pesos), pedales de clip/correas (12 000 pesos), unos guantes (24 000-60 000 pesos), unos pedales *clipless* (100 000-320 000 pesos), unas gafas de sol (80 000-300 000 pesos), unas llantas y tubos (8000-100 000 pesos), pantaloneta de ciclismo (50 000-160 000 pesos), un buzo de ciclismo (42 000-140 000 pesos), bolsa para la silla (12 000-24 000 pesos) y un kit de parches (20 000 pesos).

Montar con seguridad

Cuando monte, debe seguir las reglas de la carretera. Los ciclistas deben observar el tráfico, los signos y las señales y deben usar señales manuales para alertar a los otros cuando gira o se detenga, como lo harían los carros. Si no hace las señales correctamente, un carro que esté cerca de usted podría no entender sus intenciones. Incluso cuando parezca que un conductor lo está mirando, no es seguro asumir que lo ha visto y entendido. La luz y otras distracciones desempeñan un gran factor en la inhabilidad de los conductores para ver a los ciclistas.

En esa misma actitud, cuando monte en la calle a lo largo de los carros parqueados al costado, tenga cuidado cuando los conductores y pasajeros estén abriendo las puertas y no lo vean venir.

También es importante conocer la etiqueta del ciclismo. Comuníquese con sus compañeros ciclistas. El argot común del ciclismo incluye llamar "a su izquierda" para indicar cuando está pasando a alguien. Además, si los ciclistas están montando cerca de usted, la etiqueta es buena para indicar que hay escombros en la carretera que no pueden ver porque están muy cerca de usted o "sobre sus llantas".

Aquí hay algunos detalles más para tener en cuenta:

- El freno de la mano izquierda disminuye la velocidad de la llanta delantera; el freno de la derecha disminuye la llanta trasera.
- Cuando use el freno de adelante (izquierda), hágalo suavemente para evitar que la fuerza de su peso lo lance hacia delante por la borda (o mejor, por la bicicleta).
- Para disminuir la velocidad o parar, bombee los frenos, que significa alternar entre apretar y soltar. Esto evita ser lanzado de la bicicleta y evita que los frenos se sobrecalienten y se vuelvan menos efectivos.

Otra forma de mantenerse seguro cuando monta es asegurarse siempre de estar bastante hidratado. Usted puede usar dos botellas de agua en el compartimento para botellas de su bicicleta. La mayoría de las bicicletas tienen espacio para dos compartimentos. O puede usar un sistema de manos libres que se usa como una maleta. Para días muy húmedos y calientes, usted necesitará usar los dos, las botellas y un sistema de manos libres. La ventaja de usar ambos es que podrá llevar diferentes líquidos como agua y sustitución de electrolitos.

El ciclismo bajo techo

Si quiere montar bicicleta sin las preocupaciones de la carretera, entonces la bicicleta estática es para usted. Y si desea hacer el ejercicio de forma mecánica, usted puede "escabullirse" mejor, con más seguridad en una bicicleta estática que en otro equipo aeróbico. Hay bicicletas computarizadas y no computarizadas y bicicletas reclinadas y verticales. Las bicicletas verticales lo posicionan como lo haría en una bicicleta convencional. Las bicicletas reclinadas le dan una posición semirreclinada, haciendo que los pedales y sus pies están adelante de usted. Las reclinadas fueron diseñadas para sostener la espalda baja. Si sufre de cansancio de la cola en una vertical, podría intentar en una reclinada. Ningún estilo es mejor, por tanto seleccione la que sea más cómoda para usted.

El ciclismo bajo techo aún es ciclismo

Aunque las bicicletas estáticas pueden parecer unas pseudobicicletas, usted aún aplica los conceptos de *spinning* y cadencia con estas. Muchas bicicletas están equipadas con un panel de control que mostrará su cadencia en rpm. Con un rango de cadencia en mente y un monitor cardiaco, usted puede familiarizarse con los niveles que son aeróbicos y cómodos.

El mayor error de ciclismo viene de pedalear a una resistencia muy alta (bien sea en un alto cambio o ajuste). El ejercicio debe retar a su cuerpo, pero no debe lastimarlo. Su objetivo es pedalear con una intensidad que eleve su ritmo cardiaco pero que no lo haga tensionar. El segundo error asociado con el ciclismo es la incorrecta posición de la silla. Como se mencionó antes, en cualquier bicicleta usted debe doblar la rodilla ligeramente, cerca de 15 a 20 grados, cuando su pierna esté pedaleando hacia abajo.

Información esencial

Antes de empezar a montar en una bicicleta estática, es buena idea familiarizarse con los rangos rpm de las bicicletas estacionarias generales. Saber esto le ayudará a medir su rendimiento y establecerse metas. Un atleta generalmente pedalea a 90-100 rpm; una persona con buen estado físico hará 80-90 rpm. Si usted hace menos de 60-70 rpm, debería verificar otra vez para asegurarse de que la tensión no esté ajustada muy alto.

Si la bicicleta está puesta en una base, párese encima del apoyo de los pies y luego alinee el hueso pubiano sobre la silla. No debe tambalearse de un lado para el otro de la silla. Luego súbase a la bicicleta y pedalee por un minuto o dos con los ojos cerrados. Esto le ayudará a enfocar su atención en cómo se siente montar con la silla a esa altura.

Bicicletas de *spinning*

Una bicicleta de *spinning* es estática, está en un sitio cubierto y da la sensación de estar en una bicicleta al aire libre debido a su estabilidad, la acción del pedal y la resistencia variable. Las clases de *spinning* son unas sesiones de ciclismo en grupo, guiadas por un instructor que pone música, imágenes guiadas y variados niveles de intensidad. Aunque la popularidad de estas bicicletas viene parcialmente por los ejercicios de las clases, usted puede montarlas como cualquier bicicleta estática cuando no hay sesiones. Estas han traído un nuevo entusiasmo por el ciclismo bajo techo como nunca antes. La acción del pedaleo es suave y circular como la de una bicicleta normal de calidad. La silla es angosta como la de una de carretera, pero un poco más indulgente. El asiento también tiene ajustes para la altura y la posición longitudinal. El volante de inercia genera la resistencia y los cambios de la bicicleta le ayudan a variar la resistencia. El cambio hace un suave clic cuando la resistencia cambia. El pedal tiene dos lados; esto le permite usar zapatos convencionales para el ejercicio por un lado y zapatos con fijador de bicicleta por el otro. El *spinning* no tiene toda la retroalimentación electrónica de los otros estilos, entonces si pierde la clase de *spinning* y quiere combatir el aburrimiento, lleve sus auriculares. Cuando compara la sensación de esta bicicleta con las otras bicicletas estáticas, esta es la más cercana a la realidad.

¡Alerta!

¿Siente tensión en las rodillas, las caderas o la ingle? ¿Desea tener dos piernas más para pedalear? ¿Está forzando tanto las piernas que se tambalea de lado a lado del asiento? ¿Está agarrando el manubrio con la fuerza de un alpinista? Si responde "sí" a cualquier pregunta, podría estar esforzándose demasiado en la bicicleta estática. Bájele un poco hasta que se sienta más cómodo.

Cinco programas efectivos de ciclismo

No hay nada malo con solo tomar la bicicleta para montar en un día soleado y no preocuparse por la velocidad, la resistencia o el kilometraje. Sin embargo, como cuando camina, la intensidad es clave así como saber qué tan efectivamente está entrenando. Usted necesita llevar el registro de su kilometraje y tener una idea general de qué tan fuerte está entrenando. Usted puede usar la RPE (ver página 25) o puede seguir un programa de intervalos regular (usando la resistencia en la bicicleta o en cuestas) para ver qué tan intenso puede montar. En términos de distancia, añadir un económico velocímetro a su bicicleta es la mejor manera de llevar la cuenta de sus ejercicios, pero también pueden encontrar la distancia de un camino en particular con el odómetro de un carro. Si conoce la distancia que está montando, puede llevar la cuenta de los tiempos de inicio y de paradas para ayudarle a calcular toda la velocidad.

Sus primeras semanas de entrenamiento

Antes de empezar un programa de entrenamiento específico (si está en una bicicleta normal o en una estática), tome al menos una semana para trabajar lo que se considera un día moderado de bicicleta de 24 km. No se preocupe por el tiempo o velocidad aquí. Tómelo con calma y termine los 24 km, lo cual puede hacerse en una pista, por su barrio o en un sendero (aunque no debe ser muy montañoso). El propósito de esto es ganar y mantener un estado cardiovascular básico para montar, así como acostumbrar a sus músculos al nuevo trabajo.

Después de ejercitar el día moderado de 24 km, puede intentar un día de resistencia duplicando el kilometraje. Intente mantener el mismo paso anterior (en otras palabras, debe tomarle el doble del tiempo montando). Si necesita, reduzca la velocidad para hacer todo el kilometraje.

Después de unas semanas en este nivel, intente hacer los 48 km una vez a la semana. O si trabaja hasta un kilometraje consistente más alto como parte de su ejercicio, use un día para doblar el kilometraje una vez a la semana como parte de su entrenamiento.

Intervalos de montaña y velocidad– –aumentar la resistencia

Ahora necesita encontrar un camino (bien sea uno trazado o uno diseñado por usted mismo) que al menos incluya una alta montaña. Después de hacer un día moderado de ciclismo, suba la montaña. Piense en la bajada como la recuperación. Luego, intente subir nuevamente. Mientras mejora su estado físico, añada más repeticiones. Las montañas aumentan su fuerza y resistencia.

Si no hay montañas cerca, usted puede añadir intensidad a sus ejercicios con intervalos de velocidad. Durante un día regular de ciclismo, escoja una distancia específica durante la cual pedaleará más rápido. Podría ser, por ejemplo, una cuadra o incluso algo más general como "hasta ese poste de teléfono". O si tiene el odómetro en su bicicleta, podría escoger una distancia específica como 1.5 km. Durante ese intervalo, acelere para una carrera corta, pedaleando tan rápido como pueda. Empiece con una en cada montada y luego añada más carreras y más largas cada vez que monte. Haga una carrera por una "vuelta", por más larga que sea y luego disminuya la velocidad para una vuelta de recuperación, repitiendo el patrón tanto como pueda. El entrenamiento de intervalo y el trabajo en montaña mejoran la velocidad, la resistencia y la habilidad para recuperarse, las cuales son claves para un excelente estado físico.

Intervalos en la estática

Si hace sus ejercicios de ciclismo en la bicicleta estática, también necesitará llevar la cuenta de su kilometraje, velocidad y resistencia. Su resistencia, por supuesto, no vendrá de las montañas, sino de la resistencia que ponga en su programa.

Lo primero, usted necesitará fijar una meta para los kilómetros por hora, justo como hacen los ciclistas de calle. Luego, si quiere añadir resistencia, aumentará el número de nivel de su ejercicio. Esto equivale a agregar montañas.

Esta es una muestra de un programa de intervalos en la estática usando la velocidad como el intervalo. Este asume que usted ya ha montado hasta 24 km, justo como el principiante en su primer entrenamiento.

Calentamiento: 5 minutos a 18 kph.

Ejercicio: 2 minutos a 24-30 kph.

Enfriamiento: 5 minutos desde 18 kph hasta una menor velocidad.

Otra opción es usar la resistencia como su intervalo. Este es otro programa de muestra:

Calentamiento: 5 minutos a 16 kph y en nivel 2.

Ejercicio: 2 minutos a 14-18 kph y en nivel 4, alternando con 1 minuto a 19-22 kph y en nivel 2. Hágalo nueve veces.

Enfriamiento: 5 minutos, moviéndose desde 18 kph hasta una menor velocidad con 0 de resistencia.

Estos son intervalos ligeramente intensos. Si siente que son muy fuertes para usted al principio, siéntase libre de intercambiar los intervalos. Así, por ejemplo, su tiempo de recuperación puede ser el doble del tiempo de su intervalo de intensidad. Finalmente usted llevará a cabo la manera de hacer el programa como está escrito.

Spinning

La mayor parte del tiempo, el profesor de *spinning* guiará la clase y usted solo la seguirá a través del ejercicio. Sin embargo, si usted quiere hacer su propio ejercicio de *spinning*, aquí hay uno que resalta lo excelente: alta intensidad unida a un factor cuerpo-mente.

El ejercicio imita un viaje por una parte de una ciudad, para el ejemplo es San Francisco, Estados Unidos (incluyendo una fabulosa montaña). La visualización es el aspecto cuerpo-mente. ¿La mejor parte? No hay tráfico.

Calentamiento: Empezará en el Distrito de Marina. Empiece con resistencia 0 por 5 minutos.

Un giro completo en la resistencia: Quédese así por otros 3 minutos.

Plano rápido: Haga otros 2 giros completos y monte por los próximos 7 minutos alrededor del muelle Fisherman y los Edificios Ferry hacia el centro. Intente pedalear un poco rápido. Esta es la parte de velocidad del ejercicio.

Montaña: Usted va a subir a la Torre Coit, la cual es una montaña extraordinariamente alta (pero no la más empinada en la ciudad y, afortunadamente, no tendrá que preocuparse por los giros). Aumente su resistencia a tres giros completos (al menos) y párese para pedalear. Esto debe tomar 4 minutos.

Baje la montaña: Baje la resistencia 2 giros y pedalee lo más rápido que pueda por 2 minutos.

La recuperación: Aumente la resistencia un giro y pedalee a una velocidad moderada por 3 minutos.

Plano rápido: Vaya por el centro hasta el parque de Washington Square. Aumente su resistencia un giro y pedalee rápido (pero no tan rápido como pueda) por 3 minutos.

Ligera inclinación: Aumente su resistencia 2 giros y párese a pedalear por 5 minutos.

Enfriamiento: Empiece a disminuir la resistencia, llegando a 0 en 5 minutos.

No olvide estirar las piernas después de montar.

Entrenamiento cruzado en la estacionaria

Hay pocas cosas tan aburridas y tan potencialmente monótonas como un ejercicio de resistencia en una bicicleta estacionaria. Y si está viendo TV para hacer que el ejercicio pase rápido, es probable que no dé todo de usted en el ejercicio. Para combatir estos problemas, pruebe el siguiente ejercicio, el cual es similar a los ejercicios que tomaría en una clase de *spinning* que combinan ciclismo con ejercicios de fuerza muscular o yoga o pilates. Estas clases, muy populares entre los *spinners* regulares, fortalecen la salud cardiovascular así como la parte superior del cuerpo, a través del ejercicio de resistencia; además aumentan la fuerza en la parte inferior del cuerpo a través del ciclismo. Termine el ejercicio con una rutina de abdominales y habrá hecho un entrenamiento de todo el cuerpo en una hora, incluyendo ejercicio cardiovascular.

Preparación: Ponga una banda cerca de su bicicleta, pero no donde pise cuando se baje de la bicicleta.

Calentamiento: Monte por 5 minutos, gradualmente desde resistencia 0 hasta 3 giros completos.

Subida lenta: Haga otro giro completo y monte así por 2 minutos. Luego haga 2 giros completos más, levántese y monte así por 3 minutos.

Bajada lenta: Baje un giro completo y siéntese por 1 minuto.

Primer intervalo de fuerza: Bájese de la bicicleta con cuidado y póngase la banda. Ponga la mitad de la banda debajo de su pie y sostenga las puntas en cada mano. Suba los brazos enfrente de usted hasta los hombros en 30 repeticiones.

Subida lenta: Haga otro giro completo y monte así por 2 minutos. Luego, haga otros 2 giros, levántese y monte así por 3 minutos.

Bajada lenta: Baje un giro completo y siéntese por 1 minuto.

Segundo intervalo de fuerza: Bájese de la bicicleta con cuidado y saque su banda. Sosténgala con cada mano a unos 30 centímetros desde el centro. Lleve la banda sobre su cabeza y lleve sus brazos a los lados en arco ancho. Haga esto 30 veces.

Subida lenta: Aumente otro giro completo y monte así por 2 minutos. Luego, haga 2 giros completos más, levántese y monte así por 3 minutos.

Bajada lenta: Disminuya un giro completo y siéntese por 1 minuto.

Tercer intervalo de fuerza: Ponga el centro de la banda debajo de su pie y sostenga cada punta en sus manos. Sus brazos deben estar rectos. Doble los codos y lleve las manos hacia cada hombro en una flexión de bíceps. Hágalo 30 veces.

Subida lenta: Haga otro giro completo y monte así por 2 minutos. Luego, haga 2 giros más, levántese y monte así por 3 minutos.

Bajada lenta: Baje un giro completo y siéntese por 1 minuto.

Cuarto intervalo de fuerza: Ponga el centro de la banda debajo de su pie y sostenga cada punta con sus manos. Lleve la banda y los brazos por detrás de usted y sobre su cabeza con los brazos estirados. Ahora, doble los codos y baje la banda por detrás de su cabeza (este es un ejercicio llamado la prensa francesa). Hágalo 30 veces. Necesitará una banda muy larga para hacerlo. (Si no tiene una, haga la tradicional patada tríceps con la banda).

Subida lenta: Haga otro giro completo y monte así por 2 minutos. Luego, haga 2 giros completos más, levántese y monte así por 3 minutos.

Bajada lenta: Baje un giro completo y siéntese por 1 minuto.

Quinto intervalo de fuerza: Ponga la mitad de la banda por su pecho y envuelva las puntas por su espalda, sosteniendo un extremo en cada mano, las palmas hacia arriba, las manos cerca del pecho, los codos ligeramente doblados. Enderece los brazos y llévelos hacia delante, lejos del torso. Haga esto 30 veces.

Enfriamiento: Súbase a la bicicleta y pedalee a un paso y resistencia moderada, gradualmente baje la resistencia a 0. Bájese de la bicicleta y estire.

Capítulo 7

El fortalecimiento muscular

Los ejercicios de fortalecimiento muscular (también llamados ejercicios de resistencia) desarrollan la forma de sus músculos. Aquí *forma* significa que el músculo tiene un contorno definido, no está esparcido. Estos ejercicios de fortalecimiento también desarrollan y mantienen la fuerza y la resistencia muscular, desarrollan masa muscular, estimulan la densidad ósea (que ayuda a prevenir la osteoporosis) y reducen la grasa del cuerpo.

Los cuerpos en forma tienen definición

La palabra *definición* se refiere a las líneas de la forma de un músculo. Cuando su cuerpo tiene exceso de grasa, luce grueso y fuera de forma. La grasa carece de definición y puede estar por todos lados —su barriga tiembla, sus muslos están flácidos y sus brazos se sacuden—. En comparación, el músculo tiene forma.

Las mujeres generalmente temen levantar pesas porque creen que no es femenino o natural. Sin embargo, a menos que decida gastar horas y horas levantando pesas muy pesadas, no se volverá masculina. Primero, las mujeres no tienen suficiente testosterona natural para producir un tamaño considerable de músculo. Y segundo, los hombres construyen masa solo si gastan muchas horas cada semana levantando pesas extremadamente pesadas. Como aprenderá, hay otras muchas formas de levantar pesas que no producirán tal efecto.

Pregunta

¿Es cierto que los músculos pesan más que la grasa?

Sí, pero no mucho más y, al mismo tiempo, los músculos ocupan menos espacio que el mismo peso de la grasa y también queman más calorías que esta. Por tanto no se preocupe por el peso de los músculos. Eso es bueno para usted.

Los ejercicios aíslan los músculos y los grupos de músculos y, como se mencionó antes, construyen fuerza y resistencia muscular. La fuerza y la resistencia muscular le permiten realizar tareas como cargar bolsas y maletas, sacar la basura, mover livianas cajas de papel o pequeños muebles, alzar a los niños o mascotas, o ayudar a los ancianos.

El aumento en la fuerza muscular hace que el cuerpo queme más calorías, incluso descansando.

Entrenamiento de fuerza y la sobrecarga

Los ejercicios para el fortalecimiento muscular incluyen entrenamiento de pesas, calistenia y algunas veces actividades como yoga o *ballet*. Se estimula el crecimiento de los músculos aplicando el principio de la sobrecarga, esforzando sus músculos un poco más allá de lo que están acostumbrados. Para fortalecer los músculos, está la resistencia experimental de los músculos o una fuerza opuesta. Los términos *entrenamiento de resistencia* y *entrenamiento de fuerza* se usan de manera intercambiable y significan simplemente el proceso (solo descrito) usado para producir fuerza; el término *entrenamiento de pesas* se refiere a usar peso como forma de resistencia que produce logros en la fuerza.

No se requieren pesas

Un músculo se fortalece cuando está tensionado, por ejemplo, cuando se le pide trabajar más fuerte de lo acostumbrado. Esto ocurre porque la tensión crea unas microscópicas roturas en el músculo y luego, cuando se le da al músculo tiempo de descansar, este se vuelve a tejer para ser más fuerte y mejor que antes.

El músculo no necesariamente tiene que levantar más peso para desafiarlo. Si levanta el brazo al lado derecho ahora y trata de mantenerlo así con gracia como una bailarina, notará que después de unos segundos, el brazo empieza a sentirse cansado. Y eso es porque usted normalmente no sostiene el brazo de esa manera, entonces su brazo está siendo "tensionado".

Si continuara sosteniendo su brazo de esa manera, por 10 minutos diarios en una semana su brazo se sentirá más fuerte y no será tan difícil para usted repetir este ejercicio durante la siguiente semana. Su brazo estará más fuerte aunque no levante ninguna pesa.

El punto es que usted puede fortalecer los músculos sin levantar pesas. Las bailarinas lo hacen, los gimnastas lo hacen y toda clase de atletas se hacen más fuertes en las muchas maneras que retan a sus músculos. Por ejemplo, los corredores construyen piernas fuertes, los nadadores construyen fuertes espaldas, brazos y piernas; y los lanzadores construyen la fuerza de un brazo. Suena tonto, pero es cierto.

Equipos de fortalecimiento muscular

Nuevamente, la forma más común de desarrollar fuerza es levantar pesas, específicamente mancuernas, barras con pesas o pesas en las máquinas. Sin embargo, puede usar balones medicinales, bandas elásticas e incluso latas de sopa o botellas de agua para levantar peso.

Las mancuernas

Las mancuernas manejan pequeño peso. Usted puede sostener normalmente una en una mano, aunque use dos al mismo tiempo para tener una en cada mano y trabajar el cuerpo equitativamente. Las mancuernas pueden tener desde 0.5 kilos hasta 23 kilos, pero muchas mujeres prefieren las pesas entre 2 y 7 kilos.

Después de eso, es mucho más fácil usar barras con pesas o máquinas. Los hombres van hasta las pesas más pesadas.

Información esencial

Las pesas ajustables de los tobillos se envuelven alrededor del mismo y se aseguran con una correa de Velcro. Usted cambia la cantidad de trabajo bien sea añadiendo o quitando las pesas cilíndricas de los bolsillos de peso. Las pesas para tobillos hacen posibles los ejercicios de piernas sin máquinas. Usted puede realizar el ejercicio de extensión de pierna y el ejercicio de flexión en el balón medicinal. El precio de una pesa para tobillo está entre 40 000 y 100 000 pesos.

Las mancuernas se consiguen en los gimnasios, por supuesto, pero ya que no ocupan mucho espacio, usted puede tenerlas en la casa. Son infinitamente versátiles, permitiéndole trabajar casi cualquier músculo. Además, ya que empiezan con una pequeña carga y no son tan costosas, usted puede empezar suave y aumentar el peso cuando lo necesite.

Usar mancuernas es la forma más fácil para que alguien desarrolle fuerza y pierda peso. Usted puede hacer el ejercicio en casa, fortaleciendo todo su cuerpo con solo dos semanas y ver diferencias, en serio, con solo algunos ejercicios.

En solo dos semanas, usted realmente verá la diferencia. Encontrará una rutina con mancuernas en el capítulo 8.

Las bandas

Piense en una banda elástica. Si la jala entre sus dedos, finalmente llegará a un punto en que ya no pueda estirar más la banda elástica. Las bandas de ejercicio, las cuales son básicamente largas tiras elásticas de variados colores y niveles de tensión, funcionan como fuentes de resistencia justo como lo hacen las bandas elásticas.

Cuando vea una banda elástica ponga una punta en su mano o alrededor de una silla o debajo de su pie y luego jale la banda. La otra punta está asegurada, para que la banda dé la resistencia.

Hecho

Su cuerpo responderá a las bandas de la misma forma que hace con las pesas: fortalecerá los músculos y ganará fuerza. Muchas personas creen que las bandas tienen menos probabilidad de construir volumen, pero eso no es cierto. La realidad es que, a menos que sea un hombre que usa pesas muy pesadas, los cambios musculares serán los mismos sin importar lo que use para desarrollar fuerza.

Las bandas vienen en una variedad de niveles de resistencia; algunas son duras y otras son bastante fáciles de estirar. Cada fabricante usa un color diferente para indicar el nivel de resistencia de la banda. Algunas bandas son lisas y anchas, mientras que otras son más como tubos con manillas en los extremos. Las manillas las hacen más fáciles de sostener.

Las bandas y los tubos no son equivalentes exactos de las pesas, por tanto no puede usar un tubo verde y asumir que es igual a 2.3 kilos, por ejemplo, o una banda de azul oscuro por 4.5 kilos.

Las pesas son más exactas que las bandas, pero eso no significa que sean más efectivas o mejores. Realmente es solo una cuestión de elección y preferencia.

Las bandas no son costosas y son efectivas, fáciles de almacenar y, para muchas personas, más fáciles de usar y menos intimidantes que las pesas. Hay un ejercicio con bandas para todo el cuerpo en el capítulo 8.

Pregunta

¿Es posible una reducción localizada?

No. La reducción localizada, como la idea de que usted pueda quemar la grasa y esculpir los músculos en un área justo como quiere, es un mito. No hay garantía de que el peso se reducirá donde usted quiera o que su cuerpo cambiará con el ejercicio en la forma como quiere. Sin embargo, puede hacer ejercicios específicos de resistencia para darles forma a ciertas partes del cuerpo, las cuales le ayudarán a crear un cuerpo lo más cercano posible al que siempre ha soñado.

Los balones medicinales

Los balones medicinales, los cuales han existido desde la antigua Grecia, son una de las herramientas de ejercicio más usadas actualmente. Ahora están hechos de materiales reciclables, de arena y de piedras trituradas, recubiertas en cuero o goma sintética. Estos pesan alrededor de 0.9 kilos y 16 kilos y pueden ser tan pequeños como una bola de béisbol, y tan grandes como una de baloncesto. Cuestan entre 30 000 y 300 000 pesos.

Entonces, ¿cómo puede este balón ponerlo en forma? Mientras lanza y atrapa esta redonda pesa en diferentes direcciones, desarrolla los músculos del pecho, del estómago, la espalda, los brazos, los hombros, las piernas y las caderas.

Los ejercicios con los balones medicinales son divertidos y parecen más como un juego, a la vez que puede hacer ejercicios aeróbicos y desarrollar fuerza y flexibilidad. Tener un compañero ayuda, pero también puede usarlos solo. Puede hacer ejercicio con ellos adentro y al aire libre, pero cuando lo haga adentro, asegúrese de tener un espacio despejado a su alrededor. Es mejor empezar con las bolas livianas, incluso estas proveen mucha resistencia.

El gimnasio *vs.* la casa

Cuando se dirige a un gimnasio, todo lo que usted puede necesitar para el ejercicio usualmente está ahí: las mancuernas, las máquinas de peso, los equipos de ejercicio cardiovascular, los aeróbicos, el *spinning*, el yoga y las clases de pilates e incluso hay un espacio para estirar. Cuando está en casa, lo más probable es que no tenga una sala llena de pesas y máquinas —sin mencionar a un entrenador cerca— que le permitan trabajar cada músculo exactamente de la manera como debe.

Los ejercicios en el gimnasio no necesariamente son más efectivos que los hechos en casa. No todo el mundo se siente cómodo haciendo ejercicio enfrente de extraños y si usted es una de esas personas, entonces crear un gimnasio en casa puede garantizarle que hará su entrenamiento de fortalecimiento muscular. Además, si el tiempo es un problema, no olvide que siempre toma algo ir hasta el gimnasio.

Crear un gimnasio en casa

Un gimnasio básico en casa requiere un balón de ejercicio, unas mancuernas, un banco para aeróbicos (que también sirve como un banco de pesas para mujeres), una colchoneta de yoga y algunos DVD. Por supuesto, puede gastar desde muy poco hasta una gran cantidad creando un gimnasio en casa. Estas son algunas opciones:

Costo	Cardiovascular	Fuerza / resistencia	Fuerza central / relajación
Gratis	Caminar / correr	Ejercicios sin peso	Yoga
Barato	Cuerda para saltar	Mancuernas	Balón fisioterapéutico
Económico	Banco para *step*	Barras de pesas	DVD de pilates
Lujos	Bicicleta	Banco para pesas	El balón Bosu (ver pág. 139)
De primera calidad	Caminadora	Máquinas de pesas	Pilates Reformer (ver pág. 139)

Incluso si no quiere crear un gimnasio casero oficial, es buena idea tener cerca al menos algún equipo y ejercicios en DVD por los días que no pueda ir al gimnasio o salir a la calle. Por menos de 200 000 pesos, usted puede estar listo para reemplazar un entrenamiento en casa por una caminata regular, un día en el gimnasio o nadar en la piscina. Y los beneficios de los ejercicios cruzados le ayudarán en todos los grados de acondicionamiento.

Mucho peso y pocas repeticiones *vs.* poco peso y varias repeticiones

Imagine dos personas. Una es un hombre, la otra una mujer. Ambos están de pie enfrente de tres pesas en el gimnasio. Ambos van a hacer prensas sobre la cabeza; en otras palabras, sostendrán una mancuerna en cada mano y doblarán los codos hasta sus hombros, luego estirarán los brazos y levantarán la pesa sobre sus cabezas.

El hombre sostiene un total de 14 kilos; la mujer levanta 4 kilos. El hace 8 repeticiones mientras que la mujer, quien solo tiene 2 kilos en cada mano, hace 18 repeticiones. Ambos están cansados al final de los ejercicios. ¿Cuál ha hecho el ejercicio correcto?

Tradicionalmente, los hombres han levantado mayores pesos y hecho menos repeticiones por una combinación de razones. Primero, los hombres son naturalmente más fuertes y por eso pueden levantar mayores pesos. Los hombres también tienden a querer ganar más fuerza. Por ejemplo, un hombre en el gimnasio podría querer volverse más fuerte y por eso espera levantar pesas mucho más pesadas mientras progresa, mientras que una mujer simplemente quiere formar sus músculos y no se preocupa por estar y lucir más fuerte.

Anteriormente, se les aconsejó a las mujeres levantar pesas más livianas y hacer más repeticiones para ganar algo de fuerza. Pero eso no funcionó. La verdad es que las mujeres deben hacer el mismo número de repeticiones y series como los hombres y usar una pesa que les funcione, la cual será menor que la que usan los hombres simplemente por la fuerza muscular básica. Para determinar cuánto peso debe usar, tiene que probar cada ejercicio y ver cual peso lo llevará al cansancio dentro del número de ejercicios que esté haciendo. En términos de fuerza relativa, la mujer puede conseguir grandes logros —volverse más fuerte de lo que solía ser— pero nunca se volverá tan grande y tampoco levantará tanto como un hombre. Hay programas específicos de entrenamiento que usan pesas muy pesadas y pocas repeticiones para los fisiculturistas, pero para sus propósitos los programas básicos de fortalecimiento muscular funcionarán para hombres y mujeres.

Información esencial

Para lograr fuerza en sus músculos, necesita trabajar hasta agotarse, lo que significa que su músculo no puede hacer más repeticiones. Agotarse no significa que su músculo no trabaje más; simplemente significa que lo ha forzado a hacer mucho más trabajo del que puede hacer ahora y está listo para descansar. Y, mientras descansa, se reconstruye él mismo, así se vuelve más fuerte y más torneado.

La seguridad

El entrenamiento con pesas es una actividad segura, pero tiene el riesgo de daños ya que el equipo que está usando pesa mucho. Deje caer una pesa en su pie y ¡esto lo lastimará! Gire para donde no debe mientras sostiene una pesa y tendrá un tirón muscular. Levante mucho peso y se lastimará tanto que no podrá volver a levantar por un tiempo.

Estabilice el peso de su cuerpo y mantenga la espalda recta, no la arquee ni balancee. Piense en una cuerda saliendo de la punta de su cabeza y enderezando toda su columna. Para muchos de los ejercicios de pie, sus pies deben estar separados a la distancia de los hombros. Rara vez, un ejercicio así pide que sus pies estén juntos o que se toquen. Esa es una manera segura de perder el equilibrio.

Como regla general, debe ejercitar los músculos más grandes antes que los más pequeños. Los músculos más pequeños ayudan a los más grandes a realizar su trabajo; si están muy cansados por el ejercicio, los músculos más grandes no podrán trabajar tan fuerte. Nunca ejercite el mismo grupo de músculos dos días seguidos. Si ejercita sus brazos el lunes, no trabaje los brazos otra vez hasta el miércoles. Recuerde, este periodo de descanso es cuando las fibras de los músculos se reparan y se vuelven incluso más fuertes. Si quiere ejercitar la fuerza seis veces a la semana, entonces divida la rutina para que descansar y recuperarse pueda ocurrir en diferentes grupos de músculos.

Levante y baje con fuerza

El ejercicio tiene dos fases; el concéntrico y el excéntrico. Estos son términos técnicos para acortar y alargar los músculos. Cuando dobla su codo para realizar una flexión de bíceps, usted puede ver el músculo haciéndose una bola o acortándose; esta es la fase concéntrica. Cuando usted lentamente suelta el brazo a la posición inicial, usted está alargando el músculo; esta es la fase excéntrica. Ambas fases trabajan los músculos. Durante el ejercicio, usted necesita mostrar control durante ambas fases del ejercicio, moviéndose suave y lentamente.

Tome aproximadamente cuatro segundos para completar cada fase del ejercicio. Un error común es trabajar fuerte cuando se realiza el concéntrico, la fase de acortamiento del ejercicio, para fortalecer los músculos y luego se relaja y se deja que la gravedad devuelva la pesa a la posición inicial. Esta es una pérdida de oportunidad para ganar fuerza y lo prepara para lesionarse al no balancear la fuerza que se puede ganar.

¡Alerta!

Empiece con un peso más liviano de lo que prevé que puede levantar y si su forma o postura sufren, aligere la carga. Además, asegúrese de nunca sostener la respiración cuando haga ejercicios de fortalecimiento ya que eso fatiga el corazón. En lugar, respire profundo y suavemente mientras levanta y baja la pesa. Exhale cuando haga la fuerza.

Cuando levante pesas, contraiga los músculos que está trabajando, en lugar de permitir pasivamente que la gravedad haga el trabajo por usted. Esto tensiona activamente las fibras musculares y sus músculos trabajarán más efectivamente y responderán más favorablemente.

Finalmente, asegúrese de que ejercita todos los grupos de sus músculos, con algunos ejercicios por grupo. Los grupos que usted debe incluir son la espalda, el pecho, los hombros, los tríceps, los bíceps, los abdominales, los glúteos, los tendones, los cuádriceps y las pantorrillas. Pero si esta lista lo abruma y cree imposible incluir todos los grupos en su vida en este momento, entonces seleccione una o dos áreas para empezar; mientras se familiariza y se siente cómodo con ellos, luego puede añadir otros a su rutina. Nuevamente, asegúrese de no ejercitar el mismo grupo de músculos dos días seguidos.

Cuando está adolorido

Usted debe sentir algo en los músculos después de hacer ejercicio; generalmente, lo notará más a la mañana siguiente. El dolor muscular es en realidad una buena señal. Usted debe mover esos músculos adoloridos; cuando lo hace, estimula el flujo de sangre, lo cual facilita la recuperación y crecimiento. Piense en la actividad como un masaje al músculo. Pero use su cabeza. No debe trabajar muy fuerte los músculos que están adoloridos. Trabaje suave con ellos y notará cómo, incluso después de unos minutos de ejercicio, sus músculos adoloridos se sentirán mucho mejor. El dolor muscular también es un saludable aviso para hacer algunos ejercicios de estiramiento y flexibilidad.

Las partes del cuerpo y los músculos implicados

Para asegurarse de que su entrenamiento de resistencia es efectivo y seguro, usted debe ser consciente de cuáles músculos corresponden a qué parte del cuerpo. Consulte las siguientes imágenes y lea las descripciones de cada parte del cuerpo.

Los hombros

Los deltoides son los músculos que van sobre la parte superior de los brazos. Son los responsables de mover la parte de arriba del brazo en muchas direcciones. El *manguito rotador* es un grupo de cuatro músculos debajo de su hombro. Se usan para arrojar y agarrar, cargar y alcanzar.

La espalda

El *trapecio* es el músculo alargado con forma de diamante que va desde su cuello, por los hombros, hasta el centro de su espalda. Se usa para la mayoría de las funciones de la espalda, así mimo para levantar los brazos de lado para saludar a alguien.

El *dorsal ancho* es el músculo más grande de la espalda y va desde abajo de los hombros hasta su espalda baja. Se usa para jalar. Unos dorsales fuertes ayudan a asegurar que los hombros no se vayan hacia delante.

Los *romboides* son músculos pequeños con forma de rombo debajo del *trapecio,* en el centro de su espalda. Se usan para mantener los omoplatos juntos, lo cual ayuda a la postura.

Los músculos *erectores espinales* recorren el largo de la columna, pero usted debe resaltarlos fortaleciendo el segmento bajo de este músculo. Todo el espinal le permite enderezar la columna, ir desde reclinarse o doblarse y pararse o enderezar su cuerpo.

El pecho

Los *pectorales* son los músculos principales de su pecho. Y sí, incluso si tiene senos, usted tiene músculos pectorales debajo. Las actividades que requieren que empuje con sus brazos suceden gracias a sus pectorales. Ayudan a empujar una silla de ruedas, un carrito de compras o una podadora.

La parte superior del brazo

Los *bíceps* son los dos músculos más famosos en la parte delantera del brazo. Siempre que dobla su codo, usted usa los bíceps (cuando alza niños pequeños o mascotas y cuando levanta el mercado).

Los *tríceps* son los músculos, de tres porciones, opuestos a los bíceps, en la parte posterior del brazo. Ellos enderezan el codo y ayudan a los pectorales cuando empuja algo.

El antebrazo

Hay muchos músculos en el antebrazo con muchos nombres para mencionar aquí; piense en ellos como los músculos de la muñeca. Desarrollarlos ayuda a prevenir o aliviar los síntomas del síndrome del túnel carpiano y codo del tenista.

Los abdominales

Este conjunto de cuatro músculos le permite doblarse por la cintura, voltear y mantener su torso estable. Los abdominales y los músculos de la espalda son vecinos, cuando son fuertes, sostienen su postura y espalda.

Los *rectos abdominales* son los músculos largos que empiezan debajo de su pecho y terminan debajo de su ombligo.

Los *oblicuos interno y externo* van oblicua o diagonalmente por debajo de los lados de sus *rectos abdominales.* Esto le permite girar o doblarse al lado.

El *transverso del abdomen* son los más profundos de los cuatro músculos abdominales. El transverso del abdomen trabaja cuando ejercita los otros músculos abdominales. Es más activo cuando estornuda, tose y exhala profundamente.

Las nalgas y las caderas

Los *glúteos mayor, medio y menor* son los músculos más grandes de su cuerpo. Están presentes en casi todo lo que hace con la parte baja de su cuerpo, incluyendo caminar, correr, saltar y subir.

Las piernas

Los *cuádriceps* son el grupo de los cuatro músculos en la parte anterior de su muslo. Estos le permiten enderezar la pierna por la rodilla.

Los *tendones* son el grupo de los tres músculos de la parte posterior de su muslo. Estos le permiten doblar la pierna por la rodilla.

Los *gastrocnemios y el sóleo* son mejor conocidos como los músculos de las pantorrillas o gemelos. El gastroc es el músculo redondo en la parte posterior de su pierna baja y el sóleo está justo debajo. Las mujeres que usan zapatos de tacón pueden tener algún desarrollo de la pantorrilla (y dolor crónico) porque la constante posición del pie en ángulo hace que estos músculos se contraigan o se tensionen.

Las *tibialis anterior* (espinillas) están en la parte anterior de la pierna baja y van desde debajo de la rótula hasta la parte superior de sus tobillos. Estos músculos le permiten extender los dedos o señalar con estos. Trabajan en oposición a los músculos gemelos, por tanto querrá mantenerlos balanceados.

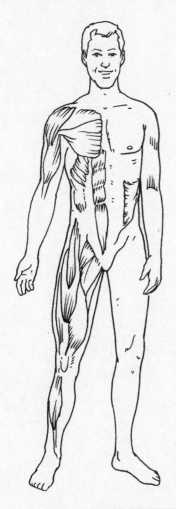

Nuestros músculos, vista anterior

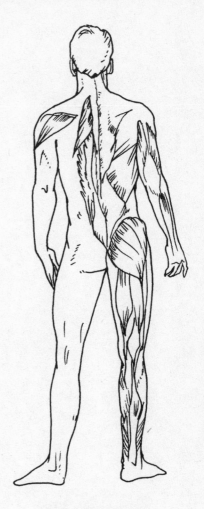

Nuestros músculos, vista posterior

Capítulo 8
Diez programas efectivos de resistencia

Los lugares deportivos y las organizaciones de acondicionamiento físico recomiendan que haga ejercicios de fuerza muscular tres o cuatro veces a la semana y cambie su rutina de ejercicios cada seis semanas o menos. Estas no recomiendan cambiar completamente las rutinas cada vez que hace ejercicio. En lugar, escoja uno de estos programas y hágalo por algunas semanas. Tomará un par de sesiones para que usted calcule la cantidad correcta de peso y las repeticiones que debe hacer con cada movimiento. La forma de mantenerse fuerte no es levantar pesas cada vez más pesadas. Piense y planee su programa.

Series *drop*

Un ejercicio con series *drop* (también llamado *drop-down*) es una excelente forma de desarrollar fuerza y mantener el interés en sus ejercicios. Empezará con un peso un poco mayor de lo acostumbrado —digamos 4 kilos para una flexión de bíceps, por ejemplo— y cuando esa pesa lo canse después de unas repeticiones, se devuelve a su peso de costumbre, el cual podría ser 2 kilos en este caso. Reducir de 4 a 2 kilos es la idea de las series *drop*.

Si quiere intentar estas series escriba los ejercicios que quiere hacer para cada grupo de músculos y luego intente cada ejercicio con un poco más de peso de lo que está acostumbrado. Incluso puede hacer series *drop* con máquinas de pesas (este programa de ejercicio combina pesas y máquinas). Si se sienta, por ejemplo, en una máquina de extensión de pierna donde normalmente usa 20 kilos, puede empezar usando 25 kilos, luego disminuya después de que el peso se vuelva muy fuerte. Y también puede combinar máquinas y mancuernas, si quiere. Cada ejercicio puede tener su propia combinación de repeticiones.

Información esencial

Hay muchas maneras y razones de cambiar su programa de resistencia. Primero, sus músculos se acostumbran a un programa y dejan de responder tan rápido a cualquier ejercicio y pesas que esté usando. Segundo, es aburrido solo levantar la misma cantidad de peso con el mismo patrón una y otra vez. Tercero, ningún ejercicio trabaja todos los músculos de un grupo completamente, por tanto cambiar los ejercicios y las rutinas significa que tiene más probabilidad de desarrollar músculos simétricos y trabajar la mayoría de los músculos.

Las series *drop* funcionan porque su cuerpo responde al reto de usar una pesa pesada, sin que esté tensionando demasiado su cuerpo con muchas repeticiones con esa misma pesa. Además, al usar la pesa más pesada primero, puede hacer unas cuantas repeticiones más en total, ya que está usando una más pesada antes de hacer una serie con las pesas más livianas.

Eventualmente, hará una serie entera con la pesa pesada. Una vez que llega a ese punto, tiene una opción: puede hacer una segunda serie con las pesas livianas o puede escoger una pesa más pesada otra vez y empezar todo el proceso *drop* nuevamente.

Por ejemplo, miremos la flexión de bíceps para un brazo:

Semana uno **(tres veces a la semana):**	3 repeticiones con 4 kg y 9 repeticiones con 2 kg.
Semana dos **(tres veces a la semana):**	5 repeticiones con 4 kg y 7 repeticiones con 2 kg.
Semana tres **(tres veces a la semana):**	7 repeticiones con 4 kg y 5 repeticiones con 2 kg.
Semana cuatro **(tres veces a la semana):**	10 repeticiones con 4 kg y 2 repeticiones con 2 kg.

Incluso si quiere, podría variar más los pesos, como:

Semana cinco **(tres veces a la semana):**	3 repeticiones con 5 kg, 3 repeticiones con 5 kg y 6 repeticiones con 2 kg.

Entonces, un lunes su ejercicio podría ser así:

1. **Flexión de bíceps en un solo brazo** — 5 reps/3 kg - 7 reps/2 kg
2. **Una patada de tríceps** — 7 reps/5 kg - 5 reps/4 kg
3. **Máquina de extensión de pierna** — 10 reps/20 kg - 2 reps/18 kg
4. **Máquina de flexión de pierna** — 8 reps/23 kg - 4 reps/20 kg
5. **Máquina de aducción lateral de hombro** — 10 reps/23 kg - 2 reps/20 kg
6. **Remo en polea baja** — 10 reps/16 kg - 2 reps/14 kg
7. **Sentadillas con barra o mancuernas** — 4 reps/9 kg - 8 reps/7 kg
8. **Máquina prensa de pecho** — 10 reps/7 kg - 2 reps/5 kg
9. **Levantamientos laterales con mancuernas** — 8 reps/4 kg - 4 reps/3 kg

Flexión de bíceps para un brazo

Párese con los pies separados a la cadera, con una ligera inclinación en las rodillas, sus hombros abajo y sus abdominales contraídos. Sostenga una mancuerna en su mano derecha, con las palmas hacia arriba. Doble el codo y lleve su mano lentamente hasta su hombro. Bájelo. Haga esto para toda la serie de repeticiones con diferentes pesos, luego cambie de brazo.

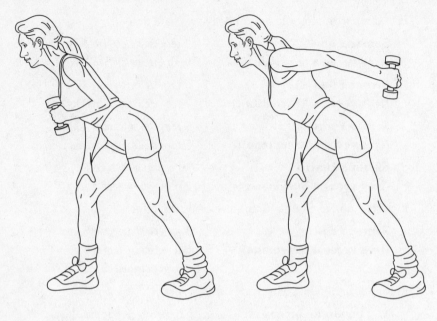

Patada de tríceps

Patada de tríceps

Párese con los pies alineados a las caderas, con una leve inclinación en sus rodillas, hombros abajo y abdomen contraído. Sostenga una mancuerna en su mano derecha. Ponga su mano izquierda sobre su muslo izquierdo e inclínese hacia delante desde sus caderas, manteniendo la espalda recta y sus caderas en línea (no se incline a un lado). Doble el codo derecho y lleve su mano cerca del hombro. Luego enderece el brazo derecho para que su mano vaya por detrás a su cadera. Devuelva su mano a la posición inicial. Haga esto para toda la serie de repeticiones, luego cambie al otro brazo.

Extensiones de pierna

Siéntese en una máquina *leg extension*, asegurándose de que sus articulaciones estén alineadas según las indicaciones de la máquina (use un espaldar si es necesario). Mantenga los hombros abajo, el abdomen contraído y la espalda presionada suavemente en la almohadilla, enderece las piernas sin cerrar las rodillas al final del movimiento. Doble las rodillas, controlando el peso mientras lo baja. Haga las repeticiones siguiendo el programa de series *drop*.

Flexión de pierna

Siéntese en una máquina *leg curl*, asegurándose de que sus articulaciones estén alineadas como deben (use un espaldar si es necesario). Mantenga sus hombros abajo, los abdominales contraídos y su espalda presionada suavemente en la almohadilla. Doble las rodillas, controlando el peso mientras mueve las piernas. Haga sus repeticiones siguiendo el programa de series *drop*.

Aducción de hombro lateral

Siéntese en la máquina de lat *pulldowns*, mirando la pila de pesas. Puede tener que pararse en la silla para agarrar la barra, pero asegúrese de que sus pies queden en el suelo cuando haga las repeticiones. Échese un poco hacia atrás mientras trae la barra hasta justo encima de su pecho, sin encorvar los hombros. Cuando deja que la barra suba otra vez, tenga el control de esta —no deje que sus brazos se estiren completamente—. Haga sus repeticiones siguiendo el programa de series *drop*.

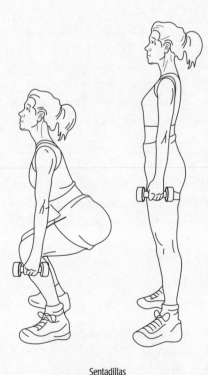

Sentadillas

Remo en polea baja

Siéntese en una máquina de remo con sus rodillas levemente dobladas, sus hombros relajados y sus brazos extendidos, sin pegar los codos. Primero contraiga la mitad de su espalda, luego moviendo solo sus brazos, doble los codos y llévelos detrás de sus brazos sin levantar los hombros. Vuelva a la posición inicial. Haga sus repeticiones siguiendo el programa de series *drop*.

Sentadillas

Sosteniendo unas mancuernas de 4 kilos o una barra en sus hombros y con sus pies alineados a las caderas, doble las rodillas y acuclíllese lentamente como si se fuera a sentar. Intente mantener su peso atrás, hacia sus talones. Quédese abajo por un segundo, luego suba otra vez, apretando las nalgas al final. Haga sus repeticiones siguiendo el programa de series *drop*.

Prensa de pecho

Recuéstese en la máquina sobre su espalda, con las barras al nivel de la mitad del pecho. Sus muñecas deben estar rectas. Su espalda baja debe estar presionada lentamente en la silla. Si es de estatura baja, siéntase libre de poner los pies en la banca. Sus hombros deben doblarse al comienzo. Luego enderécelos, pero asegúrese de no cerrar los codos al final del movimiento. Baje los brazos. Haga sus repeticiones siguiendo el programa de series *drop*.

Levantamientos laterales

Párese con una mancuerna en cada mano, los pies alineados a las caderas. Empiece con los brazos al lado, los codos y las rodillas ligeramente dobladas. Levante los brazos hacia fuera sin encoger los hombros. Devuelva los brazos a la posición inicial. Haga sus repeticiones siguiendo el programa de series *drop*.

¡Alerta!

La distancia entre las caderas no es muy amplia. Ponga los puños juntos, lado con lado (los pulgares tocándose, los meñiques lo más alejado el uno del otro), luego póngalos en el piso. Ponga los pies a cada lado de sus manos. Esa es la distancia de las caderas (desde el hueso de una cadera hasta el otro). Si sus caderas aparecen más amplias que eso, es más probable que sea grasa y no hueso.

Por supuesto, tiene que escribir mucha información (repeticiones, pesos y series) con este tipo de programa, pero eso le permitirá enfocarse en cada músculo que esté trabajando y darle en cada ejercicio una atención muy específica a los pesos y repeticiones.

Ejercicios de 20 minutos para todo el cuerpo

Cuando está afanado por el tiempo, un ejercicio para todo el cuerpo puede ayudarle a lograr algunas cosas. Primero, fortalecerá los músculos y quemará grasa. Segundo, puede levantar su ánimo. Tercero, si usted normalmente hace un ejercicio más largo, un ejercicio rápido puede desafiar sus músculos en nuevas formas que lo harán más efectivo que su rutina normal de ejercicio.

La mejor forma de hacer un ejercicio para todo el cuerpo en un corto periodo de tiempo es ejercitar dos músculos al mismo tiempo. Estas clases de ejercicios se llaman ejercicios compuestos. Por ejemplo, usualmente usted hace una flexión de bíceps para fortalecer ese músculo, pero con un ejercicio compuesto, podría combinar su flexión de bíceps con una sentadilla o una tijera, que le permitan ejercitar los brazos y las piernas al mismo tiempo.

Usted puede, por supuesto, realizar sus propios ejercicios compuestos, pero necesita recordar (o pronto lo descubrirá) que estos movimientos vienen con su propio juego de retos. En primer lugar, usted no puede usar pesas que sean tan pesadas porque su energía y enfoque estarán dispersos entre los dos grupos de músculos que está trabajando. Segundo, hay un elemento de coordinación. No siempre es fácil hacer una tijera con un levantamiento lateral, por ejemplo. Además, ya que querrá hacer esta rutina tan útil como su ejercicio usual, es mejor hacer al menos dos series para agotar el músculo. Finalmente, deberá hacer un par de movimientos de fuerza de todo el cuerpo para desafiarse completamente. Dicho esto, los ejercicios son aún efectivos y las rutinas pueden ser divertidas y desafiantes. Esta es una rutina de 20 minutos para todo el cuerpo. Los ejercicios específicos están primero en la lista y les siguen los detalles de los ejercicios, incluyendo los músculos que cada ejercicio trabaja y las cantidades de peso sugerido.

1. Tijera con flexión de bíceps
2. Remo con patada de tríceps
3. Sentadillas con levantamientos laterales doblados
4. Prensa de pecho con levantamiento de cadera
5. Flexiones de pecho con levantamientos de pierna
6. Abdominales de pie
7. Abdominales de giros laterales de pie
8. Supermán

Tijera con flexión de bíceps (cuádriceps y bíceps)

Sostenga una mancuerda de 2 a 4 kilos en cada mano, con los pies alineados a las caderas, los abdominales contraídos y los hombros relajados. Sus brazos deben estar a los costados. Pise hacia delante unos 90 cm con el pie derecho. Doble ambas rodillas en una tijera. Mientras hace esto, doble ambos codos para las flexiones de bíceps. Esto requiere mucho equilibrio (por lo que también está trabajando los músculos del centro).

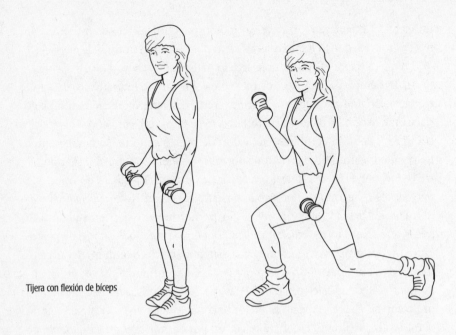

Tijera con flexión de bíceps

Pise hacia atrás, uniendo los pies y bajando los brazos. Hágalo con el pie izquierdo. Haga esto 15 veces en cada lado.

Remo con patada tríceps (espalda y tríceps)

Párese con los pies alineados a las caderas, el abdomen contraído y los hombros abajo. Sostenga una mancuerna de 4 kilos en cada mano, los brazos a los costados. Manteniendo las rodillas ligeramente flexionadas, dóblese hacia delante desde sus caderas, dejando los brazos rectos hacia abajo debajo de los hombros con las palmas hacia adentro. Dejando los hombros lejos de las orejas, contraiga los músculos de la espalda, luego doble los codos mientras aprieta todos los músculos de la espalda. Enderece los codos nuevamente, luego los brazos y regrese al comienzo. Haga esto 15 veces.

Sentadillas con levantamientos laterales doblados (glúteos y hombros)

Párese con los pies alineados a las caderas, con unas mancuernas de 4 kilos en cada mano, los codos doblados, los antebrazos paralelos al piso y las palmas hacia adentro. Dejando los hombros lejos de las orejas y el abdomen contraído, doble las rodillas y acuclíllese. Mientras hace esto, levante los brazos por los hombros (como alas). Doblarse debería tomar dos conteos;

luego quédese abajo por dos conteos; luego suba, tomando dos conteos finales. Haga esto 15 veces.

Pregunta

No puedo levantar tanto peso, ni hacer tantas repeticiones. ¿Cómo puedo cambiar el ejercicio?

No se preocupe. Usted tiene dos opciones. La primera es usar unas pesas más livianas y tratar de hacer todo el número de repeticiones. La segunda es usar la pesa más pesada y hacer pocas repeticiones. Ambas están bien, aunque usar la pesa más cargada puede ayudarle a desarrollar fuerza más rápido. Pero lo más importante es hacer lo que le sea más cómodo y lo que usará más.

Prensa de pecho con levantamiento de cadera (pectorales y nalgas/tendones)

Recuéstese en la espalda, con una mancuerna de 4 kilos en cada mano al nivel medio del pecho. Sus muñecas deben estar rectas. Los codos deben estar doblados al comienzo en el piso y sus manos deben estar arriba en el aire. Sus rodillas deben doblarse, con los pies en el suelo y sus hombros lejos de las orejas. Levante las caderas para que su torso y muslos estén en una línea recta desde sus rodillas hasta su cabeza. Mientras hace esto, enderece los brazos, pero asegúrese de no cerrar los codos al final el movimiento. Baje los brazos nuevamente mientras baja las caderas. Haga esto 15 veces.

Flexiones de pecho con levantamientos de pierna (pecho, espalda y glúteos)

Ponga las manos y rodillas en el suelo, luego enderece las piernas para que pueda equilibrarse con los dedos de los pies y las manos. Sus dedos deben estar pegados al suelo y la parte de atrás de su cuello debe estirarse para que mire al suelo enfrente de sus dedos. Asegúrese también de estirar su cuerpo, desde los talones hasta la cabeza, con el abdomen contraído, las manos directamente debajo de los hombros y lo hombros lejos de las orejas. Levante la pierna derecha sin cambiar la línea recta en la que está el resto de su cuerpo. Baje la pierna derecha y alce la izquierda. Luego, doble los codos y baje su cuerpo hacia el suelo sin dejar que su abdomen se caiga. Intente trabajarlas hasta 15.

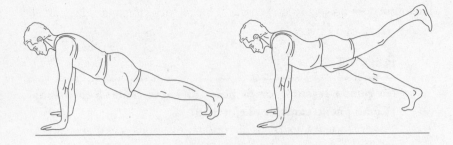

Flexiones de pecho con levantamientos de pierna

Abdominales de pie (abdominales, flexores de cadera y cuádriceps)

Párese con los pies alineados a las caderas, los hombros lejos de las orejas, sin peso en las manos, el abdomen contraído. Suba los brazos para que las manos estén a la altura de los oídos y los codos estén por fuera a los lados, como si estuviera haciendo un abdominal en el suelo. Dejando el abdomen contraído, suba su rodilla derecha hacia el pecho mientras baja el torso para encontrarse con esta. Vuelva a la posición inicial y repítalo con la rodilla izquierda. Haga 15 con cada lado.

Abdominales de giros laterales de pie (oblicuos, flexores de cadera y cuádriceps)

Párese con los pies alineados a las caderas, sus hombros lejos de las orejas, sin peso en las manos y su abdomen contraído. Suba los brazos para que las manos estén a la altura de los oídos y los codos estén hacia fuera a los lados, como si estuviera haciendo un abdominal en el suelo. Manteniendo el abdomen contraído, suba su rodilla derecha hacia el hombro izquierdo mientras gira el torso hacia abajo para encontrarse con esta. Vuelva a la posición inicial y repítalo con la pierna izquierda. Haga 15 con cada lado.

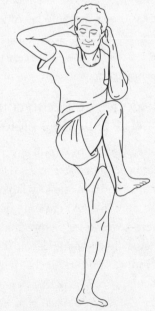

Abdominales de giros laterales de pie

Supermán (espalda)

Recuéstese con el estómago en el suelo, con los brazos hacia afuera rectos enfrente de usted, las piernas rectas detrás de usted, mirando al suelo (si está incómodo con esto, ponga una toalla doblada debajo de la frente). Al inhalar, levante los brazos y piernas solo algunos centímetros por encima del suelo. Al exhalar, baje. Repítalo hasta 15 veces.

Las máquinas en el gimnasio

La mayoría de los gimnasios fija un circuito que usted puede seguir, que se compone de una marca de máquinas, como Cybex o Life Fitness. Hay una máquina para cada parte del cuerpo y todas están puestas en fila. Todo lo que tiene que hacer es seguir las máquinas, justo por la línea. Esta es una excelente forma de acostumbrarse a usar las máquinas. Si no ha levantado pesas antes, en realidad verá y sentirá la diferencia en su cuerpo en dos semanas. El orden de las máquinas es algo así:

- *Leg extension* o extensión de pierna
- *Leg curl* o flexión de pierna
- *Leg press* o prensa de pierna
- *Chest press* o prensa de pecho
- *Shoulder press* o prensa de hombro
- *Bicep curl* o flexión de bíceps
- *Tricep kickback* o patada de tríceps
- *Lat pulldown* o aducción de hombro lateral
- *Cable row* o remo en polea baja
- *Abdominal crunch* o abdominales
- *Back extension* o extensión de espalda

Pesas y bandas

Las mancuernas, como todo, tienen sus ventajas y sus desventajas. Son fáciles de usar y fáciles de almacenar. Sin embargo, usted realmente no puede levantar todo el peso con ellas. Trabajar con las mancuernas requiere que el resto de su cuerpo se mantenga fuerte y centrado mientras hace ejercicio, lo cual es beneficio de fuerza en sí.

Por el lado negativo, el hecho de que el resto de su cuerpo esté trabajando mientras ejercita un músculo significa que ese músculo no está haciendo todo el trabajo que podría.

Muchos ejercicios pueden hacerse con bandas en lugar de mancuernas. Como leyó en el capítulo 7, las bandas son una alternativa económica y a muchas personas les parece más fácil de usar que las mancuernas. El siguiente programa es una rutina para todo el cuerpo con mancuernas y bandas que se enfoca en un músculo o grupo muscular a la vez. Necesitará mancuernas de 2, 4 y/o 5 kilos así como bandas, al menos, para hacer efectivamente este programa. Escoja el tamaño de la pesa que le convenga a su nivel de acondicionamiento. Encontrará más información sobre bandas en las páginas 96-97. Los ejercicios específicos están primero en la lista, con los detalles de cada ejercicio a continuación:

1. Tijera con pesas
2. Sentadillas con pesas
3. Pliés con pesas
4. Flexiones de bíceps
5. Patada de tríceps
6. Mariposas
7. Prensa del pecho
8. Remo
9. Prensa de hombro
10. Levantamientos frontales
11. Flexión de mariposas
12. Abdominales
13. Abdominales oblicuas
14. Levantamientos de pierna

Tijera con pesas

Sostenga una mancuerna de 2 a 5 kilos en cada mano, con los pies alineados a las caderas, el abdomen contraído y los hombros relajados. Los brazos deben estar a su costado. Dé un paso al frente unos 90 cm con el pie derecho. Doble ambas rodillas en una tijera. Dé un paso atrás, junte los pies. Hágalo con el pie izquierdo. Repita el ejercicio 15 veces con cada lado.

Sentadillas con pesas

Párese con los pies alineados a las caderas, los hombros lejos de las orejas, el abdomen contraído y sus manos sosteniendo las pesas en cada lado. Doble las rodillas y baje hasta que sus muslos estén paralelos con el piso, sin que sus rodillas pasen los dedos de los pies. Intente hacer esto 15 veces.

Pliés con pesas

Empiece con sus pies y piernas extendidas, los dedos de los pies hacia afuera, el trasero metido y el abdomen contraído (la segunda posición en *ballet*). Sostenga las pesas entre sus piernas. Ahora doble las rodillas sin dejar que su trasero se balancee. Baje hasta que sus muslos estén paralelos al suelo. Luego lentamente enderece las rodillas. Repítalo 15 veces.

Flexiones de bíceps

Asegúrese de que sus pies están paralelos y alineados a las caderas, con una banda debajo de ambos pies y sus manos sosteniendo cada extremo de la banda. Mantenga los hombros relajados y los brazos en cada costado. Al exhalar, doble los codos y suba las manos hacia los hombros. Debe sentir tensión en la banda. Baje los brazos lentamente. Repítalo 12 veces. Descanse por 30 segundos y haga una segunda serie.

Patada de tríceps

Asegúrese de que sus pies están paralelos y alineados a las caderas, con una banda debajo de ambos pies y sus manos sosteniendo cada extremo de la banda. Doble las rodillas un poco e inclínese hacia delante por las caderas, manteniendo los codos doblados y sus manos al lado de los hombros. Ahora estire los brazos detrás de usted, llevando los brazos a las caderas. Llévelos a la posición inicial. Repítalo 12 veces. Descanse por 30 segundos y haga una segunda serie.

Mariposas

Recuéstese en la espalda con una banda debajo de la parte superior de la espalda, un extremo en cada mano. Dejando los brazos en una larga línea, suba las manos sobre su cabeza, apretando los músculos del pecho cuando llega arriba. Devuélvase al comienzo. Repítalo 12 veces. Descanse por 30 segundos y haga una segunda serie.

Prensa del pecho

Recuéstese sobre la espalda, con una mancuerna a cada lado. Los codos deben estar doblados. Luego, estírelos para que sus brazos se despeguen del suelo, pero asegúrese de no cerrar los codos al final del movimiento. Baje los brazos. Haga sus repeticiones siguiendo el programa de series *drop* de la página 108.

Remo

Párese con los pies alineados a las caderas, con los abdominales contraídos y los hombros abajo. Sostenga una mancuerna de 4 a 5 kilos en cada mano. Manteniendo las rodillas ligeramente dobladas, inclínese hacia delante por las caderas, dejando los brazos rectos debajo de los hombros y las palmas hacia adentro. Con los hombros lejos de las orejas, contraiga los músculos de la espalda y luego doble los codos mientras aprieta los músculos de la espalda. Vuelva a la posición inicial. Haga esto 15 veces.

Prensa de hombro

Párese con los pies juntos en medio de una banda, los extremos de la banda en cada mano. Mantenga los abdominales contraídos y los hombros abajo. Ahora, alce los brazos sobre la cabeza, subiendo la banda con las manos. No deje que los hombros se encorven cerca de las orejas. Vuelva a la posición inicial. Haga esto 15 veces.

Levantamientos frontales

Párese con su pie derecho a unos 60 centímetros enfrente del izquierdo, los dedos de los pies mirando al frente. La mitad de la banda debe estar debajo de su pie derecho y un extremo de la banda debe estar en cada mano. Sus hombros deben estar relajados; su torso inclinado ligeramente hacia delante y su espalda recta. Los brazos quedan abajo. Al exhalar, levante los brazos enfrente del cuerpo a la altura de los hombros. Debe sentir tensión en la banda cuando llega al final del movimiento. Baje los brazos lentamente. Repítalo 12 veces. Descanse por 30 segundos y haga una segunda serie.

Flexión de mariposas

Asegúrese de que sus pies están paralelos y alineados a las caderas, con una banda debajo de ambos pies y sus manos sosteniendo cada extremo de la banda. Doble las rodillas un poco e inclínese hacia el frente por la cadera, luego baje los brazos para que cuelguen. Ahora levante los brazos al lado, halando la banda hacia arriba. Vuelva a la posición inicial. Repítalo 12 veces. Descanse por 30 segundos y haga una segunda serie.

Abdominales

Recuéstese con la espalda presionada suavemente en el suelo, los codos doblados, las manos detrás de la cabeza, los hombros lejos de las orejas, el abdomen contraído y la cabeza y hombros despegados del suelo. Al exhalar, suba unos 15 cm para que sus ojos miren el techo en una diagonal. Baje cuando exhale sin dejar que la cabeza y los hombros toquen el suelo. Repita hasta 20 veces.

Abdominales oblicuas

Recuéstese con la espalda presionada suavemente en el suelo, los codos doblados, los hombros lejos de las orejas, el abdomen contraído y la cabeza y hombros separados del suelo, con la mano derecha detrás de la cabeza. Su rodilla derecha queda doblada y su pie derecho está sobre el suelo; el tobillo izquierdo queda en la rodilla derecha y la rodilla izquierda está al lado. Mantenga la mano derecha detrás de la cabeza con el codo doblado y su brazo izquierdo en el suelo. Al exhalar, suba unos 15 cm y gire la rodilla izquierda sin apretar el torso. Baje cuando inhale sin dejar que su cabeza y hombros toquen el suelo. Repítalo 20 veces.

Levantamientos de pierna

Recuéstese con la espalda en el suelo, los brazos a sus costados; las piernas arriba en el aire, estiradas; los abdominales van suavemente contraídos. Lentamente levante las caderas y las piernas del suelo (solo podrá subir 2.5 o 5 cm), luego baje. Haga esto lentamente y no mueva las piernas de un lado para el otro. Intente moverse de arriba a bajo de forma recta. Repita hasta 20 veces.

La resistencia con el cuerpo

Antes de los años setenta y el advenimiento del fisiculturismo, casi todos los ejercicios dependían del peso del cuerpo para la resistencia. Claro, un pequeño porcentaje de gente usaba balones medicinales, barras de pesas y mancuernas para sus ejercicios, pero incluso los más dedicados dependían de los ejercicios básicos, como las flexiones de pecho, las dominadas y los abdominales.

Una vez que la gente empezó a entender más sobre cómo el cuerpo humano se volvía más fuerte, se inventaron las máquinas para ejercicios y se diseñaron más ejercicios para el uso de estas máquinas. Pero el hecho es que los ejercicios para la resistencia con el cuerpo (los cuales solo usan el cuerpo y no las pesas) son, en muchas formas, los movimientos más pesados. En primer lugar, la mayoría de nosotros no puede levantar más que el propio cuerpo. Así, por ejemplo, si usted hace una dominada, la cual usa un buen número de músculos incluyendo los bíceps, y luego hace una flexión de bíceps, es posible que la resistencia sea aproximadamente la misma, ya que los 3 o 4 kilos con la mancuerna serán iguales al porcentaje del peso de la parte superior de su cuerpo que sus bíceps soportan durante la dominada.

Información esencial

Incluso si hacer una dominada es aproximadamente equivalente a hacer una flexión de bíceps con una mancuerna de 3 a 4 kilos, esto no significa que las pesas libres no deberían tener un rol en su rutina de ejercicio. Los ejercicios para la resistencia con el cuerpo son difíciles, por lo que hacer flexiones de bíceps le ayudará a desarrollar más fuerza para que pueda hacer más dominadas.

El siguiente programa comprende seis ejercicios. Si prueba este programa ahora mismo, es posible que solo sea capaz de hacer uno o dos de cada movimiento; así de duros son. De hecho, estos ejercicios son tan buenos indicadores de un verdadero estado físico que usted podría considerar hacer este programa al menos una o dos veces a la semana (no toma mucho tiempo, especialmente si no es tan fuerte y solo puede hacer uno o dos de cada movimiento) para ver cuánto progresa. Los ejercicios individuales están enlistados, con los detalles de cada ejercicio a continuación:

1. Sentadillas con estiramiento de piernas hacia atrás
2. Dominadas (o variaciones de dominadas)
3. Flexiones
4. Movimiento de tijera
5. Abdominales
6. Supermán

Sentadillas con estiramiento de piernas hacia atrás

Párese con los pies alineados a las caderas, los hombros lejos de las orejas, el abdomen contraído y las manos en las caderas. Doble las rodillas y baje en una completa cuclilla para que su cola esté justo encima de sus talones, los cuales quedan despegados del suelo. Baje las manos al suelo cuando esté haciendo esta posición, asegurándose de que estén firmes, porque al siguiente segundo va a lanzar sus pies por detrás de usted para ir a la posición de lo que parece la parte principal de una flexión de brazos. Luego vuelva a la sentadilla y levántese, llevando las manos a la cadera. Esta sentadilla trabaja su corazón (porque está moviendo sus miembros rápidamente), así como los brazos, el pecho, la espalda, las piernas y la cola. Intente hacer esto 10 veces, trabajando hasta 15.

Dominadas

Con una barra para flexiones en la puerta de su entrada, ponga las manos a cada lado, las palmas hacia usted. Agarre la barra con mucha seguridad. Suba lentamente, detrás de sus codos y manteniendo la espalda y el abdomen rectos y contraídos. Sobrepase la barra. Luego baje lentamente. Cuando llegue abajo, no cierre los codos. Intente trabajar hasta 15.

Variaciones de dominadas

Las dominadas son un excelente ejercicio, pero necesita una barra para hacerlas. Si no tiene una, cuestan aproximadamente 40 000 pesos en un almacén de deportes. Una vez que tenga la barra, póngala en una puerta.

Lo otro sobre las dominadas, es que son ¡difíciles! Si no puede hacerlas (y la mayoría de las mujeres no puede), aquí hay algunas otras opciones:

- Ponga una barra o pasador entre dos sillas y haga la dominada, recostado sobre su espalda. No estará levantando todo su peso, pero aún estará ejercitando la parte superior de su cuerpo muy efectivamente.
- Intente las dominadas negativas. Ponga una silla debajo de la barra para que cuando se pare en la silla la punta de su cabeza esté al nivel de la barra. Suba y doble las rodillas para sostener su peso al final del movimiento (con los brazos doblados), luego estire lentamente los brazos y deje que el cuerpo baje lentamente.

Flexiones

Ponga las manos y las rodillas en el suelo, luego estire las piernas para que esté equilibrado con las manos y los dedos de los pies. Los dedos de las manos deben estar hacia delante y la parte de atrás del cuello debe estar estirada para mirar al suelo enfrente de los dedos. Asegúrese de que su cuerpo también esté estirado desde los talones hasta su cabeza, que su abdomen esté contraído y sus manos estén directamente debajo de los hombros y estos queden lejos de las orejas. Doble los codos y baje el cuerpo hacia el suelo sin dejar que su abdomen se caiga. Empiece con uno y trabaje hasta 20.

Movimiento de tijera

Párese con los pies separados unos centímetros, con los hombros relajados y el abdomen contraído. Dé un paso adelante con el pie derecho y doble la rodilla izquierda hacia el suelo, así como también dobla la rodilla derecha. Cuando suba, lleve la pierna izquierda hacia delante y haga la tijera con la otra pierna. Atraviese todo el cuarto y devuélvase, haciendo un total de 20 tijeras con cada pierna.

Abdominales

Recuéstese sobre la espalda suavemente en el suelo, los codos doblados, las manos detrás de su cabeza, los hombros lejos de las orejas, el abdomen contraído y la cabeza y hombros despegados del suelo. Al exhalar, suba unos 15 cm con los ojos mirando en una diagonal al techo. Baje cuando inhale sin dejar que la cabeza y los hombros toquen el suelo. Repita hasta 20 veces.

Supermán

Recuéstese con el estómago en el suelo, los brazos hacia fuera rectos enfrente de usted, las piernas rectas y mirando al suelo (si está incómodo con esto, ponga una toalla doblada debajo de la frente). Al inhalar, levante los brazos y las piernas algunos centímetros por encima del suelo. Al inhalar, baje. Repítalo hasta 15 veces.

Rutinas divididas

Con las rutinas divididas, algunas partes del cuerpo se trabajan unos días, mientras que otras se trabajan otros días. Por lo tanto, algunos grupos musculares descansan mientras que otros trabajan y los periodos de descanso y trabajo rotan. Los entrenadores de fuerza dedicados hacen este tipo de entrenamiento para poder ejercitar cada día sin inhibir su proceso, ya que saben que un músculo crece cuando descansa.

Una forma de evitar que todo el tiempo del ejercicio sea muy largo es dividir las partes del cuerpo al ejercitarlo. La forma más simple es dividir el cuerpo entre los músculos superiores e inferiores. Por ejemplo, en tres días de por medio usted puede ejercitar la espalda, el pecho, los hombros, los tríceps y los bíceps. Luego en otros tres días (nuevamente un día sí, otro día no), usted puede ejercitar los glúteos, los cuádriceps, los tendones, las pantorrillas y los abdominales. Hay otras rutinas divididas avanzadas que puede usar y si está interesado, pídale a un entrenador que lo aconseje. Este programa de seis días a la semana es apenas un ejemplo y no está hecho para agotarlo. Puede hacer el mismo programa ejercitando cada grupo de músculos una o dos veces a la semana.

Esta es una muestra de una rutina dividida para la parte superior e inferior del cuerpo:

Domingo	Lunes	Martes	Miércoles	Jueves	Viernes
Espalda	Glúteos	Espalda	Glúteos	Espalda	Glúteos
Pecho	Cuádriceps	Pecho	Cuádriceps	Pecho	Cuádriceps

Domingo	Lunes	Martes	Miércoles	Jueves	Viernes
Hombros	Tendones	Hombros	Tendones	Hombros	Tendones
Tríceps	Pantorrillas	Tríceps	Pantorrillas	Tríceps	Pantorrillas
Bíceps	Abdominales	Bíceps	Abdominales	Bíceps	Abdominales

En esta rutina dividida, usted está alternando la parte superior del cuerpo y la parte inferior. El grupo de músculos de la parte superior incluye la espalda, el pecho, los hombros y los brazos (bíceps y tríceps). El grupo de músculos de la parte inferior incluye los glúteos, las piernas (cuádriceps, tendones y pantorrillas) y los abdominales (en realidad, los abdominales pueden trabajarse en cualquier día ya que incluye ambas partes del cuerpo.

La fuerza del *ballet*

Para los bailarines de *ballet*, bailar no se trata solo de las piernas, aunque, por supuesto, sus piernas son extraordinarias. Es su abdomen (plano y fuerte), sus brazos (delgados y fuertes) y su espalda (recta y fuerte). Las bailarinas son delgadas, planas y rectas, pero sobre todo son fuertes. Su fuerza claramente no viene de levantar pesas. Bueno, sí viene de levantar, pero no de levantar mancuernas o barras. Las bailarinas levantan su propio peso y lo sostienen, tanto que pueden balancearse en un cuadrado de madera de 3 cm (en una zapatilla de *ballet*) usando solo los dedos de los pies.

Hecho

Las bailarinas desarrollan su fuerza y habilidad a través de un sinnúmero de repertorios de repetición. En lugar de levantar pesas, las bailarinas desarrollan resistencia y utilizan la fuerza central, lo cual les permite levantar el peso de sus cuerpos de extraordinarias maneras.

Las bailarinas trabajan la flexibilidad tanto como la fuerza y, debido a eso, sus cuerpos se estiran y se fortalecen, no como los fisiculturistas u otros atletas. El siguiente programa le ayudará a fortalecer las piernas, la espalda y los brazos. Cuando haga estos movimientos, deberá estar enfocado en mantener los abdominales contraídos, los hombros abajo y lejos de las orejas, y el pecho levantado. Los movimientos individuales están primero en la lista, con los detalles de cada movimiento a continuación:

1. Demi pliés
2. Grand pliés
3. Tendus
4. Développés
5. Arabesques

Demi pliés

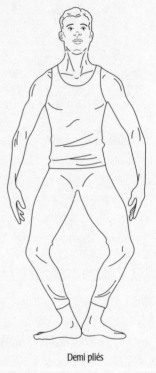

Párese con los pies juntos, el abdomen contraído, los hombros relajados y el pecho levantado. Dejando los talones juntos, mueva los pies para que los dedos miren hacia fuera. Los brazos deben estar enfrente de su cuerpo formando un círculo, con las yemas de los dedos tocándose. Ahora, lentamente doble las rodillas mientras separa los muslos. Mientras baja, los talones suben. El doblez en sus piernas solo debe ser de unos 45 grados. Suba, juntando los muslos. Repita hasta 25 veces.

Demi pliés

Grand pliés

Párese con los pies juntos pero con los dedos mirando hacia afuera. Luego deslice la pierna derecha hacia el lado, poniendo el pie cuando esté a unos 90 cm lejos del otro. Mantenga el abdomen contraído. Suba los brazos para que sus manos se toquen y sus brazos formen un círculo, luego abra el círculo sin levantar los hombros hasta que sus manos estén muy separadas. Esta es la segunda posición. Ahora doble las rodillas sin dejar que su cola se caiga. Baje hasta que sus muslos estén paralelos al suelo. Luego estire lentamente las rodillas mientras presiona los muslos hacia dentro. Repita hasta 25 veces.

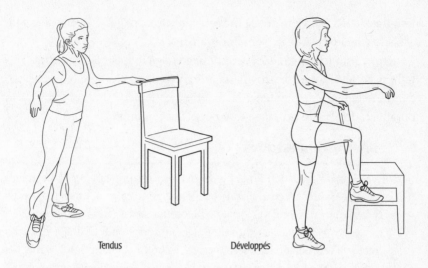

Tendus   Développés

Tendus

Párese con los pies juntos pero con los dedos mirando hacia fuera. Extienda la pierna derecha, dejando que los dedos se deslicen por el suelo y parándose fuertemente en la pierna izquierda. Deslice la pierna hacia usted. Repita hasta 25 veces, luego hágalo con la pierna izquierda.

Développés

Párese con los pies juntos pero los dedos mirando hacia fuera, manteniendo el abdomen contraído y los hombros abajo. Ahora, levante su rodilla derecha a una altura cómoda (no tiene que ser tan alta) y lentamente estire la pierna a esa altura mientras mantiene los dedos en punta. Doble la rodilla otra vez y repita esto hasta 25 veces sin arquear la pierna izquierda. Párese recto. Cambie de pierna y repita.

Arabesques

Párese con los pies juntos pero los dedos mirando hacia fuera. Deslice su pie derecho enfrente de usted, recto,

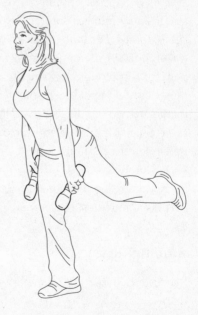

Arabesques

levántelo lo más alto que pueda (no será tan alto), ponga los dedos de vuelta al suelo y luego levante la pierna nuevamente.

Repita esto lentamente 25 veces. Luego haga lo mismo hacia atrás. Usted puede levantar los brazos hacia al frente cuando levante la pierna por detrás. Asegúrese de mantener el abdomen contraído y los hombros abajo durante todo el ejercicio. Haga esto por el lado izquierdo.

Información esencial

Las bailarinas tienen lindos brazos. La razón principal es la forma en que los sostienen en el aire, lo cual requiere mayor fuerza en los tríceps y la parte superior de la espalda. Si intenta sostener los brazos como lo hace una bailarina, asegúrese de mantener los hombros abajo, el cuello recto y la corona de la cabeza hacia el techo (no el mentón). Levante los brazos desde los tríceps en lugar de los bíceps, para que la parte interna del antebrazo mire ligeramente al suelo. Extienda los dedos con gracia.

Cinco minutos de abdominales

Los abdominales son la obsesión de muchas personas. Es cierto que un abdomen plano es sinónimo de esbeltez y de estar en forma, pero también que los abdominales son fáciles de tonificar, si no hay una capa de grasa cubriéndolos. Por tanto si los trabaja y no ve la diferencia en su apariencia, entonces es tiempo de enfocarse en perder peso. Y una vez que pierda peso, se sorprenderá gratamente de ver qué tan fuertes y planos están los músculos del torso. Usted solo necesita hacer este programa un día de por medio. Y cinco minutos es en realidad mucho tiempo para ver la diferencia. Los ejercicios individuales están primero en la lista, con los detalles de cada movimiento a continuación:

1. Abdominales
2. Abdominales oblicuos
3. Levantamientos de pierna
4. Can cans

Abdominales

Recuéstese con la espalda sobre el suelo, los codos doblados, las manos detrás de la cabeza, los hombros lejos de las orejas, el abdomen contraído y la cabeza y hombros despegados del suelo. Al exhalar, suba unos 15 centímetros, con los ojos mirando en una diagonal al techo. Baje cuando inhale sin dejar que su cabeza y hombros toquen el suelo. Repita hasta 20 veces.

Abdominales oblicuos

Recuéstese con la espalda sobre el suelo, los codos doblados, los hombros lejos de las orejas, el abdomen contraído y la cabeza y hombros despegados del suelo con la mano derecha. La rodilla derecha debe estar doblada y el pie derecho debe estar en el suelo. El tobillo izquierdo sobre la rodilla derecha y la rodilla izquierda debe estar al lado. Mantenga la mano derecha detrás de la cabeza con el codo y la mano izquierda en el suelo. Al exhalar, suba unos 15 centímetros y gire hacia su rodilla izquierda sin apretar el torso. Devuélvase y baje cuando inhale sin dejar que la cabeza y hombros toquen el suelo. Repita hasta 20 veces.

Levantamientos de pierna

Recuéstese con la espalda en el suelo, los brazos a los lados, las piernas arriba en el aire, rectas, el abdomen suavemente contraído. Lentamente levante las caderas y piernas del suelo (solo podrá subir entre 2 y 5 cm), luego baje. Haga esto lentamente y no mueva las piernas para los lados. Intente moverse recto de arriba abajo. Repita hasta 20 veces.

Can cans

Siéntese con la cola en el suelo, las manos detrás de usted en el suelo, el torso estirado, los hombros lejos de las orejas, las rodillas dobladas y los dedos de los pies en el suelo. Apóyese en las manos sin caerse. Quédese recto. Ahora, estire las rodillas y extienda las piernas enfrente de usted. Doble las rodillas otra vez, gire un poco hacia la derecha y extienda las piernas a la derecha. Devuélvase al centro y haga lo mismo por la izquierda. Repita un total de 20 veces por las tres direcciones.

Diez minutos de cola y muslo

Ahora que todo el mundo permanece sentado, la grasa acumulada que solía estar reservada para unas pocas personas que tenían puestos de oficina se ha convertido en algo común incluso para los hombres. ¡Y es tan poco atractivo! Estos movimientos se enfocan en los músculos de la cola y el muslo para que si hace esta rutina note que su mitad de abajo se está volviendo más firme y dura. Esta rutina combina los movimientos más efectivos de un número de disciplinas, incluyendo el *ballet*, el fortalecimiento muscular y pilates. Si quiere complementar este ejercicio con un efectivo ejercicio cardiovascular para quemar cola, intente subir escaleras, subir escalones repetidamente y hacer *spinning*. Los ejercicios individuales están primero en la lista, con los detalles de cada movimiento a continuación:

1. Demi pliés
2. Sentadillas de sumo
3. Pliés corredizas
4. Extensiones de pierna
5. Levantamientos de pierna
6. Levantamientos de cadera
7. Hidrantes

Demi pliés

Párese con los talones juntos, los dedos cómodamente afuera, el abdomen contraído, los hombros abajo y relajados, los brazos en círculo enfrente de usted y las yemas de los dedos juntos. La parte interna de sus muslos debe estar unida. Lentamente doble las rodillas y deje que sus muslos se abran sin mover otra parte del cuerpo. Ahora, junte los muslos cuando endereza la pierna. Repita 20 veces.

Sentadillas de sumo

Con los dedos de los pies hacia fuera, separe los pies para que estén a una distancia de unos 90 y 120 cm. No deje que las caderas se caigan y mantenga el torso recto, los hombros caídos y las rodillas rectas. Doble las rodillas y baje a una profunda sentadilla, con los muslos paralelos al suelo. Suba lentamente, apretando los muslos hacia el centro de su cuerpo. No deje que su cola se tambalee. Repita 20 veces.

Pliés corredizas

Párese con los talones juntos, el abdomen contraído, los hombros abajo y relajados, los brazos en círculo enfrente de usted y las yemas de los dedos juntas. La parte interna de los muslos debe estar unida. Lentamente doble las rodillas y deje que sus muslos se abran sin mover otra parte del cuerpo. Mientras dobla las rodillas, deslice su pie derecho hacia la derecha. Cuando esté en un plié profundo, deslice su pie izquierdo hacia su derecha, enderece las rodillas y junte los muslos. Repita el ejercicio a la derecha otra vez. Repita 20 veces en cada lado.

Extensiones de pierna

Párese con los pies juntos, el abdomen contraído, los hombros caídos y relajados y los brazos a los lados. Las piernas deben estar juntas. Levante su rodilla derecha sin caerse en la pierna izquierda. Ahora, extienda su pierna derecha tan alto como pueda (esto podría solo ser hasta la altura de la rodilla). Dóblela nuevamente sin poner el pie en el suelo. Haga esto 20 veces. Repítalo en el lado izquierdo.

Levantamientos de pierna

Párese enfrente de un muro con los pies juntos, el abdomen contraído, los hombros abajo y relajados y los brazos a los lados. Las piernas deben estar juntas. Ponga las manos en la pared, pero no se incline hacia ella. Manteniendo las piernas rectas, ponga la pierna derecha en una diagonal, los dedos en el suelo detrás de usted. Sin cambiar las caderas, levante la pierna derecha unos centímetros, luego empiece el ejercicio: impulse hacia arriba la pierna 20 veces desde la posición levantada. Baje la pierna derecha y repita con la izquierda.

Levantamientos de cadera

Recuéstese con la espalda en el suelo, las rodillas dobladas, los pies en el suelo y los hombros lejos de las orejas. Manteniendo los pies juntos, levante las caderas del suelo unos centímetros sin dejar que la espalda se curve. Ahora empiece el ejercicio: levante las caderas más alto mientras aprieta la cola. Repita hasta 20 veces.

Hidrantes

Póngase en cuatro patas en el suelo. Dejando la rodilla derecha doblada, levántela un poco del suelo y luego levántela a la derecha sin enderezarla o cambiar el nivel de las caderas. Bájela lentamente. Haga esto 20 veces y repita al otro lado. Quédese en cuatro patas. Levante la rodilla izquierda y luego enderece la pierna detrás de usted mientras la levanta en una diagonal. Repita esto 20 veces y luego hágalo con la otra pierna.

Veinte minutos de ejercicio con banda

Primero, los movimientos con banda generalmente se sienten fáciles porque no está levantando ningún peso, pero al hacer unas repeticiones, empieza a sentir la forma en que agota los músculos justo como otros ejercicios de resistencia. Este es un excelente ejercicio para hacer cuando esté viajando, ya que la banda es una pieza fácil de llevar. Sume esto con la serie de ejercicios de peso corporal sin equipo y verá rápidos resultados. Los ejercicios individuales están primero en la lista, con los detalles de cada movimiento a continuación:

1. Levantamientos frontales
2. Levantamientos laterales
3. Flexiones de bíceps
4. Patada de tríceps
5. Mariposas
6. Flexión de mariposas
7. Extensiones de pierna
8. Leñador

Pregunta

¿Cuál es la forma correcta de sostener una banda?

Para sostener una banda correctamente, envuelva los extremos alrededor de cada mano para que la punta quede debajo de su pulgar. No apriete el extremo en su puño. La mayoría de las veces se deja el pulgar arriba y las muñecas rectas.

Levantamientos frontales

Párese con su pie derecho a unos 60 centímetros adelante del izquierdo, los dedos de los pies mirando al frente. La mitad de la banda debe estar debajo de su pie derecho y un extremo de la banda debe estar en cada mano. Sus hombros deben estar relajados; su torso inclinado ligeramente hacia delante y su espalda recta. Los brazos quedan abajo. Al exhalar, levante los brazos adelante del cuerpo a la altura de los hombros. Debe sentir tensión en la banda cuando llega al final del movimiento. Baje los brazos lentamente. Repítalo 12 veces. Descanse por 30 segundos y haga una segunda serie.

Levantamientos laterales

Asegúrese de que sus pies estén paralelos y alineados a las caderas, con la banda debajo de ambos pies y las manos sosteniendo cada extremo de la banda. Deje los hombros relajados y los brazos abajo a cada lado. Al exhalar, levante los brazos hacia los lados a la altura de los hombros. Debe sentir tensión en los dos extremos. Párese con las caderas cerca del marco de la puerta y con ambas manos sostenga la banda cerca de los hombros. Dejando el torso muy quieto, voltéese hacia la puerta, luego gire hacia abajo llevando las manos a la cadera opuesta. Regrese al comienzo. Repita 12 veces, cambie de lado, luego haga una segunda serie en cada lado.

Flexiones de bíceps

Asegúrese de que sus pies estén paralelos y alineados a las caderas, con la banda debajo de ambos pies y las manos sosteniendo cada extremo de la banda. Deje los hombros relajados y los brazos abajo a cada lado. Al exhalar, doble los codos y suba los brazos a los hombros. Usted debe sentir tensión en la banda cuando llega al final del movimiento. Baje los brazos lentamente. Repita 12 veces. Descanse por 30 segundos y haga una segunda serie.

Patada de tríceps

Asegúrese de que sus pies estén paralelos y alineados a las caderas, con la banda debajo de ambos pies y las manos sosteniendo cada extremo de la banda. Sus codos deben estar doblados y sus manos a la altura de los hombros. Doble las rodillas un poco e inclínese hacia delante. Ahora estire los brazos hacia atrás y lleve las manos a las caderas. Vuelva a la posición inicial. Repita 12 veces. Descanse por 30 segundos y haga una segunda serie.

Mariposas

Recuéstese en la espalda, con la banda debajo de la parte superior de la espalda, un extremo en cada mano. Poniendo los brazos en una línea larga, suba los brazos sobre la cabeza, apretando los músculos del pecho cuando llegue arriba. Regrese al comienzo. Repítalo 12 veces. Descanse por 30 segundos y haga una segunda serie.

Flexión de mariposas

Asegúrese de que los pies estén paralelos y alineados a las caderas, con la banda debajo de ambos pies y las manos sosteniendo cada extremo de la banda. Doble las rodillas un poco e inclínese hacia delante por las caderas, luego baje los brazos para que cuelguen. Ahora, suba los brazos a los lados, jalando la banda. Regrese al comienzo. Repítalo 12 veces. Descanse por 30 segundos y haga una segunda serie.

Extensiones de pierna

Recuéstese en la espalda, con la espalda baja sobre el suelo y las piernas hacia arriba rectas desde las caderas. Ponga la mitad de la banda sobre la base de los pies y sostenga cada extremo con las manos, para que la banda baje el largo de las piernas. Jale la banda un poco para crear algo de resistencia, luego levante las caderas, presionando los pies hacia el techo y contra la banda. Regrese al comienzo. Repita 12 veces. Descanse por 30 segundos y haga una segunda serie.

Leñador

Ponga la banda sobre la punta de la bisagra de una puerta, luego jale un extremo a través del espacio entre la puerta y la pared para sujetar ambos extremos. Párese con las caderas cerca del marco de la puerta y con ambas manos sostenga la banda cerca de los hombros. Dejando el torso muy quieto voltéese hacia la puerta, luego gire hacia abajo llevando las manos a la cadera opuesta. Regrese al comienzo. Repita 12 veces, cambie lados, luego haga una segunda serie en cada lado.

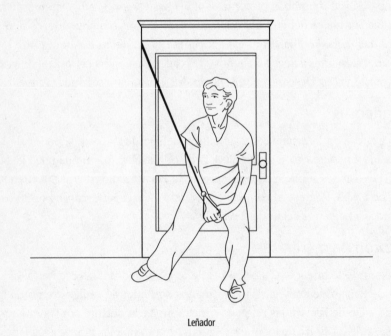

Leñador

Capítulo 9

La fuerza corporal central

E l núcleo de su cuerpo es su mitad, su centro y es lo que mantiene a su cuerpo en una posición recta de arriba abajo. Incluye todos los músculos de su torso, aquellos en la espalda y el abdomen. Los bailarines de *ballet* tienen centros corporales muy fuertes, mientras que la gente que permanece sentada tiene centros débiles, ya que no tienen que levantar sus propios cuerpos. Cuando piensa en la diferencia de estas dos formas, incluso descontando la diferencia en el peso corporal, usted podría usar las palabras "largo y elegante" para el bailarín y las palabras "flácido y fofo" para la persona con poca fuerza central corporal.

Crear un centro fuerte le da inmediatamente la apariencia y sensación de estar más delgado, ya que se para correctamente. Se ha demostrado que reduce lesiones en otras actividades atléticas y que mejora las habilidades atléticas. Los jugadores de fútbol y de baloncesto, los surfistas y los esquiadores hacen ejercicios de fuerza corporal central.

Los músculos de su centro

Como se mencionó antes, su centro se compone de los músculos abdominales y los de la espalda. La fuerza central corporal reduce el dolor de espalda, ya que cuando los músculos del abdomen son fuertes, su espalda tiene menos trabajo que hacer, y cuando tiene que trabajar, es lo suficientemente fuerte para hacer el trabajo.

¡Alerta!

Ya que el músculo *recto mayor del abdomen* es muy largo (va desde debajo de las costillas hasta la pelvis) usted puede trabajarlo por secciones. Las abdominales tradicionales, por ejemplo, fortalecen la parte de arriba del músculo, mientras los levantamientos de pierna fortalecen la parte de abajo.

Los músculos del abdomen y de la espalda trabajan juntos para mantener su torso recto, por tanto es importante fortalecer ambos grupos. Hay muchas formas de fortalecer los músculos del centro, incluyendo los movimientos que aíslan uno de los músculos en el grupo o con ejercicios de equilibrio, los cuales fuerzan los músculos para trabajar como grupo. Un ejemplo de un ejercicio de equilibrio es la postura tabla. Cuando hace esta postura (como la fase de arriba de una flexión), usted se está equilibrando en los dedos de los pies y las manos. Con el fin de permanecer recto y estable desde los dedos hasta la cabeza, los músculos del centro necesitan participar. Si no lo hacen, su barriga se caerá, su espalda se torcerá y usted dependerá de sus brazos y piernas para intentar levantar el cuerpo.

Otros estilos de ejercicio que fortalecen el centro incluyen la natación (porque está moviendo todos los miembros simultáneamente), el yoga (porque compromete todos los músculos durante cada postura) y la gimnasia (muy similar al *ballet* en los requerimientos de equilibrio).

En los últimos años, más profesionales atletas, incluyendo a jugadores de fútbol y baloncesto, se han interesado en el ejercicio de fuerza central corporal, ya que el fortalecimiento central es tan importante para todo el rendimiento atlético. Cuando un jugador de fútbol tiene que estirarse para recibir un pase, lo hará con mucho menos riesgo de lesión, si los músculos de su centro son fuertes. Cuando un jugador de baloncesto tiene que agacharse para recoger una pelota, su oportunidad de hacer eso con mayor equilibrio y más alcance aumenta, si tiene un centro fuerte.

Información esencial

Otro beneficio de fortalecer los músculos del centro es que puede mover los brazos y las piernas más elegantemente y con más facilidad de lo que podría con músculos centrales débiles. Los bailarines de *ballet* (una vez más) tienen músculos centrales increíblemente fuertes, lo cual es una de las razones por las cuales pueden mover sus miembros de una forma que parece no requerir esfuerzo. No es que lo hagan sin esfuerzo, por supuesto, pero ellos pueden equilibrar y levantar sus piernas tan extensamente porque dependen de los músculos del centro para permanecer estirados.

Fortalecimiento de la espalda

Los músculos de la espalda se vuelven más vulnerables a las lesiones mientras se envejece por una variedad de razones, aunque la razón más común es el mal uso. Dependemos de nuestra espalda para hacer la mayoría de los levantamientos y giros en nuestra vida, pero rara vez tomamos el tiempo para fortalecerla. De alguna manera, consideramos la espalda como una parte delicada y aún así rara vez tomamos el tiempo para relajarla. Forzamos nuestra espalda con posiciones malsanas e incómodas, como sentarse en sillas y acostarse en sofás y camas muy suaves y luego nos frustramos cuando nuestra espalda no es tan fuerte como nos gustaría. Incluso los atletas dedicados ignoran con frecuencia su espalda al no poder ver esos músculos cuando se miran al espejo.

Hecho

Los humanos nacemos con 33 vértebras separadas. En la adultez, solo tenemos 24, debido a la fusión de las vértebras en ciertas partes de la columna durante el desarrollo normal. Fortalecer los músculos de la espalda también ayuda a mantener la columna fuerte, lo cual reduce la posibilidad de dolor de espalda.

La columna vertebral

La columna vertebral y las vértebras protegen la médula espinal, la cual provee comunicación al cerebro, movilidad y sensación en el cuerpo a través de la compleja interacción de los huesos, los ligamentos, las estructuras musculares de la espalda y los nervios que rodean la médula espinal. La espalda también es el centro neurálgico de todo el cuerpo, sosteniendo el torso y haciendo posible todos los movimientos de cabeza, brazos y piernas.

Los músculos pequeños de la espalda desempeñan un importante rol al controlar las articulaciones entre las vértebras de la columna. Ellos sujetan la columna vertebral para que los músculos largos de la espalda puedan usar la columna como una palanca cuando se dobla y gira el torso. Por lo tanto estos músculos también son importantes para la postura.

La flexibilidad del centro

Una interesante información que los entrenadores personales conocen, pero no quienes entrenan, es que las lesiones en los gimnasios ocurren cuando las personas están levantando y poniendo las pesas, no cuando están haciendo ejercicio. ¿La razón de esto? La mayoría de las personas no son lo suficientemente flexibles para mover correctamente las pesas, incluso si son lo suficientemente fuertes para levantarlas. Girar para poner las pesas en el suelo es difícil para muchos de nosotros, así como es difícil para otras personas girar hacia el asiento trasero del carro o estirarse por encima de las cabezas.

Aunque a veces se crea que la fuerza inhibe la flexibilidad (la fuerza acorta un músculo, haciendo que sea difícil estirarlo) lo contrario es cierto para un centro fuerte, porque ayuda a depender de la estabilidad de sus abdominales y espalda, a fin de alargar y girar sus miembros y torso. Piense en las bailarinas, gimnastas y patinadores. En general, tienen los centros más fuertes de todos los atletas y, de todos los atletas, también son los más flexibles.

Pilates

El desarrollo de unos músculos centrales fuertes es el enfoque de pilates, un régimen de ejercicios desarrollado por Joseph Pilates en la primera parte del siglo XX. Pilates, un entrenador físico, creó estos ejercicios cuando trabajaba en Europa después de la Primera Guerra Mundial ayudando a rehabilitar a los soldados. Su sistema de ejercicio se enfocó en fortalecer los músculos que los soldados podían usar cuando sus brazos y piernas estuvieran en tracción.

Ya que los soldados estaban en cama, Pilates usó poleas que movían sus miembros mientras que ellos contraían y fortalecían los músculos de su centro para iniciar el movimiento. Esto suena complicado, pero se puede imitar fácilmente lo que él hizo. Primero, acuéstese sobre su espalda y ponga la parte de abajo en el suelo. Ahora levante los brazos y piernas por encima del suelo mientras usa el abdomen. Usted verá cuánta fuerza toma el solo quedarse en esta posición por unos minutos.

Pilates teorizó que al fortalecer los músculos de la espalda y el torso, él podría ayudar a un hombre lastimado a lograr un mejor uso de todos sus músculos y un mejor control de todo su cuerpo. De hecho, al pilates se le llamó primero controlología. Pilates se mudó a los Estados Unidos y adaptó su trabajo a los bailarines, quienes vieron que su técnica ayudaba a su fortalecimiento y desempeño.

Hoy en día, los estudiantes de pilates utilizan las Reformer, máquinas con poleas y una tabla movible, que hacen que los estudiantes trabajen sus músculos centrales mientras usan la resistencia de las poleas con los muslos para mover el torso, el cual se queda en la tabla movible. Las Reformer simulan mucho lo que hizo Pilates con los soldados que estaban limitados a una cama.

Pero ya que las Reformer son pesadas y costosas, estos movimientos se han adaptado a los ejercicios del piso, algunas veces llamados rutinas de colchoneta, porque se hacen con una colchoneta en el suelo. Estos aún requieren que usted use los músculos centrales y mueva los miembros, pero no tiene que añadirles resistencia de poleas. Por otro lado, una vez que se vuelva muy fuerte, puede usar bandas de resistencia para agregar más desafío a su rutina.

Balones de ejercicio

Otra forma de desarrollar y fortalecer los músculos centrales es trabajar en un ambiente inestable, como los balones fisioterapéuticos o balones bosu. Este equipo fuerza a que sus músculos centrales se mantengan activos y comprometidos para lograr el equilibrio. Digamos que está realizando un levantamiento de pierna.

Tradicionalmente, usted haría este ejercicio en el suelo, en el cual asegura todo el cuerpo mientras sube la pierna para fortalecer su muslo externo. Sin embargo, si hace el movimiento con el torso sobre un balón de fisioterapia (el cual podría rodarse), entonces debe depender de los músculos de su abdomen y espalda para permanecer quieto mientras hace el levantamiento de la pierna.

Información esencial

En otro aspecto de la conexión mente-cuerpo, las investigaciones han demostrado que el ejercicio anima pensamientos creativos, ya que cuando una parte de su cerebro está ocupada con una tarea repetitiva, como correr o caminar, entonces la parte más creativa de su cerebro se siente libre para volar.

Los balones de ejercicios son fáciles de encontrar en tiendas y son económicos, usualmente valen unos 60 000 pesos. Estos vienen desinflados, pero con una bomba puede inflarlos. Vienen en una variedad de tamaños y colores y usted puede hacer un extraordinario número de ejercicios con estos. Son excelentes para principiantes ya que son divertidos, aunque desafían incluso al más talentoso y hábil atleta, quien con frecuencia puede literalmente pararse en el balón mientras hace ejercicio, ya que sus músculos centrales son muy fuertes.

Programa de pilates para fortalecer el centro

Este programa no toma mucho tiempo, pero beneficiará su salud, su aspecto y mejorará su rendimiento en otros deportes y actividades. Haga este programa tres veces a la semana. Este debe tomar unos 15 minutos cada vez. Cuando haga cada movimiento, preste especial atención a las instrucciones de respiración. Cuando inhala, hágalo muy lento, respire profundo y sienta expandir su cuerpo con la respiración. Cuando exhala, hágalo lentamente y sienta cómo su cuerpo se vuelve más pequeño y relajado. Los ejercicios están primero en la lista, con los detalles de cada movimiento a continuación:

1. Dedos de los pies en el agua
2. Inclinación hacia atrás con los brazos abiertos
3. Natación
4. La tabla con extensiones de pierna
5. La tabla lateral

Dedos de los pies en el agua

Recuéstese con la espalda en el suelo, las rodillas dobladas y las espinillas en el aire, paralelas al suelo. Su espalda baja debe estar en el suelo, con las manos a los lados y los hombros lejos de las orejas. Sin soltar el abdomen

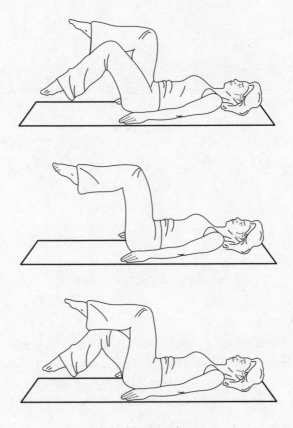

Dedos de los pies en el agua

lentamente deje caer el pie derecho hacia el suelo. No podrá ponerlo en el suelo, pero llévelo tan lejos como pueda sin perder la contracción en el abdomen. Súbalo y repita con la pierna izquierda. Luego, intente bajar los dos pies. No irán tan lejos como fue uno solo. Repita toda esta secuencia cinco veces.

Inclinación hacia atrás con los brazos abiertos

Siéntese en el balón, la cola un poco hacia delante, las rodillas dobladas, los pies en el suelo. Contraiga el abdomen y deje los hombros lejos de las orejas cuando suba los brazos a la altura de los hombros en un círculo, los dedos van cerrados, inclínese hacia atrás ligeramente. Ahora, gire a la derecha cuando abra el brazo derecho hacia el lado y detrás de usted. Vuelva al centro y repita con la izquierda sin sentarse. Vuelva al centro. Repita la secuencia cinco veces con cada lado.

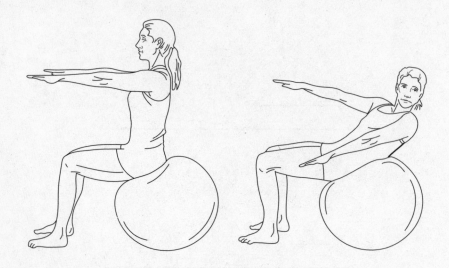

Inclinación hacia atrás con los brazos abiertos

Natación

Recuéstese con su estómago en el suelo, los brazos sobre la cabeza, las piernas detrás de usted y el abdomen ligeramente contraído. Dejando el cuello estirado, levante los brazos y las piernas del suelo solo un poco y empiece a "nadar" con sus brazos y piernas, agitándolos. Haga esto unas 30 veces.

¡Alerta!

Intente estar consciente de sus músculos centrales sin importar qué actividad esté haciendo. Para hacer esto, simplemente apriete, pero no demasiado, los músculos abdominales, acercando un poco las costillas más bajas a las caderas. Sentirá una contracción en sus abdominales y solo eso fortalecerá su centro.

La tabla con extensiones de pierna

Empiece en una posición de tabla, la cual se parece a la posición de arriba de una flexión. Asegúrese de que su torso esté recto y plano, y su abdomen contraído. Sus brazos son fuertes, pero sus codos no están cerrados. Ahora levante la pierna derecha, los dedos de los pies señalando hacia abajo. No levante muy alto la pierna; tan solo debe ir lo suficientemente alto para que sienta una contracción en la cola, pero sus caderas deben estar niveladas.

Luego doble la rodilla y llévela al pecho, una vez más sin cambiar la línea de las caderas. Extienda su pierna derecha otra vez y luego baje el pie al suelo. Repita con la pierna izquierda y haga esto cinco veces a cada lado.

La tabla lateral

Este es un ejercicio isométrico, lo cual significa que usted solo sostiene la postura, más que hacer un movimiento. Es duro, por eso se presentan las tres variaciones para intentar:

- Tabla lateral dura: ponga su pierna derecha y su codo derecho en el suelo, dejando su pierna izquierda recta, con su pie izquierdo en el suelo y su torso recto y largo. Su brazo izquierdo puede estar a lo largo de su costado. Sostenga esta posición de dos a cinco respiraciones.
- Tabla lateral un poco más dura: haga la misma posición, pero mantenga el equilibrio en su pierna derecha doblada y su mano derecha. Sostenga de dos a cinco respiraciones.
- Tabla lateral muy dura: empiece en la posición de la tabla. Ahora, lleve la palma derecha hacia la palma izquierda para que esté en el suelo justo debajo del centro de su pecho. Ahora gire su cuerpo cuando lleve la parte de afuera de su pie derecho al suelo en línea con la palma. Ponga el pie izquierdo encima del derecho, con los bordes internos de los pies en contacto. Ponga la mano derecha en el suelo y levante las caderas, haciendo que las piernas y el torso sean una sola línea recta. Levante la mano izquierda hacia el techo, haciendo que los brazos sean una sola línea. Respire y sostenga de dos a cinco respiraciones. Vuelva a la posición de la tabla y repita a la izquierda.

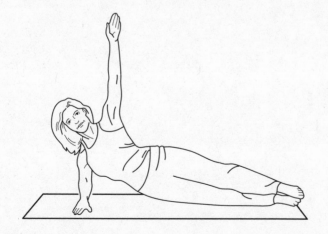

La tabla lateral

Programa de ejercicio con balón para fortalecer el centro

El solo sentarse en un balón de ejercicio ya desafía su centro, porque tiene que estabilizar los músculos del torso a fin de no rodarse. Estos ejercicios, incluso cuando no se están enfocando en sus músculos centrales, son desafiantes porque tiene que mantener el equilibrio mientras los hace. Los ejercicios están primero en la lista, con los detalles de cada movimiento a continuación:

1. Balanceo de caderas con extensión de pierna
2. Flexión abdominal con extensión de pierna
3. Estiramiento simple de pierna
4. Cruce rotativo

Balanceo de caderas con extensión de pierna

Recuéstese en el suelo con el balón justo enfrente de su cola, su pierna derecha sobre el balón, su pierna izquierda extendida en el aire y sus brazos a los lados en un ligero ángulo en el suelo. Asegúrese de que su espalda está suavemente en el suelo. Al exhalar, incline sus caderas hacia la izquierda sin

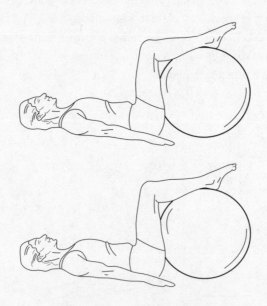

Balanceo de caderas con extensión de pierna

dejar que su espalda baja pierda contacto con el suelo. Deje que el balón se balancee con usted y deje extendida la pierna izquierda. Al inhalar, vuelva a la posición inicial y balancéese hacia el otro lado. Repita 16 veces, 8 en cada lado.

Flexión abdominal con extensión de pierna

Recuéstese en el suelo, con su espalda en el suelo y sus manos detrás de su cabeza, los codos hacia fuera. El balón debe estar entre sus pies y pantorrillas y sus rodillas deben estar dobladas, con los dedos en punta. Su abdomen debe estar contraído, con las caderas en el suelo. Al exhalar, suba la cabeza, cuello y hombros del suelo mientras endereza las piernas. Mantenga la espalda suavemente en el suelo. Usted debe sentir esto en su abdomen. Al inhalar, regrese lentamente. Repita 16 veces. Usted puede hacer dos series, si quiere.

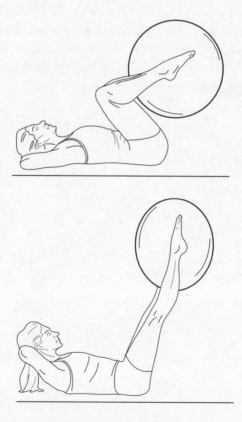

Flexión abdominal con extensión de pierna

Estiramiento simple de pierna

Recuéstese en la espalda con el balón en sus manos, sobre el torso. Ponga la espalda baja suavemente en el suelo mientras levanta sus piernas en un ángulo de 45 grados desde sus caderas. Dejando los hombros lejos de las orejas, levante la cabeza, el cuello y los hombros del suelo. Doble la rodilla derecha y llévela hacia el pecho. El balón debe estar justo encima de la rodilla. Sostenga esta posición por dos conteos, luego cambie las piernas sin mover la parte de arriba de su cuerpo y caderas. Haga esto ocho veces con cada pierna.

Cruce rotativo

Recuéstese en la espalda con el balón en las manos, encima de su torso. Ponga la espalda baja suavemente en el suelo mientras levanta sus piernas en un ángulo de 45 grados desde sus caderas. Dejando los hombros lejos de las orejas, levante su cabeza, cuello y hombros del suelo. Doble la rodilla derecha y llévela hacia el pecho. Mientras hace esto, gire hacia su izquierda ligeramente, llevando su mano y balón hacia la rodilla izquierda. Sostenga esta posición por dos conteos, vuelva a la posición inicial y luego vaya al otro lado. Haga esto ocho veces con cada pierna.

Capítulo 10

La relajación y la flexibilidad

Estar en forma no se trata únicamente de esforzarse; también se trata de estar en contacto con su cuerpo. Estar en contacto con su cuerpo o tener una fuerte conexión cuerpo-mente significa que usted entiende que sus sentimientos, emociones y pensamientos están conectados a cómo se siente y rinde físicamente. También significa que, cuando hace ejercicio, hace que su intelecto se enfoque en su cuerpo sin dejar que su mente se distraiga. Esto le permite tener un mejor ejercicio y lograr más resultados significativos y útiles.

Los beneficios de la relajación

La relajación y la flexibilidad están unidas al mundo de estar en forma ya que la conexión cuerpo-mente parece prosperar en una atmósfera de movimiento suave y lento. Usted puede respirar profundamente, haciendo más lento todo su sistema respiratorio y a su vez calmar su sistema nervioso y su sistema nervioso parasimpático.

Su sistema nervioso se compone del sistema nervioso central o SNC (el encéfalo y la médula espinal) y el sistema nervioso periférico (otros nervios y neuronas que no están dentro del SNC). Una división más es el sistema nervioso simpático, el cual responde al daño o estrés inminente y es responsable por el aumento de los latidos del corazón y la presión sanguínea. El sistema nervioso parasimpático, por otro lado, es evidente cuando una persona está descansando y se siente relajada, y es responsable por cosas como la constricción de la pupila, la disminución de la frecuencia cardiaca, la vasodilatación y la estimulación de la digestión.

Pregunta

Siento que me conecto mejor con mi cuerpo cuando estoy participando en una intensa actividad. ¿Es esto posible?

Por supuesto. Esforzar su cuerpo físico también puede aumentar sus límites emocionales e intelectuales. Como se mencionó anteriormente, cuando un lado de su cerebro está ocupado con movimientos repetitivos, como caminar, correr o montar en bicicleta, el lado creativo de su cerebro queda liberado para seguir sus ideas y pensamientos. Además, los cambios en los patrones de respiración, bien si disminuyen o aumentan su intensidad, pueden alterar sus emociones y su ánimo, lo cual puede llevar al crecimiento y progreso emocional.

Como se mencionó previamente, la flexibilidad se refiere al rango de movimiento o a la forma como las partes de su cuerpo se mueven alrededor de una articulación. El nivel de flexibilidad es un poco genético, algunos nacen para ser gimnastas y algunos no, pero no importa lo que saquemos en la lotería genética, nuestro nivel siempre puede mejorar (a través del ejercicio) o disminuir (a través del desuso).

Hay un número de formas de usar el ejercicio para la relajación y la flexibilidad. Las tres mencionadas aquí usan la conexión entre respiración y movimiento, así como una atenta conciencia de lo que su cuerpo está haciendo. *Atento* significa ser consciente y saber todo lo que está alrededor sin juzgar o pensar en ello. Lo más importante que puede hacer durante todos estos ejercicios es intentar respirar completa y profundamente. Si encuentra que el charlatán en su cabeza está alejando su atención, simplemente traiga de vuelta su atención sobre su respiración.

Hecho

El estiramiento aumenta el rango del movimiento, el cual decrece las posibilidades de lesión. También mejora la postura y fortalece los músculos del centro del cuerpo. Otro gran beneficio del estiramiento es que es tranquilizante y meditativo. Al concentrarse en relajar y estirar los músculos pueden descansar tanto el cuerpo como la mente.

Y hablando de enfoque, la meditación, la cual también se describe aquí, no es un ejercicio físico (a menos que tenga problema para sentarse por largo tiempo) sino mental. No ayudará a la flexibilidad, pero hace mucho para promover la relajación y la concentración.

Yoga

El yoga ha gozado de enorme popularidad en los últimos años. Aunque es una forma de ejercicio de hace dos mil años, el interés en sus posturas y prácticas de acompañamiento, como la meditación y el canto, disminuyó por generaciones, especialmente en su lugar de nacimiento: India y las áreas alrededor del Himalaya. Ahora, sin embargo, los occidentales se volvieron hacia el yoga en todas sus variedades y estilos. Todas las clases de yoga y escuelas de yoga incluyen asanas o posturas, que fortalecen y relajan los músculos. Casi todas las escuelas usan las mismas poses, pero algunas se enfocan más en respiraciones largas, lentas y profundas y en el movimiento lento, mientras que otras se enfocan en los movimientos que fluyen junto con la respiración.

Las clases de *astanga, bikram, vinyasa* y las de estilo occidental que son llamadas *power* o *hot yoga* son las formas más enérgicas. Una clase de *astanga* incluye posturas que fluyen de la una a la otra, por lo que nunca deja de moverse. *Bikram* incluye 26 posturas, cada una de las cuales se realiza dos veces y siempre en un cuarto muy caliente para que sude en toda la clase. Cada clase de *bikram* es exactamente la misma, por lo que usted mejorará cada vez más con poses específicas a través del tiempo. Los profesores de *vinyasa* varían las poses y las secuencias durante cada clase.

Iyengar es un tipo de yoga que se enfoca en sostener las poses por más tiempo y algunas clases son fortificantes, es decir que durante todas las poses se apoyará en cobijas y almohadas para dejar que su cuerpo se estire más completamente y se relaje más profundamente.

Información esencial

Usted no necesita llevar nada cuando va a una clase de yoga, aunque podría necesitar una botella de agua, si está haciendo un yoga más enérgico. En la mayoría de las clases le proveerán colchonetas adherentes (para que no se resbale) y estará descalzo. Si quiere hacer yoga en casa, necesitará una colchoneta. Cuestan alrededor de 60 000 pesos y están disponibles en las tiendas deportivas.

En cualquier escuela de yoga que escoja, siempre deberá unir su respiración con su movimiento. En otras palabras, se enfocará en tomar largas, lentas y profundas respiraciones cuando se mueve y exhalará con ciertas posturas e inhalará con otras. El profesor le dice cuándo es mejor respirar pero, por supuesto, su respiración depende de usted. El consejo es solo una forma de ayudarle a sacar más de su práctica.

Tai chi

Aunque el *tai chi* es técnicamente un antiguo arte marcial chino, realmente no hay nada de marcial en este, aunque aún así es artístico. El *tai chi* está hecho de una serie de movimientos lentos y fluidos que están conectados con la respiración. Los movimientos individuales se llaman *formas* y cada forma con frecuencia recuerda a un animal o algo en la naturaleza, como a un árbol. Algunas nombres de formas incluyen "asir la cola del pájaro" y "ondular manos como nubes". Estos nombres son evocadores de los movimientos, los cuales incorporan todos los miembros y la respiración.

Las investigaciones sobre el *tai chi* lo han encontrado útil para los desórdenes de ánimo, como la ansiedad y la depresión, así como para las dolencias físicas, como la artritis y la hipertensión. Ya que usted hace *tai chi* de pie y usa todo su cuerpo, este puede desarrollar fuerza muscular y ligeramente aumentar la función cardiovascular. Sobre todo, el *tai chi* es excelente para el entrenamiento del equilibrio, la flexibilidad y la relajación.

La postura y la relajación

¿Tiene los hombros encorvados hacia arriba cerca de las orejas? ¿Está su mentón inclinado hacia arriba y su cuello doblado hacia atrás? O ¿Está tan jorobado que su columna luce como la letra C? La postura y la tensión física van de la mano. Cuando está tensionado, su cuerpo responde contrayéndose o apretándose en algunas áreas (el cuello, los hombros y la espalda baja). Al mismo tiempo, si no se para correctamente o si se sienta durante largos períodos, su cuerpo se incomoda y responde sintiendo tensión.

El estiramiento relaja su cuerpo físico liberando la contracción en un músculo, pero también libera la tensión sicológica, ya que cuando su cuerpo físico se relaja, también lo hace su mente. Además, ya que nos estiramos lentamente, bajamos la respiración, lo cual calma nuestro sistema nervioso. Los mejores resultados para la relajación se dan cuando sostenemos nuestros cuerpos correctamente al estirarnos y a través de los días. Para hacer esto, sea consciente de estos tres puntos:

- Deje caer los hombros lejos de las orejas.
- Su mentón debe estar nivelado con el suelo, no caído hacia su pecho o inclinado hacia atrás, lo cual hace crujir el cuello.
- Mantenga los músculos del abdomen suavemente contraídos, esto es, metidos, todo lo que pueda. No los apriete, pero no los deje sueltos tampoco. El dejarlos caídos lastima su espalda y hace que su postura sea poco atractiva.

Enfocarse en la respiración durante los ejercicios de cuerpo-mente evita que su mente se distraiga y llene su cabeza con irrelevancias ("¿Luzco gorda? ¿Lo estaré haciendo bien? ¿Qué podría cenar hoy?"). Conectar su movimiento con su respiración es bueno para su cuerpo y su estado físico. Varias personas no prestan atención a la forma en que respiran y lo hacen incorrectamente (respiraciones superficiales o rápidas), lo cual minimiza la habilidad del cuerpo de ser fuerte y cardiacamente eficiente. Respirar correctamente aumenta la energía y función de su cuerpo.

Los distintos estilos de ejercicio requieren —o al menos sugieren— diferentes tipos de respiración. Por ejemplo, los yoguis tradicionales solo respiran por la nariz, muchos yoguis practican un estilo de respiración llamado *ujjayi*, el cual enfoca la respiración en la parte de atrás de la garganta y un profesor de pilates lo hará enfocarse en expandir su pecho hacia los lados mientras realiza sus movimientos. Pero en general, para respirar correctamente e instruirlo antes de que aprenda estilos de respiración más específicos, siga estas instrucciones: Inhale por la nariz, sintiendo la respiración subir a su cabeza y bajar a su garganta y a su pecho y estómago. Su inhalación debe ser tan profunda que su estómago se eleve y usted sienta que su cuerpo se llena de oxígeno. No sostenga la respiración, sino déjela fluir por su cuerpo.

Ahora, exhale abriendo la boca solo un poco y dejando que el aire pase lentamente por los labios mientras siente que su cuerpo deja salir todo el aire y colapsa suavemente sin que el oxígeno lo llene.

Información esencial

Conozca la duración de cuando inhala y exhala. Inhalar puede tomar en cualquier lado de tres a seis segundos y exhalar puede tomar de tres a nueve segundos. Usted puede, si quiere, hacer una pausa muy corta al final de cada inhalación y exhalación.

Tal vez respirar profundamente es lo más relajante que puede hacer cuando hace ejercicio, o si se siente tensionado o nervioso. Es una excelente idea para hacer cuando está en una aburrida reunión. Puede practicar mientras ve TV o cuando está en línea en algún lado. Es inmediatamente beneficioso y efectivo para su corazón y su sistema nervioso.

La meditación

Tal vez hay dos tipos de personas: aquellas que han experimentado los beneficios de la meditación demostrados científicamente (son los que van caminando con calma, y sonrisas en sus caras) y aquellos que creen que es alguna clase de cosa peculiar, que se canta, y que es algo excéntrica (son los que siempre están hechos un nudo). La verdad es que hay numerosas formas de meditación; algunos incluyen cantar, pero la mayoría no. Y algunos, muy pocos, involucran algo esotérico.

Realmente hay dos formas de meditar. La primera es enfocarse en algo, bien sea visual o en su respiración y permitir que ese enfoque lo saque de su cabeza tanto que su respiración, ritmo cardiaco y sistema nervioso se relajen. Por ejemplo, si usted piensa en su respiración y empieza a dejar ir otros pensamientos, luego finalmente se deja incluso de concentrar en su respiración y su mente deja de tener pensamientos apresurados.

La segunda forma para meditar es intentar vaciar su mente. Intente no pensar en nada. Esto es con frecuencia muy difícil para las personas, porque siempre estamos pensando. Sin embargo, cuado haga este tipo de meditación, usted simplemente se sienta y se deja ir. Los pensamientos vendrán a usted, pero usted solo los dejará pasar. No cavile sobre ellos o no los conecte con otro pensamiento.

Hecho

La meditación le enseña a controlar su respiración y ritmo cardiaco, lo cual es útil durante el ejercicio, ya que mientras mejora puede tomar respiraciones más profundas y más constructivas incluso cuando hace ejercicio a una alta intensidad. Además, como ya ha aprendido, la verdadera medida del estado físico es el tiempo y la eficiencia de la recuperación: cuánto tiempo le toma a su corazón aflojar el paso después del esfuerzo y qué tan fácilmente responde al esfuerzo; y la meditación le ayuda en estas dos medidas.

Una de las mejores maneras de experimentar los beneficios de la meditación es hacerlo por solo un minuto. Justo ahora, enderécese, asegúrese de que sus pies estén apoyados (si está sentado en una silla, ellos deben estar en el suelo) y lleve su enfoque mental a toda su respiración.

Mientras hace esto, intente disminuir tanto su inhalación como su exhalación, haciendo sus respiraciones más profundas y largas. Lleve su respiración muy profundo en su cuerpo e imagínela expandiéndose tan rápido que lo llena todo, incluso las yemas de sus dedos de manos y pies.

Continúe respirando profundamente y enfocándose en su respiración. Algunos pensamientos vendrán a su cabeza, pero déjelos pasar. Al final se sentirá lento su ritmo cardiaco y respiración. Si se pone ansioso o muy consciente de sí mismo, solo deténgase e inténtelo mañana. Continúe este tipo de práctica, finalmente llevándolo hasta diez minutos de meditación.

El estiramiento

Todos estiramos, alargamos partes de nuestros cuerpos naturalmente. Nos levantamos y ponemos las manos detrás de nuestra espalda y empujamos nuestra pelvis hacia fuera para invertir la curva en la que está nuestra espalda. Nos estiramos por encima de la cabeza para alargar nuestra columna cuando nos sentamos. El estiramiento, incluso si no es en un programa formal, se siente bien y parece liberar la tensión muscular.

Las investigaciones han encontrado recientemente que estirar por poco tiempo antes de un ejercicio no previene lesiones realmente como se pensaba, pero estirarse durante todo el día es bueno para nosotros. Y se ha demostrado que estirarse después de un ejercicio de fuerza promueve el aumento de la misma.

Sicológicamente, el estiramiento le da a su mente algo de tiempo para la transición de una actividad a otra. Si está sentado y se levanta para estirarse, entonces este ayuda a que su cuerpo esté listo para moverse. Si ha estado haciendo ejercicio y se estira cuando termina, este tiempo le da un minuto para calmarse y cambiar su enfoque mental.

Es muy importante ver el estiramiento no como un reto, como "¿qué tan lejos puedo estirar mi pierna hacia un lado?", sino como un regalo para su cuerpo. El estiramiento en exceso puede lastimar su cuerpo. No debe rebotar mientras se estira. Por ejemplo, digamos que está estirando la parte posterior de su pierna, el tendón; para hacerlo, ponga su pierna en un banco o escalón y apoye su torso sobre ella. Esto alarga el músculo del tendón, lo cual es un estiramiento. Sin embargo, usted puede no sentirlo, entonces se apoya más hasta que lo siente. Si uno sigue apoyándose y apoyándose o rebotando y rebotando tanto que no está prestando atención a cómo se siente el estiramiento, puede llegar a halar su músculo más de lo que debe, desgarrándolo.

En lugar de eso, use su respiración para guiar su estiramiento (justo como hace durante yoga y pilates). Cuando exhala, estire solo un poco más y, cuando inhale, baje el ritmo del estiramiento. Luego, cuando exhala nuevamente, estire un poco más. Seguir su respiración asegurará que usted no se estire demasiado ni rebote.

Cinco programas efectivos de relajación y estiramiento

Respirar profundamente. Lograr calma y serenidad. Soltar los músculos tensionados. Raras veces es difícil convencer a la gente de estirarse porque eso se siente muy bien. Y porque se siente muy bien, muchas personas piensan que no hay ningún beneficio físico de estirarse, pero por supuesto eso no es cierto. Cada uno de estos programas hará que se sienta más calmado y más centrado, con su mente y cuerpo conectados, funcionando como uno.

Ahora, usted puede hacer estos programas tan seguido como quiera y en cualquier orden particular. Estas rutinas no estresarán su cuerpo de ninguna manera, por tanto no necesita descansar o recuperarse de ellos. Todo lo que necesita hacer es disfrutar.

Programa de yoga de 15 minutos

Así como hay un gran número de posturas de yoga o asanas y variaciones de cada una de estas posturas, también hay un número infinito de formas de juntar estas posturas en secuencias y rutinas. Como la mayoría de las rutinas de yoga, este programa se enfoca en conectar la respiración con movimientos que aumentarán su flexibilidad de una manera lenta y relajada. Esta es una excelente rutina para después del trabajo o antes de ir a la cama. Léalo varias veces primero para que pueda cubrir sus ojos cuando sea necesario.

Montaña

Párese con los pies ligeramente juntos, sintiendo los cinco dedos y los talones en el suelo. Levante los cuádriceps lejos de las rodillas, contraiga su abdomen y suelte los hombros hacia abajo y atrás, lejos de las orejas. Esta es una postura Montaña. Ahora suba las palmas para cubrir sus ojos y tome tres respiraciones largas, lentas y profundas (inhale y exhale). Cuando se sienta centrado, quite las palmas de los ojos y baje los brazos a los lados.

Información esencial

Si en cualquier momento siente que se está tensionando o es muy consciente de sí mismo cuando está practicando yoga, recuerde tomar unas respiraciones y enfocarse en su lenta inhalación y exhalación. Esto le ayudará a relajar la mente y el cuerpo otra vez.

Tronco

Con los pies juntos y el resto del cuerpo firme, levante los brazos rectos sobre la cabeza, con sus palmas mirándose. Asegúrese de dejar los hombros abajo, no encorvados hacia las orejas. Inhale y estírese con el torso, volviéndose más largo. Luego, al exhalar, estire su torso y brazos a la derecha sin inclinarse hacia delante o atrás. Mantenga los pies plantados y el abdomen contraído. Siga respirando totalmente, permitiendo que su cuerpo se mueva suavemente (como un tronco en el viento) en lugar de intentar quedarse quieto. Al inhalar, vuelva a la posición inicial y repita hacia el lado izquierdo. Vuelva al comienzo nuevamente. Baje los brazos a los lados.

Doblar hacia delante

Al inhalar, suba los brazos sobre la cabeza, sin encorvar los hombros hacia las orejas. Luego cuando exhale, empiece a bajar, llegando lo más lejos que pueda sin caerse. Siéntase libre de doblar las rodillas un poco. Lleve sus manos a sus espinillas, a sus pies o al suelo junto a usted. Siga respirando profundamente por unos cinco ciclos (una inhalación y una exhalación = un ciclo). Su estiramiento será más profundo si sostiene la pose.

¡Alerta!

Doblarse hacia delante, como otros estiramientos de yoga, es extremo. Este movimiento estira sus tendones y espalda baja. Permítase relajarse en la postura en lugar de forzarse, si no quiere desgarrar un músculo. Siempre enfóquese en la respiración, no en lo lejos que puede llegar. Si no puede respirar profunda y lentamente, es que se está forzando.

En arco

Ponga las manos en las espinillas, en los pies o en el suelo a los lados de sus pies y empiece a enderezar su torso para que forme un ángulo recto con sus piernas, las cuales están rectas (sin que sus rodillas estén cerradas). Debe lucir como un triángulo desde el lado. Mantenga los hombros lejos de las orejas mientras sigue estirándose hacia delante con su cabeza y torso, y presione los pies en el suelo mientras presiona su cola lejos de la cabeza

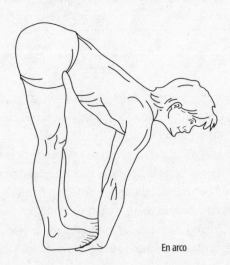

En arco

y levanta las caderas fuera de sus muslos. Esta es una verdadera sensación de estiramiento en todas las direcciones. Sostenga por algunos ciclos de respiración.

Transición

Vuelva a la postura "Doblar hacia delante". Luego deje que sus manos y brazos vayan a los lados mientras empieza a levantarse, dejando las caderas suavemente abajo y el abdomen contraído. Vuelva a la pose Montaña. Luego baje al suelo en cuatro patas (las rodillas y las manos en el suelo).

Gato/Perro

Empiece con las manos, rodillas y espinillas en el suelo. Sus manos deben estar directamente debajo de sus hombros y sus rodillas deben estar directamente debajo de sus caderas, con las puntas de los pies contra el suelo. Deje que su espalda se sienta natural. Sus ojos deben estar mirando al suelo, un poco delante de sus manos. Ahora, al inhalar, suba la cabeza y suelte los hombros lejos de las orejas mientras inclina hacia arriba la cola, dejando que su espalda se balancee. Esto debe tomar un par de segundos y usted debe sentir sus caderas y espaldas relajadas. Cuando esté listo para exhalar, gire sus caderas en la dirección opuesta y mire hacia abajo, dejando que su espalda haga un ligero arco, como un gato que bufa. La diferencia entre los dos movimientos debe ser extrema, pero usted debe fluir desde cada movimiento de una manera lenta y controlada. Haga esto cinco o seis veces, con respiraciones largas, lentas y profundas, regresando finalmente a la posición neutral.

La pose del bebé

Baje y ponga la barriga en el suelo, con los brazos extendidos sobre la cabeza y las piernas rectas. Ponga las manos en el suelo debajo de sus hombros y presione hacia atrás, llevando la cola hacia los talones sin doblar la espalda. En lugar de eso, mantenga su pecho sobre sus muslos. Puede llevar los brazos a ambos lados de las piernas y deje que su torso se extienda por sus muslos o estire los brazos hacia delante por el suelo para estirar la espalda. Sostenga esta posición por cinco ciclos de respiración.

El perro mira hacia abajo

Gire los dedos de los pies y empiece a presionar uniformemente en las palmas y dedos de los pies mientras levanta la cola y endereza las rodillas.

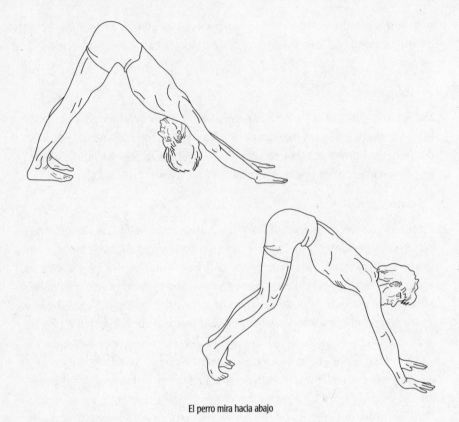

El perro mira hacia abajo

Ponga el torso recto y largo, como si estuviera moviéndose por sus brazos mientras endereza las piernas y levanta las caderas. Usted debe parecer una V invertida fuerte y recta. Intente presionar los talones en el suelo y presione hacia abajo de igual manera con todos los dedos de la mano mientras levanta la cadera. Deje que su cuello se relaje. Sostenga esto por cinco ciclos de respiración, mientras respira, intente relajarse y ser más fuerte en esta pose.

Variaciones de la langosta

Vuelva a la posición de su estómago, con los brazos sobre su cabeza y sus piernas rectas. Ponga la cara suavemente sobre el suelo (si esto le molesta, ponga una toalla doblada entre su frente y el suelo). Inhale y levante un poco los brazos y las piernas del suelo. No intente subir mucho, solo hasta donde se sienta cómodo. Cuando exhale, no deje caer los miembros completamente al suelo; en lugar, déjelos caer un poco y luego inhale otra vez, levantando los miembros, un poco más alto. Haga esto por cinco ciclos de respiración y deje que su cuerpo se mueva con la respiración en lugar de intentar forzarlo para sostener esta posición. Regrese al comienzo.

Apretar la rodilla

Póngase boca arriba y recuéstese en una posición neutral. Dejando los hombros lejos de las orejas y el cuerpo relajado. Al inhalar, lleve su rodilla derecha hacia su pecho y sostenga la rodilla con ambas manos. Tome cinco respiraciones en esta posición, llevando la rodilla más cerca del pecho cada vez que inhala. Al exhalar, vuelva a la posición inicial. Repita lo mismo con la rodilla izquierda, luego con ambas rodillas. Relájese en la posición inicial.

Relajación apoyada

Use algunas almohadas. Recuéstese en la espalda y ponga una almohada debajo de las rodillas, una debajo de su espalda baja y una debajo de su cuello y cabeza. Si quiere, también puede poner una almohada debajo de cada mano y antebrazo. Cierre los ojos y respire profundamente. Sostenga esta posición por el tiempo que quiera. No se sorprenda si se duerme.

Diez minutos de estiramiento total

Este estiramiento funcionará en cualquier momento, en cualquier lugar. Puede hacerlo después del ejercicio, cuando se levante, antes de ir a la cama o después de un paseo largo en carro. Algunos de los movimientos son basados en el yoga, mientras que otros son estiramientos atléticos. Un movimiento fluye en el otro.

La estrella

Párese con las piernas completamente separadas, el abdomen contraído y los hombros abajo. Abra completamente los brazos hacia los lados, asegurándose de dejar la cola debajo de las caderas. Extienda completamente los brazos y las piernas, presionando los pies en el suelo y estirando los dedos de las manos. Suelte ligeramente el mentón para que la parte de atrás de su cuello se estire. Sostenga esto de 20 a 30 segundos mientras respira profundamente.

El giro

Con los brazos y piernas separadas, empiece a girar hacia la derecha sin dejar que su cola se balancee o sus hombros se levanten. Manténgase firme en su centro y deje que su cabeza siga su torso para quedar mirando a la derecha. Continúe estirándose por sus dedos y presione sobre los pies. Sostenga de 20 a 30 segundos. Vuelva al centro y repita a la izquierda. Vuelva al centro.

Estiramiento lateral

Junte las piernas y lleve los brazos sobre la cabeza, los hombros lejos de las orejas (en otras palabras no se jorobe). Contraiga el abdomen y empiece a estirar hacia su lado derecho, estirando su brazo derecho y los dedos hacia el techo y asegurándose de mantener ambos pies equilibrados en el suelo. Inclínese un poco a la izquierda para sentir el estiramiento en el lado derecho. Siga respirando. Sostenga esto de 20 a 30 segundos. Vuelva a la posición inicial y vaya a la izquierda.

Estiramiento del cuello

Párese con los pies juntos y los brazos a los lados, con el abdomen contraído y los hombros hacia abajo y atrás. Deje caer la cabeza hacia delante suavemente sin forzar su mentón hacia el cuello y sostenga de 20 a 30 segundos. Luego, lleve el mentón hacia su hombro derecho, sostenga esto de 20 a 30 segundos. Vuelva al centro y lleve el mentón a la izquierda, sostenga de 20 a 30 segundos. Lleve la cabeza hacia atrás a su posición natural, dejando los hombros abajo. Abra completamente los ojos y mueva los músculos faciales alrededor por algunos pocos segundos, estirando también su boca.

Ahora, dejando los hombros abajo y la cara relajada, gire la cabeza a la derecha lentamente, sin forzar el estiramiento y sostenga de 20 a 30 segundos. Vuelva al centro y repita a la izquierda.

Estiramiento de pecho y espalda alta

Con los hombros abajo y los brazos rectos, cójase las manos enfrente del cuerpo, empujando las manos lejos del torso mientras lleva la espalda hacia atrás. Debe sentir esto en la espalda alta. Sostenga de 20 a 30 segundos. Ahora lleve los brazos rectos detrás de usted (cójase las manos si puede). Dejando los hombros abajo, empuje lejos del torso para sentir el estiramiento en su pecho. Sostenga de 20 a 30 segundos.

Estiramiento de pelvis

Lleve las manos a la parte baja de la columna, los dedos mirando abajo. Contraiga el abdomen suavemente, con los pies separados a la medida de las caderas y los hombros lejos de las orejas. Suavemente empuje la pelvis hacia delante.

Meditación de respiración total

Siéntese en el suelo con las piernas cruzadas. Dóblese un poco hacia atrás para sentarse completamente en los huesos de la cola. Su espalda debe estar relajada pero recta (no se encorve) y su mentón debe estar ligeramente hacia abajo para que la parte de atrás del cuello esté recta. Ponga las manos en las rodillas o en su regazo.

Inhale por la nariz y esté consciente de su respiración mientras la lleva a la cabeza, luego siga su respiración mientras baja por su cuello y hacia los hombros, brazos, pecho y estómago. Siga la respiración a sus caderas y piernas, hasta sus pies.

Cuando exhale, deje salir el aire lentamente, sintiendo que su cuerpo se vuelve un poco más pequeño sin el aire que lo llena. Inhale de nuevo, llenando su cuerpo como la primera vez. Siga repitiendo este patrón, tratando de hacer las respiraciones más lentas y profundas mientras avanza.

Esté muy consciente de su respiración durante la meditación, la cual debe tomar unos cinco minutos. Si algún pensamiento de ansiedad viene a su conciencia, solo déjelo pasar y si se vuelve consciente de que se dio cuenta de un pensamiento, entonces conscientemente déjelo ir y vuelva a ser consciente de su respiración.

Estiramiento para muy temprano en la mañana

Empiece este estiramiento en la cama y luego muévase al suelo. Recuéstese en su espalda con un cojín plano debajo de su cuello y cabeza, baje el mentón. Ahora, lleve su rodilla derecha al pecho suavemente y sosténgala con ambas manos por unos 20 segundos. Repita con la pierna izquierda. Incline su cabeza a la izquierda y sostenga por 20 segundos, luego inclínela a la derecha. Estire los brazos hacia los lados, lejos de su torso por 20 segundos. Luego suba los brazos sobre su cabeza sin encorvar los hombros.

Información esencial

Si quiere, puede usar el tiempo de este estiramiento para recordar sus intenciones o para ofrecer una lista de cinco cosas con las que está agradecido para ayudarle a comenzar el día en una nota espiritual positiva, así como una nota física positiva. Usted puede intentar recitar estas cosas al mismo tiempo cada mañana, uniéndolas con su respiración, casi como un ritual.

Siéntese con las piernas rectas enfrente de usted y suavemente cójase las manos enfrente de su pecho, lejos de su cuerpo. Jale sus brazos lejos de su pecho para estirar la espalda. Luego estire los brazos detrás de usted, dejando los hombros lejos de las orejas, para estirar el pecho.

Ahora, ponga los pies en el suelo y siéntese en el borde de la cama. Ponga las manos en sus muslos o rodillas y dóblese desde la cintura para descansar la parte superior de su cuerpo en los muslos. Deje que su cabeza cuelgue, pero hágalo suavemente y no intente forzar el estiramiento. Sostenga por 20 segundos. Estírese y párese.

Inhale profundamente y suba los brazos sobre la cabeza, doblando las rodillas. Luego exhale, bajando los brazos y relajando las rodillas. Haga esto tres o cuatro veces.

¡Empiece su día!

Estiramiento en la oficina

Esto toma solo un minuto o dos, pero se sentirá grandioso. Primero, mientras está sentado en una silla, ponga ambos pies en el suelo, deje caer los hombros lejos de las orejas y ponga las manos en los muslos. Respire profundo, tan lento como pueda. Ahora, suavemente deje caer la cabeza hacia delante (no la fuerce) y sostenga por unos segundos. Ahora, gire la cabeza a la derecha, el mentón hacia el hombro. Sostenga, gire la cabeza al centro y luego gire la cabeza a la izquierda.

Información esencial

¿Está en una reunión? ¿Tenso? ¿Aburrido? Sin cerrar los ojos, empiece a enfocarse en profundizar la duración de su respiración y, mientras hace esto, enfóquese en llevar su respiración a cada parte tensa de su cuerpo. Esto debe relajarlo (al exhalar) y, al mismo tiempo, vigorizarlo (al inhalar).

Con los hombros abajo, lleve los brazos al frente de su pecho, cójase los dedos y estire los brazos hacia delante, estirando la espalda. Ahora, levántese, ponga las manos en la parte baja de la espalda y presione la pelvis hacia delante, inclinando la espalda hacia atrás. Lleve las manos detrás de usted y estire el pecho. Si puede, lleve una rodilla al pecho a la vez, luego dele vuelta al estiramiento y lleve el talón a su cola, sosteniéndolo con las manos.

¡Vuelva a su día!

Capítulo 11
El entrenamiento cruzado

La gente que hace entrenamiento cruzado tiene una actividad principal, como correr o hacer yoga, pero complementan esta actividad con otros ejercicios. Cuando se hace correctamente, el entrenamiento cruzado le da al cuerpo todo lo que necesita en términos de ejercicio y acondicionamiento. Los atletas de élite hacen entrenamiento cruzado. Por ejemplo, una práctica de yoga para un jugador de fútbol lo hace menos vulnerable a las lesiones cuando juega los domingos, un entrenamiento de pesas para un bailarín lo hace más fuerte para una actuación, para un nadador caminar le ayuda a fortalecer los huesos. Este capítulo le dará una introducción al entrenamiento cruzado, así como le ofrecerá dos programas que puede probar.

Escoger una actividad o un deporte principal

Muchos tenemos una actividad que nos gusta y queremos centrar nuestros programas de ejercicios en torno a esta. Escoger este ejercicio central es útil en el entrenamiento cruzado porque les da a nuestros ejercicios un enfoque sobre el cual podemos practicar nuestras otras actividades.

La idea del entrenamiento cruzado es balancear sus actividades para que tenga ejercicios cardiovasculares, de fuerza, mente y flexibilidad en su programa.

Por ejemplo, digamos que quiere caminar como deporte principal. En ese caso, no va a escoger correr como su otro deporte, ya que ese no es el sentido del entrenamiento cruzado (puesto que ambos son ejercicios cardiovasculares). En cambio, usted necesitará una manera de incorporar el entrenamiento de fuerza (tal vez entrenamiento con pesas o yoga), alguno de flexibilidad (yoga o baile, quizás) y tal vez algún ejercicio de cuerpo y mente (puede ser yoga o tal vez meditación y pilates) en su programa.

Información esencial

Escoger una actividad principal no significa que tenga que volverse un experto o que deba hacerla más seguido que otras actividades. Es simplemente una forma de organizar su programa de ejercicios para crear un programa que esté correctamente equilibrado. Diversificar sus actividades ayuda a disfrutar los puntos positivos de todas las cosas que escoja.

Por supuesto, también puede hacer otra actividad cardiovascular cuando no tenga ganas de caminar. Nadar una o dos veces a la semana es obviamente maravilloso, pero lo que está buscando por encima de todo cuando hace un entrenamiento cruzado es un programa que esté equilibrado y haga su cuerpo más fuerte, más delgado y más refinado, no un programa que tensione su cuerpo de la misma manera durante cada ejercicio.

Los beneficios de las diferentes actividades

Cada deporte tiene su propio conjunto de beneficios, así como elementos de acondicionamiento que no trata o mejora. Aquí hay algunos deportes y las maneras como mejoran el estado físico.

	Aeróbico	Soporte corporal	Fortalecimiento / Resistencia muscular	Flexibilidad	Gastos calóricos
Natación	Sí	No	Sí	Sí	Bueno
Ciclismo	Sí	No	Inferiores y algunos superiores	Algo	Bueno
Correr	Sí	Sí	Inferiores y algunos superiores	Algo	Excelente
Yoga	No	Sí	Sí	Sí	No
Ejercicios de pesas	Puede ser	Sí	Sí	No	Sí
Pilates	No	Sí	Sí	Sí	No
Boxeo	Sí	Sí	Sí	Un poco	Sí

Por supuesto, todas las actividades logran más de una meta. Cuando camina, por ejemplo, no solo quema grasa y hace más fuerte su corazón, sino también fortalece la pierna, el glúteo y el músculo abdominal, así como fortalece el hueso. Entonces, es muy fácil escoger tres o cuatro tipos de ejercicio (como yoga, correr y pilates) y crear un programa que los incluya en un orden que le dé los resultados que quiere.

Otros beneficios del entrenamiento cruzado

Además de hacer interesante y divertido su programa, el entrenamiento cruzado tiene otros beneficios. Le da muchas opciones si el clima, su estado de ánimo y su agenda no cooperan con sus planes. Incluso puede incluir un grupo de actividades, el cual le permita conocer personas diferentes.

Hecho

El entrenamiento cruzado aumenta la posibilidad de perder peso al incluir el ejercicio cardiovascular y de fuerza, el cual maximiza la quema de calorías durante la actividad y durante el curso de un día. Además, el entrenamiento cruzado le ayudará a mejorar en todas sus actividades porque los beneficios de cada una se transfieren a cada deporte. Finalmente, el entrenamiento cruzado ayuda a prevenir lesiones por el exceso.

Otro beneficio es que usted puede rotar las actividades de su programa; por ejemplo, puede nadar en el verano y tomar clases de aeróbicos en el invierno. Igualmente, puede adaptar su rutina por largos periodos de tiempo, mientras envejece o mientras cambian las estaciones.

El triatlón

El deporte del triatlón es un ejemplo interesante del entrenamiento cruzado en acción. En un triatlón, los participantes hacen parte en tres actividades, una después de la otra: natación, ciclismo y atletismo. La natación es un aeróbico, mejora la flexibilidad, usa la mayoría de los músculos de su cuerpo (mejorando la fuerza muscular y la resistencia) y no es de soporte corporal (dándole al sistema óseo un descanso del efecto de rebote cuando corre).

El ciclismo es aeróbico, usa los músculos de la cadera y piernas así como algunos de la parte superior del cuerpo, trabaja sus habilidades de estabilidad y, como la natación, no es de soporte corporal. El atletismo es aeróbico, usa los músculos de la cadera y piernas y es de soporte corporal, por eso también lastima.

Incluso los triatletas, quienes están extraordinariamente en forma, tienen que hacer entrenamiento cruzado y hacer más actividades que natación, ciclismo y atletismo. Esto ocurre porque, como se puede ver en las descripciones anteriores, este deporte (el triatlón es considerado un deporte que comprende tres actividades) no incluye mucho entrenamiento de fuerza y flexibilidad.

De hecho, la mayoría de los triatletas sacan tiempo para levantar pesas y estirarse, al menos. Esto los hace mejores atletas y disminuye el riesgo de lesión.

Actividades para elegir

Una forma de crear un programa de entrenamiento cruzado es aprender más sobre las diferentes actividades, especialmente si realmente no está interesado en un deporte en particular.

Esto es especialmente útil si le gustan las clases de ejercicio en grupo en el gimnasio, pero no sabe cómo asegurarse de no estar haciendo mucho más de un tipo de ejercicio.

Los aeróbicos de alto impacto

Los aeróbicos de alto impacto usualmente son actividades de soporte corporal (el peso corporal y la gravedad son factores), son repetitivos de por sí y pueden lastimar, sacudir o rebotar el sistema músculo-esquelético. Ejemplos de tales actividades incluyen correr o trotar, caminar y saltar lazo.

Información esencial

Tener un instructor certificado puede eliminar muchas malas experiencias, pero al mismo tiempo la personalidad importa mucho. Usted necesita un instructor que esté interesado en usted y en su habilidad de seguir con la clase. Si le molesta la música que el instructor escogió, pregunte si ese es el tipo de música común en la clase y si la música hace que la hora sea intolerable, encuentre otra clase.

Usted debe monitorear su ritmo cardiaco en una clase de aeróbico justo como lo hace en otras actividades. Hacer esto lo mantiene acorde con sus objetivos para estar en forma. Sin embargo, monitorear manualmente su ritmo cardiaco en clase, cuando la música es muy fuerte, es difícil y es propenso a la inexactitud. En el tiempo que se detiene y busca su pulso, su ritmo cardiaco ya ha caído significativamente de donde estaba durante el ejercicio. La mejor manera de monitorear su ritmo cardiaco en una clase de aeróbicos es usar su monitor cardiaco y mirar su nivel de intensidad mientras se está moviendo. Algunas clases pueden no desafiarlo lo suficiente, otras pueden exigirle mucho; en cualquier caso, es bueno saber su ritmo cardiaco preferido durante el ejercicio para que pueda mantener el ritmo o RPE durante una clase.

Los aeróbicos de bajo impacto

Las rutinas de aeróbicos son movimientos al estilo danza que lo hacen moverse y sacudirse y hacer latir rápido su corazón. En los aeróbicos de bajo impacto, usted se mueve horizontalmente mucho (adelante y atrás, de lado a lado), pero sin absorber mucho rebote y golpes. Usualmente tiene al menos un pie en el suelo, el cual excluye las actividades de alto impacto como saltar y dar brincos. En rutinas de alto impacto, usted experimenta movimientos más verticales como dar brincos o saltar, lo cual naturalmente tiene un impacto más fuerte en usted cuando cae al suelo. Los ejercicios de soporte corporal son buenos para usted, por lo que no debería asumir muy rápido que la parte del "impacto alto y bajo" es algo bueno o malo. Esto depende de sus objetivos para estar en forma. También hay clases combinadas en alto y bajo. Si esas no están disponibles, intente alternando entre los dos estilos. Las clases varían por estilos de movimiento así como la intensidad del ejercicio y el tipo de música.

Aparte de las rutinas de aeróbicos de alto y bajo impacto, hay otras actividades aeróbicas de bajo impacto que no son de soporte corporal y que generan un poco de golpe y rebote en el sistema músculo-esquelético. Tales actividades incluyen la natación, los aeróbicos en el agua, el ciclismo, el remo, el esquí, subir escaleras y usar las máquinas elípticas.

Si le gusta bailar, hacer las rutinas de aeróbicos es excelente. Si tiene ritmo, coordinación y la habilidad de seguir o recordar movimientos de baile usted los aprenderá fácilmente y tendrá un excelente ejercicio aeróbico. Sin embargo, si esta es su primera clase de baile o si optó por tenis y se saltó el baile en el campamento de verano, podría vivir un momento difícil.

Patinaje en línea

Esta actividad al aire libre se conoce generalmente como patinaje en línea. Desde el inicio de la marca Roller Blades en 1980, otros fabricantes también han estado produciendo estos patines de hielo sobre ruedas. Yo los llamo así porque un patín en línea se parece mucho a una bota de esquiar alpina y la alineación de las ruedas se parece a un patín de hielo.

El patinaje en línea puede ser aeróbico, trabaja los glúteos y refresca las áreas cerebrales responsables del equilibrio y la coordinación. Incluso también puede humillar a un experimentado patinador con una simple caída. Los adultos normalmente trabajan duro para dominar el patinaje en línea; los niños parecen aprenderlo rápidamente y continuar sin perderse nada. Aprender a patinar en línea es excelente para su sentido del humor mientras pueda reírse de usted mismo.

Cómo patinar en línea

El movimiento en patinaje implica alternar las piernas, empujando hacia los lados contra el suelo para deslizarse. Este movimiento trabaja la parte larga y fuerte de los músculos laterales de las caderas y nalgas, por lo que es fácil ganar velocidad rápidamente. Deslizarse rápidamente sobre el pavimento con los pies es divertido.

Pero hasta que haya dominado la técnica para frenar y parar, la diversión puede convertirse en una frenada sin planear y abrupta. Por tanto, si está mentalmente listo para la experiencia, prepárese con el equipo adecuado y practique sus habilidades para disminuir la velocidad y parar. Usted puede considerarse un patinador experto cuando pueda controlar los patines y parar a voluntad.

Lo indispensable en el patinaje en línea

Usted puede patinar cuando el suelo esté limpio y seco. Si está lloviendo pruebe en una pista cubierta. Tenga cuidado también con las hojas de los árboles y los escombros, ambos pueden interrumpir un agradable deslizamiento.

¡Alerta!

El patinaje en línea es gratis, ya que puede patinar por el parque o por la acera. Sin embargo, hay algunos costos relacionados con el equipo. Los patines en línea cuestan aproximadamente entre 150 000 y 300 000 pesos, dependiendo de la calidad. Un casco está alrededor de 70 000 pesos y también debe usar muñequeras, coderas y rodilleras, las cuales están alrededor de 40 000 pesos el par.

Sus patines (realmente, las botas de los patines) deben ajustarse bien para que los pies no se muevan dentro de estos. Esto le da mejor control cuando está patinando. La bota usualmente tiene un interior de espuma cubierto en plástico duro, el cual le da un poco de ventilación y comodidad. Sin embargo, si tiene tobillos débiles, este deporte podría no ser para usted. O tal vez podría, de seguro, fortalecerá los tobillos si lo practica por suficiente tiempo.

Máquinas cardiovasculares

Una de las mejores formas de hacer entrenamiento cruzado es usar una máquina cardiovascular diferente cada vez que va al gimnasio. A menos que esté en un programa específico, como caminar o montar bicicleta, entonces cambiar las máquinas es una excelente forma de trabajar su corazón, quemar calorías y mantenerse interesado en su entrenamiento. ¡En la variedad está el placer!

En términos de quemar calorías y de la efectividad cardiaca, la elíptica es su mejor opción. Es de bajo impacto, pero le permite quemar más calorías y trabajar su corazón más fuerte que al caminar, sea en la calle o en una caminadora. La mayoría de las personas encuentra que la elíptica es divertida y más fácil de usar, y no se siente la intensidad del ejercicio tanto como en otras máquinas, especialmente en la remadora o en las bicicletas estáticas.

La mayoría de los entrenadores personales también le dirán que otra gran máquina es la remadora, la cual trabaja todo su cuerpo eficientemente y fortalece el corazón. Infortunadamente, la mayoría de las personas pueden realmente sentir lo fuerte que la remadora lo hace trabajar, a diferencia de la elíptica, la cual le permite trabajar duro sin sentir su esfuerzo tan intensamente.

Usted puede cambiar de máquina durante un ejercicio o alternarlas cada vez que va al gimnasio. Aquí hay dos ejemplos de sesiones de ejercicios para entrenamiento cruzado de ejercicio cardiovascular:

- **5 minutos de calentamiento:** Empiece la caminadora en 5 kph y suba hasta 6 kph.
- **20 minutos de programa de intervalo:** Use la elíptica en una RPE entre 5 y 8.
- **5 minutos de estado estable:** Use la remadora a una RPE de 6.
- **10 minutos de enfriamiento:** Use la bicicleta estática, bajando a una RPE de 2-3.
- **5 minutos de calentamiento:** Use la bicicleta estática en una RPE de 2-5.
- **5 minutos de estado estable:** Use la bicicleta estática en una RPE de 6.
- **15 minutos del programa de escalar montaña:** Use la caminadora con la rampa subiendo a una RPE entre 6 y 8.
- **10 minutos de estado estable:** Use la elíptica en una RPE de 6.
- **5 minutos de enfriamiento:** Use la caminadora, bajando a una lenta caminata.

No se preocupe si se siente extraño cambiando de máquina en máquina. Los auténticos ratones de gimnasio practican programas de entrenamiento cruzado más de lo que se quedan en una sola máquina. Es mucho más efectivo desafiar su cuerpo con variedad.

¡No se exceda!

Las lesiones y la fatiga son, infortunadamente, parte de estar en forma, aunque por supuesto, las lesiones y la fatiga también son parte de estar fuera de condición. La diferencia es el tipo de lesión, la razón de la fatiga y la forma de manejarlos.

Hacer mucho ejercicio es excelente, pero hacerlo demasiado es peligroso. Por algo, su cuerpo necesita descansar tanto como necesita de la actividad.

En otras palabras, todo es con moderación. Incluso los atletas profesionales equilibran sus programas de ejercicio intenso con mucho descanso porque han hecho un enorme esfuerzo.

Esto no significa que usted deba gastar días enteros para dormir o estar inactivo. Simplemente significa que entrenar, con ejercicios intensos con un objetivo, no puede hacerse los siete días a la semana.

Por ejemplo, puede caminar todos los días, pero no puede hacer un programa de intervalos para caminar todos los días. Puede nadar todos los días, pero algunas veces por diversión, no siempre con vueltas cronometradas. Si hace yoga todos los días, algunas de sus poses deben ser reconstructivas.

Si se siente muy cansado, escuche a su cuerpo y no lo presione durante el ejercicio. En lugar, dese un día de descanso y entienda que ejercitará al día siguiente. No tenga miedo de no volver a ejercitarse. La realidad es que ignorar los signos del uso y del entrenamiento en exceso tiende a hacer que usted deje de ejercitarse, pero un descanso apropiado le ayudará a estar en forma y mantenerlo motivado.

Está bien hacer ejercicio si tiene un poco de resfriado, pero no más que eso o estará sobrecalentando y sobreexigiendo su cuerpo lo suficiente para que le sea difícil pelear contra la infección o molestar lo que está invadiendo su sistema.

Los síntomas del resfriado no incluyen fiebre o solo una muy baja (entre 37 y 38 grados Celsius), ningún dolor en el cuerpo o uno muy ligero, fatiga ligera y nariz congestionada, con estornudo. Un resfriado llega lentamente y tener dolor de cabeza es raro en este caso.

Los síntomas de la gripa son fiebre alta que puede durar de tres a cuatro días, dolores de cabeza, dolor de cuerpo y agotamiento (que puede durar hasta unas cuantas semanas). La gripa llega repentinamente y la congestión y el estornudo son raros. Nunca debe hacer ejercicio cuando tenga gripa y, de hecho, debe esperar unos días e iniciar su rutina lentamente incluso después de estar mejor.

Elabore un programa

Como ya ha aprendido, es mejor escoger una actividad principal que será el centro de su programa de ejercicios. La mayoría de las personas elaboran un programa de ejercicios semanal, entonces saque su calendario.

Digamos que camina tres veces a la semana con un amigo de su barrio y sabe que hacer eso le provee entrenamiento cardiovascular. Se dará cuenta de que necesitará agregar algún ejercicio de fortalecimiento, entonces decidirá comprar un par de mancuernas y un DVD de ejercicios para usar en casa dos veces a la semana. Ahora necesitará añadir un poco de flexibilidad a su programa, pero se le está acabando el tiempo entre su trabajo y su familia. Usted decide que, en ese caso, todo lo que puede hacer es algo de estiramiento enfrente del TV en las noches.

Esto está bien, de hecho. El entrenamiento cruzado no tiene que ser intenso. Sin embargo, usted deberá invertir en un DVD de estiramiento (son generalmente bastante cortos) para darle algunas ideas de lo que puede hacer.

Sin embargo, digamos que usted es alguien a quien le gustan muchas actividades diferentes, como caminar, nadar, hacer pesas, yoga y Pilates. ¿Cómo puede acomodarlos todos? Lo más probable es que no pueda, no en una semana al menos. Si ese es el caso, piense en los beneficios y costos en tiempo de cada actividad e intente asegurarse de que está haciendo dos tipos diferentes de actividades en días seguidos. Por ejemplo, no nade el lunes, baile el martes y camine el miércoles. Haga algún entrenamiento de pesas en medio de todas esas actividades cardiovasculares.

Dos programas efectivos de entrenamiento cruzado

El primer programa de entrenamiento cruzado está centrado alrededor de la caminadora, pero puede sustituir cualquier máquina cardiovascular para esas sesiones. Los ejercicios de fuerza pueden hacerse en máquinas o con pesas. También puede hacer una actividad de fuerza/flexibilidad, como yoga o pilates, en esos días. El plus de los ejercicios es que son divertidos y realmente no son programas, sino actividades orientadas a ponerlo en forma.

Programa de entrenamiento cruzado #1

Lunes: 40 minutos con el programa para escalar montaña en una caminadora.
Martes: 25 minutos de entrenamiento de fuerza.
Miércoles: 40 minutos de sesión de intervalos en una caminadora.
Jueves: 25 minutos de entrenamiento de fuerza.
Viernes: 40 minutos de sesión de intervalos en una caminadora.
Sábado: Larga caminata.
Domingo: Natación

Programa de entrenamiento cruzado #2

Este programa está centrado alrededor de una carrera: el triatlón. Esta persona debe competir por primera vez y entonces tiene que acomodar el ciclismo, la natación y el atletismo en su programa, pero también necesita entrenar fuerza y estiramiento para un estado físico óptimo. El siguiente será un programa de una semana en un calendario de entrenamiento de doce semanas. Ya que está trabajando tan intensamente, necesita descansar realmente.

Lunes: 45 minutos de ciclismo, 15 minutos de fuerza basada en pilates y programa de estiramiento.

Martes: 30 minutos de natación.

Miércoles: 30 minutos para correr, 15 minutos de fuerza basada en pilates y un programa de estiramiento.

Jueves: Descanso.

Viernes: 30 minutos de natación.

Sábado: 20 minutos de natación, 20 minutos de ciclismo, 30 minutos para correr.

Domingo: Descanso.

Capítulo 12
Gimnasios

Tal vez el mundo está hecho para dos tipos de personas: aquellos que aman los gimnasios: la variedad de las clases, la camaradería y ejercitarse con otras personas y la elección entre las clases y todos los equipos; y aquellos que más rápido se enterrarían un tenedor en el ojo que dejar que otros los vean haciendo ejercicio. Sin importar en que grupo cae, aquí encontrará más sobre cómo escoger el mejor gimnasio o por qué, sorprendentemente, una inscripción al gimnasio funcionará para usted, sin importar qué tipo de persona sea ahora.

¿Usted es el tipo de persona que va al gimnasio?

Antes de averiguar sobre gimnasios, necesita saber un par de cosas sobre usted mismo para ver si necesita ir al gimnasio. ¿Le inspira hacer ejercicio en público o esto lo avergüenza? No intente ser alguien que no es. Si no es alguien que quiera cambiarse en un vestuario, sudar en público, usar las mismas pesas que los extraños y tener que seguir la etiqueta de los gimnasios (sonreírles a los extraños, usar máquinas por periodos de tiempo repartidos y limpiar todo), entonces tal vez esto no es para usted. No se ilusione; los gimnasios no son perfectos y tampoco son la única forma de ponerse en forma. Por tanto si su primera reacción al ir al gimnasio es de fastidio, entonces sáltese este capítulo y lea más adelante otras formas para crear un programa de ejercicio.

¡Alerta!

¿Va a usar el gimnasio lo suficiente para hacer que el precio valga la pena? Digamos que la inscripción al gimnasio cueste 600 000 pesos por año o 75 000 por mes. Si va dos veces a la semana o unas ocho veces al mes, entonces cada visita le sale muy cara. Por otro lado, si el gimnasio está situado convenientemente y va unas cuatro o cinco veces a la semana, entonces cada visita cuesta solo unos pesos y ese es un costo eficiente.

¿Hay alguna actividad o pieza de equipo, como una piscina, a la que usted no accedería en ningún otro lado? Si le encanta nadar pero no tiene una piscina en su patio y si nadar es la única forma para disfrutar realmente del ejercicio, entonces gaste el dinero para inscribirse en un gimnasio o club que tenga la piscina que disfrutará. Si hay una actividad que usted realmente quiera hacer, bien sea montar en caballo o nadar, hacer yoga o bailar, entonces no se fuerce a crear un programa de ejercicios sin la actividad que adora. En lugar, empiece con lo que le encanta y el ejercicio lo seguirá.

Sin embargo, hay razones prácticas para unirse a un gimnasio, sin importar el tipo de persona que usted sea. Primero, siempre hay alguien alrededor para mirar cómo hace un ejercicio y asegurarse que lo esté haciendo bien. Además, hay muchas máquinas y elecciones, así como muchas opciones para las clases y actividades. Usualmente los gimnasios hacen un esfuerzo para traer nuevos equipos regularmente, lo cual hace que sus ejercicios sean más seguros y más divertidos.

Puede hacer amigos y usar grupos de apoyo para ayudarle en su compromiso con el ejercicio. Además, los gimnasios también tienen nutricionistas y otras personas que pueden ayudarle a alcanzar sus metas. Los gimnasios le permiten intentar cosas que usted normalmente no intentaría, ya que constantemente cambian y actualizan las clases.

Finalmente, incluso si el dinero parece un problema, puede ser un incentivo para usted. En otras palabras, si está gastando dinero en tarifas de inscripciones, esto lo inspirará a ir al gimnasio regularmente. De igual forma, algunas veces una inscripción al gimnasio ayuda a motivar a la gente. Tienen un lugar diferente a donde ir que está reservado solo para el ejercicio, es algo que uno desea y planifica.

Diferencias entre gimnasios

Los gimnasios varían entre económicos, usualmente alrededor de 65 000 pesos mensuales, hasta muy caros, millones de pesos por año. El precio usualmente refleja un número de cosas: ubicación, número de miembros (cuanto más caro sea un club, más exclusivo es), la edad del equipo, el número de entrenadores, el nivel de educación de los entrenadores y la limpieza. Los gimnasios costosos también les ofrecen a sus clientes toallas y ropa de ejercicio de alta calidad, así como artículos de aseo.

Pero la mayoría de los gimnasios cae en un rango moderado de precios, dependiendo de donde viva; si vive en un barrio lujoso, el promedio de costo del gimnasio será un poco más que si vive en un barrio de bajos recursos económicos. Cualquiera que sea el precio, todo el mundo necesita ver un par de cosas en un gimnasio —además saber un par de cosas sobre ellos mismos— antes de hacer un compromiso (algunas veces, es un contrato) para entrar en un gimnasio.

El costo

No entre a un gimnasio que no pueda pagar o que le obligue a hacer un compromiso financiero a largo plazo, si realmente no está seguro de que va a ir. El personal del gimnasio y los miembros regulares se burlan de las personas que se inscriben en el Año Nuevo (época de propósitos) solo para desaparecer en febrero. Los gimnasios se vuelven ricos gracias a esas personas, ya que continúan pagando cuotas mensuales incluso si solo van regularmente en enero. De hecho, la mayoría de los gimnasios no podría sostener y mucho menos ofrecer equipos y entrenamiento, si todos los miembros asistieran. Los gimnasios en realidad cuentan con las inscripciones pagadas, pero no atendidas.

La limpieza

De igual importancia es la limpieza. Nada es más desagradable o más peligroso para su salud que un gimnasio sucio. El sudor, el cabello en el sifón, hongos en los vestuarios; no solo es burdo, estas cosas pueden realmente comprometer su salud. Así, si visita el gimnasio, mire cuidadosamente el equipo, los baños y la gente usando los equipos (¿Llevan toallas, se ven limpios?) ya que no querrá dar su dinero a un gimnasio que no esté reluciente.

Guardería

A algunas mamás les gustan los gimnasios porque estos les dan una oportunidad de salir de la casa y ser activas, mientras que se les provee cuidados a los niños. Este cuidado para niños, sin embargo, puede variar desde excelente hasta peligroso. No deje que sus hijos estén en algún lugar sin averiguar más sobre el director y el personal de la guardería. ¿Tiene el director un grado o la experiencia equivalente en el cuidado de los niños, específicamente con niños de la misma edad que los suyos? ¿Las instalaciones de la guardería están llenas de juguetes y actividades? ¿Cuáles son las regulaciones sobre el refrigerio (particularmente si su hijo es alérgico a ciertas comidas)?

Visite la guardería un par de veces y fíjese en lo que hace el personal. ¿Están sentados con un aspecto aburrido? ¿Están interactuando con los niños y entreteniéndolos? Este puede ser un alto costo adicional en su inscripción al gimnasio, por lo que debería asegurarse de estar recibiendo por lo que paga.

Las actividades y el equipo

¿El gimnasio se especializa en ciertas actividades o clases? ¿Cómo es el cuarto de equipos? ¿Hay suficientes equipos disponibles durante las horas que estará allí? No todas las personas necesitan máquinas más actualizadas, pero debe haber suficientes materiales para asegurarse de que podrá hacer lo que quiere cuando llegue a la puerta del gimnasio. Mire alrededor cuando haga un *tour* por el gimnasio; si no hay una máquina libre, entonces es posible que no pueda hacer lo que quiera cuando se inscriba.

Usar las máquinas

Ahora, vamos a las máquinas de pesas. Uno de los factores de ventas de la mayoría de los gimnasios es que ofrecen un circuito de máquinas para el entrenamiento muscular.

Un circuito, como se mencionó anteriormente, es un camino o sendero alrededor de las máquinas de fuerza. Entonces, básicamente, usted entrará al gimnasio y usará una máquina a la vez; alguien en el gimnasio le mostrará cómo usar cada máquina y le explicará cuáles músculos trabaja cada máquina.

Normalmente cada máquina aísla un músculo, para que el resto de su cuerpo esté técnicamente descansando —sentado usualmente— y la máquina le permite mover simplemente un músculo o grupo de músculos, lo cual le permite usar más peso. Si usted, por ejemplo, hace una flexión de brazos con una mancuerna, probablemente usará dos o cuatro kilos, pero si usa una máquina Nautilus (ese es el nombre de la marca) podría levantar el doble de eso.

Hecho

Lo más importante que debe hacer y saber sobre las máquinas de pesas contra las pesas libres es que lo que realmente importa es su preferencia. No hay una forma correcta de crear un programa de entrenamiento muscular, excepto por supuesto la seguridad y nosotros cubriremos eso en un minuto.

Las máquinas de pesas, como cualquier cosa, tienen ventajas y desventajas. Primero, son bastante efectivas, tanto como las mancuernas y las bandas. Segundo, son muy fáciles de usar. Tercero, ya que toda la secuencia se hace en el orden en que las máquinas están, no tiene que pensar mucho sobre lo que tiene que hacer. Solo siga el camino —o circuito— y podrá comenzar.

Las desventajas de las máquinas son pocas. Primero, si no tiene una altura promedio, las máquinas podrían no ser para usted. Están diseñadas para encajar en el "hombre promedio", entonces si mide menos de 1.75 m (o si es mucho más alto) podrá sentirse incómodo o incluso incapaz de hacer los ejercicios ya que su cuerpo no se alineará con la máquina correctamente.

Información esencial

Podrá parecerle aburrido solo moverse de una máquina a la otra. A algunas personas les gusta poner un poco de ideas en sus ejercicios y no todas las personas disfrutan aislar un músculo a la vez. Es mucho más atractivo tener que usar todo el cuerpo durante cualquier ejercicio dado, incluso con una flexión de bíceps, que sentarse y solo mover sus antebrazos.

La gente disfruta del entrenamiento muscular, hay muchos hombres y mujeres que se entusiasman con esto y tienden a mezclar sus rutinas, usando mancuernas para algunos ejercicios, bandas para otros y máquinas para otros, basados en cuánto peso quieren levantar y qué tan cómodos están con cualquier ejercicio dado.

Inscribirse en un gimnasio

Este es tan solo un breve comentario sobre algo que ya es conocido: algunos planes de seguros médicos pagan, al menos parcialmente, las inscripciones a gimnasios así como algunos programas para perder peso. Si tiene seguro médico, asegúrese de llamar y preguntar. Y antes de inscribirse a un gimnasio, llame a su compañía de seguro médico para averiguar cuáles gimnasios pertenecen a su programa de reembolso, ya que eso podría ayudarle a decidir a cuál entrar.

Hay muchas maneras para motivarse. Como leyó, usted puede creer que sus pagos pueden ser más baratos por visita, si va mucho; pero especialmente más costosos, si nunca va. Aquí hay algunas otras ideas:

- Vaya con un amigo y comprométase a compartir el carro para ir, y a darse palabras de ánimo y recompensas para apoyarse mutuamente.
- Inscríbase con un entrenador para una sesión mensual. Aunque esto es más dinero, el entrenador lo pondrá en un programa que actualizará cada mes para que usted pueda hacer progresos y tendrá a alguien que regularmente lo controlará. Si el entrenador intenta hacerle comprar más sesiones, busque un nuevo entrenador (a menos que crea que no tiene una segunda intención y que usted de hecho necesita más ayuda y preparación).
- Incentívese a ir. Si su seguro médico incluye el reembolso de los costos del gimnasio, probablemente tendrá que probar que sí está usando el

gimnasio. Prométase que usará ese dinero como recompensa, no como pago, por los costos del gimnasio; por ejemplo una entrada especial al teatro, un nuevo mueble o alguna joya. O lo mejor de todo: ¡ropa nueva para su nuevo cuerpo!

- Cree una competencia. ¿A cuántas clases puede asistir en un mes? ¿Cuántos minutos puede añadir al ejercicio en la elíptica? ¿Cuánto peso adicional puede perder con ocho visitas? Espere progresar, pero de una forma divertida.

Recuerde el concepto de intenciones activas del capítulo 2. En lugar de decir que perderá peso, haga una lista de las dos clases a las que asistirá cada semana. En lugar de decir que entrará en los viejos *jeans*, escriba que irá al gimnasio tres veces a la semana. En otras palabras, incluya al gimnasio en su plan, programa e intenciones.

Dos programas para el gimnasio

Como se mencionó anteriormente, muchos gimnasios tienen sus propios programas y lo pondrán en sus máquinas para explicarle cómo usar los equipos. No descarte estos programas tampoco. Si no ha estado haciendo ejercicio por un tiempo o si se siente incómodo con los equipos del gimnasio, estos programas le ayudarán.

Casi siempre, cuando se inscribe en un gimnasio, le ofrecen una o dos sesiones de entrenamiento con sus entrenadores personales. Y ese entrenador lo pondrá en un programa usando las máquinas y el equipo que tenga el gimnasio. La mayoría de los gimnasios tienen el equipo para los dos programas siguientes. Hay dos formas de ir al gimnasio. Primero, puede ir cinco o seis días a la semana y alternar los días que hace trabajo cardiovascular y los días que hace trabajo de estiramiento. Por ejemplo:

Lunes: 40 minutos en la elíptica.

Martes: Programa de entrenamiento muscular para todo el cuerpo.

Miércoles: 40 minutos en la caminadora.

Jueves: Programa de entrenamiento muscular para todo el cuerpo.

Viernes: 40 minutos en la elíptica.

O puede tomar clases en el gimnasio, aunque por supuesto necesita mezclarlas para asegurarse de que su semana incluya todos los elementos de un programa de ejercicio completo. Por ejemplo:

Lunes: 50 minutos de clase de *step*.

Martes: 1 hora y 15 minutos de clase de entrenamiento muscular.

Miércoles: 90 minutos de clase de yoga.

Jueves: 50 minutos de clase de *step*.

Viernes: 1 hora y 15 minutos de clase de entrenamiento muscular.

Sábado: Natación.

Otra opción es ir al gimnasio tres veces a la semana y combinar su entrenamiento cardiovascular y de fuerza cada vez que haga ejercicio. Como verá, estos programas toman menos tiempo, pero pueden ser igual de efectivos. El truco está en hacer más intensos los ejercicios. Por ejemplo:

Lunes: 20 minutos de programa de intervalos en la elíptica, 20 minutos de la rutina de entrenamiento muscular para el cuerpo.

Martes: 20 minutos de programa de intervalos en la caminadora, 20 minutos de la rutina de entrenamiento muscular para el cuerpo.

Viernes: 20 minutos de programa de intervalos en la elíptica, 20 minutos de la rutina de entrenamiento muscular para el cuerpo.

Capítulo 13

Cambios en el estilo de vida

L a vida en el siglo XXI está basada en sentarse: sentarse en el carro, sentarse en el trabajo y sentarse cuando nos relajamos. ¿El resultado? Ganar peso y perder la tonificación y forma muscular. Con el fin de estar en forma, usted necesitará crear una vida activa, no solo con programas de ejercicios.

El problema de la modernidad

Piense en la actividad física que se ha perdido a través de las siguientes comodidades modernas. Manejamos en lugar de caminar. Usamos el e-mail en lugar de ir al correo. Usamos un procesador de comida en lugar de mezclar la masa. Vemos TV en lugar de ir al cine. Llamamos a las personas en lugar de pasar a visitarlas. Pedimos comida en lugar de salir a comer. Usamos sopladores de hojas, podadoras y herramientas eléctricas. Usamos escaleras eléctricas en lugar de las escaleras.

Ya que hemos reducido el tiempo que gastamos haciendo simples actividades que usaban más nuestros brazos, piernas, espalda, corazón y pulmones, nuestros cuerpos se han vuelto más débiles y menos capaces de trabajar. Este aumento en la inactividad ha sido devastador para nuestra salud. Verdaderamente, hemos sido testigos del significado del fenómeno "lo que no se usa se atrofia". Cuando no usamos nuestros cuerpos, perdemos la habilidad para usarlos.

Esta triste realidad es descrita por el Dr. Kenneth Cooper en su revolucionario libro *Aeróbicos*: "Un cuerpo que no se usa se deteriora. Los pulmones se vuelven ineficientes, el corazón crece débil, los vasos sanguíneos son menos flexibles, los músculos pierden tonificación y el cuerpo en general se debilita por todos lados, dejándolo vulnerable para todo un catálogo de enfermedades y dolencias. Todo su sistema para entregar oxígeno casi que literalmente se seca". El balance es este: estamos hechos para ser activos y nuestra salud depende de eso. Cuando se usa el cuerpo, este crece con fuerza; cuando no, apenas sobrevive.

Hecho

Los estadounidenses pasan cuatro horas diarias ante el televisor o dos meses completos de TV al año. De acuerdo con el Dr. William Dietz, Director de la División de Nutrición y Actividad Física del Centro de Control de Enfermedades, "la forma más fácil de reducir la inactividad es apagar el televisor. Casi cualquier otra cosa usa más energía que ver TV".

En 1900, las causas de muerte en los Estados Unidos no estaban relacionadas con el estilo de vida, sino que eran enfermedades e infecciones que la ciencia no había entendido aún. Incluían neumonía, tuberculosis, gastroenteritis e influenza. Desde entonces la medicina ha encontrado soluciones a esos problemas, pero nuestro estilo de vida ha creado otros nuevos. Las causas de muerte en 1990 eran enfermedades del corazón, derrames cerebrales, cáncer y accidentes.

Como puede ver, las causas de muerte en 1900 eran biológicas de por sí y podían reducirse a través de vacunas y tratamientos. Las causas de muerte en 1990, por otro lado, estaban relacionadas con el estilo de vida y podían reducirse a través del ejercicio. Estar en forma como prevención es efectivo, simple y económico comparado con el costo de un tratamiento médico para esas enfermedades.

Retornar a lo básico

Mientras usted está feliz por no tener que cuidar el jardín, limpiar la casa o vivir como sus papás y abuelos, su cuerpo no está tan contento con esto. De hecho, su cuerpo estaría encantado si usted pudiera vivir en 1950. De seguro, nadie quiere estar todo el día limpiando y cocinando, pero un poco de actividad durante el día sería la forma perfecta para estar en forma.

Usted podría sorprenderse de saber que las amas de casa en 1950 quemaban unas 1000 calorías más por día y consumían 1000 calorías menos que una mujer de hoy, aunque la mujer de hoy está ciertamente más ocupada con una amplia variedad de actividades. Hace 50 años, las mujeres gastaban tres horas diarias haciendo las tareas de la casa y caminaban una hora cada día para hacer las compras. También comían más saludable, con más vegetales y comían menos galguerías. De hecho, los números revelan la verdad: las mujeres hoy comen un promedio de 2178 calorías por día, pero solo queman 556 durante las actividades diarias. En 1952, la mujer promedio comía 1818 calorías por día y quemaba 1512 calorías.

Ahora, ¿esto significa que usted debería renunciar a su máquina de lavar ropa y secadora, a su máquina lavaplatos y a su aspiradora? Por supuesto que no. Pero sí sirve como prueba de que nuestros estilos de vida han creado los problemas de peso y de salud que enfrentamos hoy. Saber esto debería estimularlo a cambiar su vida para tener más actividad. En verdad, el movimiento ayudará a nuestros cuerpos a no ser sedentarios.

La jardinería

Hace años, solo la gente adinerada empleaba a los jardineros, pero hoy los jardineros trabajan para todos en el barrio, incluso en barrios de clase media. Y ¿qué están haciendo los dueños y los niños en esos hogares de clase media mientras que alguien más está rastrillando sus hojas? Generalmente, mirando TV, comiendo o navegando por Internet.

Y qué lástima, porque cavar, rastrillar y plantar son actividades de intensidad moderada, equivalentes a tomar una suave caminata. ¿Incluso mejor? Las duras tareas de la jardinería como podar el césped con una podadora, cortar leña y usar la pala son comparables a esquiar o jugar tenis de dobles. Estas actividades no reemplazan las verdaderas rutinas de ejercicios, pero son una manera perfecta de invertir el curso de la inactividad.

Información esencial

Para hacer de la jardinería algo seguro, recuerde que cuando esté plantando, dóblese con las rodillas, no por la cintura. Además, intente alternar los brazos cuando use las herramientas. Adicionalmente, no haga mucho. No debería trabajar más tiempo en su jardín de lo que emplearía caminando, por ejemplo. Finalmente, estírese cuando lo necesite y no se siente en una posición por mucho tiempo.

La jardinería ofrece otro importante beneficio: levanta el ánimo sicológicamente. Estar afuera, cultivar alimentos o flores, interactuar con la naturaleza, posiblemente trabajar con otros miembros de la familia y (alguna veces literalmente) ver los frutos de sus labores es gratificante de una manera que otras actividades no lo son.

Por supuesto, como con sus otros ejercicios, asegúrese de programar la jardinería y escribirlo en su agenda.

El aseo de la casa

Ahora, esto es algo gracioso. Por estos días, muchas personas ven el aseo de la casa como algo indigno, aunque estén orgullosos de sus casas limpias. En otras palabras, como con la jardinería, se deja que alguien más lo haga.

Y qué lástima, porque el aseo de la casa es, de muchas maneras, el perfecto ejercicio de entrenamiento cruzado. Este combina ejercicio cardiovascular (especialmente si está restregando los baños o el piso), entrenamiento de resistencia en la parte superior de su cuerpo y flexibilidad (ya que se está moviendo mucho y cambiando constantemente de posición). De diversa forma, el aseo de la casa es como bailar, es un movimiento constante. ¡Y que usted mismo limpie su casa le ahorrará dinero!

Hecho

Las siguientes son las actividades que pueden hacer un cambio en su cuerpo, incluyendo su corazón y músculos: aspirar, limpiar el polvo, lavar los pisos, restregar los baños y limpiar las ventanas. Debido a la diferencia en el tamaño, a las actividades y a la producción de energía en el cuerpo, nadie sabe exactamente cuántas calorías quemará, pero las estimaciones aproximadas son algo entre 100 y 300 calorías por hora, dependiendo de su nivel de intensidad.

Otra estrategia muy efectiva es limpiar su casa en tiempos de 10, 20 o 30 minutos en la noche, especialmente si el televisor está usualmente encendido. Levántese durante los comerciales y limpie el lavamanos o apague el televisor durante ese programa de media hora que a usted no le gusta y lave todo el baño. No solo quemará un bonito número de calorías, sino que la explosión de energía relajará su ánimo y estará feliz con la recompensa de ¡una casa limpia!

Bailar

Incluso si no sabe bailar, encienda su lector de CD o ponga el *iPod* en su base de conexión y empiece a moverse. Si es en su cuarto, en su sala, en un club social o estudio, bailar es un excelente ejercicio.

De hecho, los aeróbicos como forma de ejercicio empiezan como baile, una rama del *jazz* (algo como lo que hacen las *Rockettes*, aquellas bailarinas del Radio City Music Hall que realizan presentaciones en la Navidad). Debido a que uno se mueve rápidamente (incluso los bailarines de salón bailan relativamente rápido) y usa todos los miembros, uno quema una tonelada de calorías bailando. Lo gracioso del baile es que todo lo que realmente necesita es tener sentido del ritmo y disfrutar la música, usted puede ser bueno en esto, sin importar el tamaño ni la forma.

Tomar una clase de baile, bien sea *ballet*, danza del vientre o *swing*, puede ponerlo en forma y es una excelente vía para socializar. Pero también puede bailar solo en su casa con su propia música.

Aquí hay una lista de diferentes estilos de baile, sus beneficios y el conteo de calorías quemadas para una intensidad moderada de 30 minutos (tenga en mente que la mayoría de las clases de baile son de al menos 60 minutos):

- El baile de salón: quema 150 calorías en una hora. Fortalece los músculos de la pierna, el hombro, el abdomen, el brazo, la espalda y los glúteos; aumenta la flexibilidad. Mejora la concentración. Solo aumenta la fuerza del corazón, si hace pasos rápidos, como en el *swing*.
- La salsa: quema 170 calorías en una hora. Fortalece los músculos de la pierna, el hombro, el abdomen, la espalda y los glúteos. También aumenta la flexibilidad. Fortalece el corazón.
- El *ballet*: quema 150 calorías por hora. Fortalece los músculos de la pierna, el hombro, el abdomen, la espalda y los glúteos. También aumenta la flexibilidad. Se necesita de concentración y resistencia. No aumenta la fuerza cardiaca.
- El baile *country* en línea: quema 125 calorías por hora. Fortalece los músculos de la pierna, el hombro, el abdomen, el brazo, la espalda y los glúteos.
- El baile disco: quema 175 calorías por hora. Fortalece los músculos de la pierna, el hombro, el abdomen, el brazo y los glúteos. Fortalece el corazón.

Las diligencias diarias

Cuando parece que va a tener un día ocupado, usted se sube al carro con una larga lista de diligencias que tiene que hacer. Aquí hay una idea: póngase un contador de pasos en la cadera para ver cuantos pasos da cuando hace vueltas. Probablemente son menos de los que piensa, infortunadamente.

La verdad es que cuando hacemos vueltas, realmente vamos sentados en el carro entre las muy cortas caminatas a las tiendas y luego salimos rápidamente de ellas. Piénselo. Usted da 20 pasos hacia su carro (y esto siendo generosos), se sube y maneja menos de un kilómetro y medio, por ejemplo, hacia la lavandería; se baja del carro y camina 20 pasos hacia el mostrador, está de pie por unos minutos, coge la ropa, camina 20 pasos de vuelta al carro y luego maneja hacia su próxima vuelta. Aunque esto podría haber tomado unos 10 minutos, usted realmente no se movió mucho.

Para solucionar este problema, use el tiempo de las vueltas como una fuente de ejercicio. Si puede, camine desde una vuelta hacia la otra. Si es imposible porque vive en las afueras, donde nadie camina y no hay aceras, entonces intente juntar lo que tiene que hacer para que las vueltas de un solo día estén en la misma área y no tenga que estar bajándose y subiéndose al carro. Solo esto puede ahorrarle una media hora. Ahora, use esa media hora para hacer ejercicio. Puede hacer un video de ejercicios, caminar por el parque o ir a nadar. Cada una de estas actividades podría ser más beneficiosa para su cuerpo (sin mencionar el medio ambiente), que hacer vueltas.

Hecho

Si hace cinco diligencias diferentes en cinco lugares diferentes, habrá gastado una hora dando unos 100 pasos, lo cual no es mucho mejor que sentarse en el sofá. Una de las razones por las cuales hacer vueltas es agotador es porque son aburridas.

Esta estadística sorprendió a expertos y escépticos de la misma manera: los adultos y los niños son significativamente menos activos los fines de semana de lo que son durante la semana. La imagen de la gente jugando fútbol al aire libre o caminando es agradable, pero es una ilusión. La verdad es que la mayoría de las personas se sientan en el sofá, duermen hasta tarde, miran más películas y gastan significativamente más tiempo en sus carros el fin de semana.

Por tanto, aquí hay algunas cosas que puede hacer para crear un fin de semana activo:

- Una vez más, vaya a su agenda para programar su tiempo. Pero los fines de semana no solo debe programar sus ejercicios, sino también algo de diversión. Excursiones, patinaje, un día en la playa, montar bicicleta con la familia, todas estas actividades lo mantendrán fuera de la casa y moviendo el cuerpo.
- No maneje los domingos y apague el televisor. Si puede, ocúpese durante el tiempo en su casa. Lave su carro, arregle el jardín, juegue un partido de fútbol. Pero otra vez, no encienda el televisor, porque eso de hecho quema menos calorías que sentarse en el carro.
- Dese un gusto sin comida. No se salte la diversión, por supuesto (incluso si eso significa comer por fuera), pero intente encontrar maneras de divertirse sin comer mucho o no saludablemente.

Activismo comunitario

En muchas ciudades, los niños no pueden caminar al colegio y deben ir en los buses o los carros. Es difícil encontrar lugares para caminar y jugar y muchos niños tienen educación física en el colegio una vez a la semana, y eso.

Aquí hay cinco características que las ciudades activas comparten:

- Lugares seguros para caminar.
- Gimnasios económicos.
- Ciclorrutas y cultura de bicicletas.
- Apoyo para sus actividades favoritas, si es un lugar para nadar, un estudio de yoga o un lugar divertido para bailar.
- Clases de salud y educación física en los colegios, así como recreos.

La gente activa con frecuencia busca lugares activos para vivir. Ellos van a la costa para surfear o a sitios especiales para escalar. El resto de nosotros, que vivimos donde vivimos, tenemos que encontrar maneras de transformar nuestras ciudades, llenas de carros obsesionados y con pocos lugares para el ejercicio, en lugares activos para vivir. Las siguientes son algunas ideas de cómo ayudar a su ciudad a ser más activa.

Construir vías peatonales

Muchos departamentos y municipios tienen programas que ayudan a las comunidades a construir vías peatonales. Si usted y sus vecinos quieren vías peatonales en su área (y deberían; estos han mostrado un incremento en el número de personas que caminan), primero vaya a una reunión comunitaria para averiguar si hay dinero en el presupuesto para esto y para ver qué pasos se necesitan para hacer construir la vía peatonal. Si alguien le dice que esto no es posible, solicite la ayuda del alcalde de la localidad para ver dónde podría haber dinero para presupuesto. Pida la ayuda tanto de la localidad o comunidad, así como de las entidades oficiales y no se detenga cuando oiga la palabra "no". El no es solo un paso en el proceso, pero no es la respuesta final.

Anime a un gimnasio a ir a su ciudad o pueblo

Hay numerosas cadenas y compañías de gimnasios que siempre están buscando comunidades para servir donde pueden ganar una utilidad. Asista a una reunión de la Cámara de Comercio de su ciudad y averigüe si alguna organización de ejercicios alguna vez ha expresado interés en su localidad.

Si va a un gimnasio en una comunidad cercana, mire si puede hablar con el director o presidente de ese lugar y exprésele su idea. O pregunte en una universidad local si ofrece clases de ejercicio en las noches.

Cree ciclorrutas y conciencia ciclística

Si hay un espacio natural sin usar en su comunidad, considere contactar un grupo como Rails to Trails, que es una organización estadounidense que trabaja con las comunidades para preservar los rieles inutilizados transformándolos en caminos (ver apéndice A) u otra organización pública deportiva, ya que las vías de la comunidad para hacer ejercicio han mostrado un aumento en los niveles de actividad, especialmente en habitantes anteriormente sedentarios y de bajos ingresos. De hecho, un estudio de Salud Pública de la Universidad de Saint Louis sobre las comunidades en el sudeste de Misuri, donde recientemente se han construido vías peatonales, encontró que cerca del 40 % de la gente con acceso ha usado las vías y más del 55 % de los que usan estas vías ha aumentado la frecuencia con que camina desde que empezaron a usarlas. Los investigadores de la Universidad de Saint Louis también encontraron que las mujeres eran dos veces más proclives que los hombres a reportar un incremento en el tiempo que caminaban desde que empezaron a usar las vías peatonales.

Obtenga apoyo para sus actividades favoritas

Si es un lugar para nadar, un estudio de yoga o un lugar divertido para bailar, la mejor forma de apoyar este tipo de programas es ir a una escuela y buscar un profesor, luego trabajar con él para encontrar un lugar. Los estudios de yoga tienen artes marciales y clases de baile, mientras que las escuelas públicas permitirán que los adultos tomen todo tipo de clases en la noche. Si es una piscina lo que está buscando, tendrá que ir al gobierno local y buscar la manera de poner a la comunidad detrás de un objetivo común.

Alentar clases de educación física y recreos

El recreo se ha convertido en un asunto importante para las juntas de los colegios locales y las organizaciones de padres y de profesores, ya que con los recortes de presupuesto, muchos colegios ya no tienen los recursos para pagarle a la gente para que vigilen a sus niños mientras están jugando. Al mismo tiempo, unas expectativas académicas más exigentes han convencido a muchos padres de que el recreo es una pérdida de tiempo. Pero no lo es. En primer lugar, sentarse todo el día es un detrimento para sus hijos como lo es para usted, tanto para la salud física como para la salud intelectual. Hay numerosas organizaciones que apoyan esta idea, incluyendo las agencias del gobierno, por tanto vaya ante la junta de su colegio y pelee por este importante tiempo del día de sus hijos. Mire el Apéndice A para encontrar recursos.

Nuevas formas de relajarse

Cambiar la forma como vive su vida requiere mucha energía y compromiso. Y es posible que usted se premie con ocio y comida, infortunadamente. Por ejemplo, se podría relajar sentándose enfrente del televisor con una copa de helado. Pero esta recompensa contrarrestará todas las mejoras que ha hecho en su vida. El televisor y la comida son una combinación literalmente mortal cuando se trata de su salud, su estado físico y su peso.

Entonces, cuando le llegue la hora de relajarse y de premiarse, considere estas ideas:

- Manicura y pedicura.
- Agua con gas y uvas en el cine (éntrelos a escondidas).
- Un nuevo libro o CD.
- Bajar algo de música para caminar o bailar.
- Caminar con un amigo.
- Ir al museo.
- Experimentar una nueva receta.
- Trabajar en un proyecto de manualidades.

Recuerde que casi cualquier actividad, incluso una sedentaria, es mejor para su cuerpo que el televisor y la comida chatarra.

Capítulo 14

Ponerse en forma fácilmente en la oficina

Contrario a la creencia popular, las sillas son de hecho muy duras para el cuerpo. Usted podría pensar que debido a que "se toma un descanso" ellas están ayudando a su cuerpo a relajarse, pero las sillas en realidad presentan dos problemas. Primero, la posición a la que queda obligado su cuerpo reduce algunos músculos (aquellos en la parte anterior del cuerpo) y alargan otros (aquellos en la parte posterior) lo cual crea un desequilibrio en el cuerpo, llevando al dolor y a las lesiones. Es hora de hacer más activas sus ocho (o más) horas en la oficina (sin mencionar cuando maneja al trabajo).

El problema con el trabajo moderno

Así como gastamos cada vez más tiempo en el carro y enfrente del televisor, la mayoría de nosotros trabaja más horas de lo que nuestros padres y abuelos hicieron. Y mientras que nosotros ciertamente tenemos más dinero y vivimos en un mayor nivel que ellos, hemos pagado el precio por el dinero que ganamos.

En primer lugar, como hemos leído, mientras disfrutamos de cuerpos más saludables, con menos muertes por enfermedades infecciosas, por ejemplo, nuestra calidad de vida ha cambiado. Estamos estresados y más gordos y hemos sacrificado tiempo con nuestras familias y amigos.

Hecho

Para cuando un niño ha dejado el colegio, se habrá sentado por más de 40 000 horas, más de la mitad de su vida despierto. Por eso debe alentar a sus hijos a ser activos cuando no están en el colegio y asegurarse de que en el colegio lo sean.

Aunque sería maravilloso empezar una revolución para estar en forma, es más realista ser consciente de la situación, al menos en este momento. Debe aceptar que su vida no es tan activa como debería ser y que una de las razones principales es su trabajo.

Sentarse de manera diferente

Sentarse mucho tiempo y sentarse incorrectamente son igualmente problemáticos para su cuerpo, pero vamos a tratar primero lo segundo. Piense en el cuerpo humano, el cual fue diseñado para moverse y, al menos, estar de pie o en cuclillas. Las sillas y los sofás no eran parte del paquete hasta que el hombre decidió que podría inventar una mejor forma y más cómoda para sentarse.

Información esencial

Sentarse no hace daño mientras lo hacemos ya que no estamos sosteniendo todo nuestro peso. Entonces, mientras nos sentimos incómodos en nuestras caderas o parte baja de la espalda cuando estamos sentados, nuestros cuerpos no tienden a lastimarse porque no se cansan. Pero esto no significa que sentarnos no nos lastime. Tan solo sentimos el dolor después cuando tratamos de movernos como se supone que debemos.

Solo hay un problema: mientras estamos cómodos en las sillas y sofás, ya que descansamos en ellos, nuestros cuerpos no están realmente tan felices. Primero, sentarse aplasta los flexores de la cadera (los músculos que van desde nuestras costillas bajas hasta nuestras caderas) mientras que, al mismo tiempo, estira nuestra espalda baja y los músculos de la cola. Y estamos en esta misma posición durante horas.

Imagine que fuera a hacer una tijera, una sentadilla o a mantener arriba una lagartija por horas. Esto lastimaría, ¿cierto? Y cambiaría de posición, ¿cierto?

También nos encorvamos cuando nos sentamos, hundiéndonos en las sillas y dejando que nuestros músculos centrales no trabajen, entonces cuando necesitamos levantarnos o caminar o hacer otra actividad, nuestros músculos están muy débiles para lograr nuestros objetivos eficientemente. Las siguientes son algunas sugerencias para contrarrestar estos problemas.

Intente estar de pie

Varias compañías construyen áreas de trabajo en las cuales puede estar de pie. Mientras la idea parece cansarlo al principio, después de un día o dos, realmente notará la diferencia en la manera como se siente su espalda. ¿Quiere oír un secreto? Todo este libro, todas las 85 000 palabras, fue escrito de pie. Mi espalda se sintió (y aún lo hace) excelente.

Consiga un balón

Otra cosa que las personas están intentando es sentarse en sus balones de ejercicio en sus escritorios. Esta es una buena idea, ya que lo obliga a usar los músculos centrales cuando se sienta. Un problema, sin embargo, es que puede ser agotador, ya que de hecho está haciendo ejercicio mientras trabaja, por tanto tenga una silla (o un lugar para pararse) cerca durante su día de trabajo.

Haga poco práctico su cubículo de trabajo

Si tiene que pararse para alcanzar su grapadora, doblarse para coger su dispensador de cinta y moverse por la oficina o cubículo para coger una carpeta, inconscientemente se moverá más, lo cual contrarrestará los problemas de sentarse demasiado.

Trabajos "activos"

Pocos de nosotros tienen en realidad trabajos "activos", en los cuales nuestros cuerpos trabajen de diferentes maneras durante todo el día, en los cuales tengamos una cantidad de descansos adecuados, y trabajemos en equilibrio. En cambio, incluso aquellas personas que son lo suficientemente afortunadas de no sentarse todo el día, con frecuencia, son obligadas a pedirles a sus cuerpos actuar de una manera desequilibrada, martillando con su mano derecha, estando de pie jorobados sobre una línea de ensamblaje o ayudando a sostener a personas más pesadas bajo condiciones estresantes.

Cómo estar realmente en un trabajo activo

Hay un par de cosas que puede hacer, si tiene lo que tradicionalmente se considera un trabajo "activo". Primero, sea honesto sobre lo que realmente le está pidiendo a su cuerpo. En lugar de intentar convencerse de que su trabajo es suficiente para mantenerlo en forma y saludable, reconozca que requiere un programa de ejercicios que haga dos cosas. Primero, debe mantenerlo en forma y lo suficientemente saludable para hacer su trabajo, y segundo, debe equilibrar cualquier actividad desequilibrada que tenga que hacer cada día.

Información esencial

Las enfermeras caminan todo el día y ayudan a sostener a los pacientes desde y hacia la cama. Los trabajadores de construcciones suben, levantan y hacen el trabajo con un brazo y mantienen una posición por largos periodos. Empleados de fábricas están de pie y hacen movimientos repetitivos por horas. Estos son trabajos "activos", pero no son días completos de actividad, ni ayudan a nadie a estar en forma. En otras palabras, tenga en mente que incluso un trabajo activo no lo pone en "forma".

Por ejemplo, si es una enfermera y está en situaciones estresantes muy seguido, en las que físicamente tiene que ayudar a la gente a salir y entrar a la cama, usted necesita practicar técnicas de relajación y movimientos que fortalezcan la espalda, los brazos, el pecho y el centro. También necesitará hacer aeróbicos para perder peso, ya que aunque está en los pies, en realidad no se está moviendo lo suficiente para quemar grasa corporal. (Probablemente dé 10 000 pasos al día, pero lo más probable es que rara vez aumente el ritmo cardiaco).

De igual manera, si trabaja en una construcción, usted ya debe tener brazos y piernas fuertes, pero ¿se ha asegurado de que su espalda esté fuerte para que, cuando levante objetos pesados, su columna no se tuerza?

Aunque muchas personas piensan que los entrenadores personales son un lujo, incluso algunas sesiones con uno muy bien cualificado (ver página 181) puede darle un programa adaptado específicamente a sus necesidades. También debería hacer un control con el entrenador cada par de meses para cambiar su programa lo suficiente como para mantenerlo interesante y en sintonía con su nuevo nivel de estado físico.

Moverse más

Piense cuándo se sienta sin tomar un descanso, en reuniones, enfrente del computador, ojeando papeles del trabajo. Todo esto es tiempo en el cual usted podría moverse o estar de pie en vez de estar sentado. Y, mientras alguien siempre le sugiere tomar descansos y esto siempre parece imposible, porque su trabajo es muy atareado o es en una compañía donde tomar descansos está muy mal visto, sepa esto: su salud está sufriendo si no los toma.

Cómo tomar un descanso

Cuando tome un descanso, asegúrese de tomar uno activo. No se siente en una mesa, en lugar de eso, camine. Y preferiblemente camine afuera para tomar aire fresco. Camine rápido. Incluso 10 minutos es suficiente para una sesión de intervalos. Empiece despacio y luego suba el ritmo un poco. No sudará ni arruinará su traje, pero se sentirá mucho mejor y mejorará su metabolismo y salud.

Si ha aceptado que necesita descansos, entonces hay un paso más que puede tomar y es hacer que sus descansos sean realmente activos. Mientras que es útil salir a caminar un poco, hay otras cosas que puede hacer para que sus descansos sean más efectivos. Si no puede caminar, use sus 10 minutos de descanso para estirarse.

Si tiene un balón en su escritorio, úselo para hacer ejercicio. Póngase sobre este (con su espalda en el balón) y deje que su pecho se estire. Levántese y ponga las manos en el balón, luego hágalo rodar. Lleve al trabajo una banda de ejercicios y úsela para estirarse. Puede hacer esto sentado en una silla o de pie (mucho mejor, por supuesto).

Inscríbase en un gimnasio

Si tiene una hora de almuerzo, considere inscribirse en un gimnasio cerca de la oficina. Incluso si tiene que caminar o manejar hasta ahí, es posible que tenga al menos 30 minutos de ejercicio, y así tendrá muchas opciones de ejercicio. Varios gimnasios ofrecen clases de 30 minutos a la hora del almuerzo.

Un inconveniente con estas clases es el tiempo para bañarse. Si trabaja lo suficientemente fuerte, sudará (o al menos se pondrá rojo) y no hay forma de evitarlo. Usted puede esforzarse para crear una rutina en la que bañarse y cambiarse sea posible. Muchas personas lo hacen (si va al gimnasio al mediodía, lo verá). Pero si no quiere hacer esto (y eso está bien, no se reprenda por eso), acepte que sus ejercicios no van a ser tan intensos como necesita que sean, pero hágalos de todas maneras. Tener una hora activa de almuerzo, incluso si es una actividad moderada, es mejor que tener una hora del almuerzo sedentaria.

Fomentar una oficina activa

Es hora del almuerzo y sus compañeros (muchos de los cuales probablemente también son amigos), se dirigen a una mesa para sentarse, comer y conversar. ¿Quién se quiere perder eso? Ciertamente usted no.

La presión de grupo es una realidad, especialmente cuando quiere estar con sus amigos. Aquí hay algunas maneras de reclutar a sus compañeros para ser más activos:

- **Pida apoyo honestamente:** Dígales que tiene la meta (incluso querrá decir que es por orden del doctor) de ser más activo durante el día y que le gustaría que ellos le ayudaran. Pregúnteles si estarían interesados en caminar con usted o en inscribirse en el gimnasio.
- **Divida la diversión:** Almuerce con sus amigos algunos días y vaya al gimnasio otros días. No piense en la situación como un pierde y gana; piénsela como un gana-gana, un compromiso que tiene para hacer todo lo que le gusta.

Si siente apatía por parte de sus compañeros quienes no han adoptado una vida en forma, busque apoyo en otro lado. Pídale a un amigo o pariente que apoye sus metas, que lo llame o le escriba durante el día para ver cómo le está yendo (solo una vez; no tiene que gastar mucho tiempo) para que no se sienta solo.

Le beneficiaría a la empresa, a sus empleados y a la productividad, si el ejercicio, y por tanto una buena salud, fuera alentado y apoyado. Llame al proveedor de su seguro médico y pregúntele si tiene incentivos para las empresas que promueven la salud y el bienestar en sus sitios de trabajo.

Luego vaya al Departamento de Recursos Humanos y cuénteles sobre esos incentivos, ya que estos podrían ahorrarle dinero a la empresa.

Información esencial

Los beneficios de la salud y del ejercicio son una de las medidas usadas para juzgar si una compañía es buena. Mire *Fortune, Money, Working Mother* y otras revistas que crean esos listados de "Los mejores lugares para trabajar"; todas las mejores compañías tienen gimnasio en el sitio. Y mientras los grandes cambios pueden parecer improbables para una pequeña empresa, los pequeños cambios, como comprar balones de ejercicio o darle bandas de ejercicio a cada uno, enviarán importantes y económicos mensajes a los empleados: el ejercicio es bueno para todo el mundo.

Piense en lugares de su empresa donde se pueda poner algo activo, como una mesa de pimpón. ¿Suena raro? El pimpón es físico y, créalo o no, es una de las formas más comunes para que una compañía introduzca algo de actividad en la vida de sus empleados.

Encuentre a la persona a cargo que le guste hacer ejercicio. ¿Es un vicepresidente que viene a la oficina directamente desde el gimnasio cada día? ¿El director tiene una caminadora en su oficina? Vaya hacia esa persona (¡no tenga miedo!) y explíquele que quiere ayudar a promover el ejercicio en el trabajo porque esto reduce las reclamaciones al seguro médico (¡y lo hará!) y hará que la oficina sea más agradable para trabajar.

Cuando trabaja en casa

Con la proliferación de computadores y portátiles en casa, muchas personas están trabajando en el hogar, lo que significa que se sientan más y no solo en las sillas. Usted también puede trabajar en su sofá o en el sillón reclinable en la actualidad. Sentarse en una silla en la casa por largos periodos de tiempo, incluso si está trabajando, es tan perjudicial para su postura y estado físico como sentarse en la oficina.

Si trabaja en casa, siga los mismos consejos que deberían tomar los que están en la oficina. Haga que su escritorio sea ligeramente incómodo, no se siente por mucho tiempo sin levantarse y asegúrese de hacer descansos. Además, fíjese si mantiene una buena postura cuando se sienta.

Hecho

Los que trabajan en casa se mueven incluso menos que aquellos que manejan o caminan a sus oficinas. Es de sentido común, no tienen que subirse o bajarse del carro para empezar a trabajar. Si trabaja en casa para eliminar el tiempo de desplazamiento, intente usar algo de ese tiempo ahorrado para estar activo. Y si puede, haga una actividad de intensidad alta para que pueda contribuir con su nivel de estado físico.

Si trabaja en casa, también necesitará recordar que hay momentos en los que se puede levantar y mover cuando otros trabajadores no pueden. Por ejemplo, puede ir a coger los audífonos y caminar cuando tiene una teleconferencia. También puede pararse al lado del escritorio o tocador o trabajar durante el tiempo destinado para desplazarse al trabajo, en lugar de sentarse. También puede sentarse en un balón de ejercicios en lugar de una silla cuando trabaja.

Piense en estar en forma, no en la comodidad

Los que trabajan en casa son afortunados al poder diseñar sus oficinas como les guste y es posible hacer esto con el ejercicio en mente. Puede tener una caminadora en la oficina o un par de mancuernas. Además, puede usar una alarma para tomar 10 minutos de descanso y aprovecharlo incrementando su intensidad mientras se pone más en forma. Recuerde, 10 minutos de actividad rápida son tan efectivos como largos ejercicios para fortalecer la salud y si hace esos cortos ejercicios con alta intensidad, también puede mejorar su estado físico.

Incluso si no tiene una caminadora o unas pesas, use sus descansos para correr alrededor de la casa, practicar yoga o hacer movimientos de fuerza para todo el cuerpo (que se muestran en el capítulo 7) para estar en forma.

Comer en casa

Cuando trabaja en casa, también es fácil comer lo que esté en la despensa, especialmente si está aburrido o se siente solo. Intente decidir lo que va a comer antes que el día comience para no tentarse con lo que está en la nevera cuando está en casa. Y es mejor si saca sus paquetes favoritos de la casa, ya que es fácil oír que esas galletas y papitas lo llaman cuando está solo.

Cuando viaja

Muchos de los viajeros de negocios se quejan de que no pueden hacer su rutina de ejercicios mientras se desplazan por trabajo. La mayoría de los hoteles tienen gimnasios, con viejas caminadoras y muy pocos equipos de pesas. Si va a viajar por negocios, para estar en forma lleve con usted una banda de resistencia y algunos DVD de yoga o pilates (puede ponerlos en su portátil).

Y recuerde, Tom Brokaw es famoso por subir y bajar las escaleras de los hoteles cuando viaja. No necesita máquinas para correr o hacer otras formas de ejercicio. Salga, camine y vea los lugares turísticos. Practique buenos hábitos de alimentación cuando viaje; aléjese de los alimentos procesados e intente detenerse en los supermercados por productos frescos para asegurarse de que está obteniendo los nutrientes de las frutas y los vegetales. Se sentirá mejor cuando viaje y lucirá incluso mejor cuando vuelva a casa.

Capítulo 15

Vacaciones para estar en forma

Viajar a un nuevo destino y ser activo es una excelente combinación. ¿Qué tal correr la 10k en Hawái o Florida? ¿Qué tal montar bicicleta por su ciudad o país europeo favorito? Usted podría ir de hostal en hostal por España o Francia. O simplemente puede asegurarse de que el hotel donde se quede tenga vías peatonales y un cuarto de ejercicio. Y si tiene que ir a algún lugar sin muchas opciones, entonces al menos sabrá llegar a su destino con la intención activa de hacer el salto de la marioneta y otros movimientos cardiovasculares, así como algo de entrenamiento de fuerza con el propio peso de su cuerpo.

Haga un ejercicio de su destino

Como la gente disfruta la combinación entre viaje y actividad física, cada vez hay más eventos organizados y compañías que ofrecen itinerarios planeados y ayuda oficial. Estos le ofrecen la oportunidad de ir a diversos lugares que no ha visto antes, ser activo al aire libre y conocer gente mientras se divierte.

Aquí hay algunos eventos para ir:

- Media Maratón Internacional de Bogotá
- Media Maratón de Cali
- Media Maratón de Medellín

Pero eso es pensar en grande. Su otra opción es tomar unas vacaciones activas, sin ningún objetivo más que divertirse, pasarla bien sin sentarse. Hay una vertiginosa variedad de opciones de viaje. Estos incluyen *spas* con un enfoque de ejercicio, hoteles con actividades (esquiar, nadar y patinar), vacaciones de caminatas, excursiones con bicicleta, excursiones a la montaña y muchas opciones de aventuras, como el alpinismo, el kayak, los paseos para aprender a navegar y otros viajes enfocados en habilidades. Haga el viaje que sea, pero asegúrese de llevar el equipo solicitado y los zapatos adecuados para que esté cómodo y pueda participar en todas las actividades disponibles para usted.

¿Pregunta?

¿Está prohibida la relajación en unas vacaciones de ejercicio?

¡De ninguna manera! No se pueden llamar vacaciones, si no usa algo de tiempo descansado y relajándose. Usted puede escoger, por ejemplo, estar en un spa u hotel que le ofrezca cuidados y actividades. O puede ir más allá y planear un viaje relacionado con su actividad favorita, como caminar o montar bicicleta.

¿Qué hacer si va a Disney World con sus hijos? ¡No se preocupe! Caminará mucho en Disney World, y en la mayoría de los parques de diversión.

Ir desde el hotel al parque y luego alrededor del parque prácticamente garantiza que caminará más de lo que hace en todo un día.

Además, si usa una parte del tiempo en Disney World, se estará quedando en un hotel cercano y esos hoteles usualmente tienen cuartos de ejercicio, aunque su utilidad es muy básica (máquinas viejas y muy pocas para escoger). Pero Disney World, como otros hoteles, ofrece muchas otras actividades para sus visitantes, como montar a caballo, nadar y jugar tenis.

Si quiere ejercitar los músculos mientras viaja, piense en llevar una banda de resistencia o hacer una rutina de yoga, un ejercicio de pilates o la rutina de entrenamiento de fuerza en el apéndice B.

Algo importante para recordar es que, a diferencia del estereotipo, la mayoría de las personas pierden peso en vacaciones, de hecho. En primer lugar, no están sentados enfrente de su escritorio todo el día, por lo que están más activos de lo usual. Segundo, el solo hecho de estar más relajados y divirtiéndose, salir a bailar en la noche o visitar museos, tiende a bajar el estrés de las hormonas (lo cual contribuye a aumentar el peso) y quema más calorías haciendo más que sentarse a ver televisión en la noche.

¡Alerta!

El mayor problema que la gente tiene en las vacaciones no es su nivel de actividad, sino los alimentos que come. No hay absolutamente nada de malo en comer postre, tomar un poco más de una comida especial o incluso darse un gusto con comida chatarra cuando viaja. La idea de unas vacaciones es divertirse y relajarse. Sin embargo, casi siempre hay maneras de asegurarse de comer equilibrado, comidas nutritivas —más gustos— incluso cuando está viajando.

Ahora, si va a viajar a un lugar muy remoto o exótico, es difícil comer algo diferente a lo que es común en el área donde se está quedando. Si va a un lugar lejano, piense en llevar frascos de mantequilla de maní, así como barras de proteínas y frutos secos. Estos son nutritivos y numerosos en calorías (para que no sienta hambre) y no se dañan.

Si está en la carretera, piense en porciones pequeñas, comida fresca (los supermercados están por todas partes) y equilibrada (proteínas y vegetales bajos en grasa, también todos los granos y las frutas). También tome mucha agua, por supuesto.

Recuerde que incluso una o dos semanas de comer poco saludablemente no destruirá su salud o sus logros en el ejercicio. La diversión y la falta de estrés y desgaste son tan importantes para su salud como su dieta.

Más que preocuparse sobre subir de peso o perder su nivel de ejercicio cuando está viajando, enfóquese en formas de divertirse, de moverse más de lo que usualmente hace. Cuando esté planeando su viaje, deje tiempo para hacer ejercicio y se dará cuenta de que su paseo es más divertido.

Paseos con caminatas

Si está pensando en unas vacaciones para caminar, necesita hacerse un par de preguntas. Primero, ¿qué tanto camina ahora? y segundo, ¿cuánto quiere caminar y con qué intensidad?, durante vacaciones.

¡Alerta!

Si quiere ir a una caminata de paseo, compre y use calzado cómodo y fuerte, que le sirva tanto para caminar como para pasar las vacaciones. No hay mayor error que llevar zapatos nuevos a una caminata. Incluso podría necesitar dos pares: uno con una suela áspera para senderos y otro para caminar sobre el pavimento.

Digamos que usted es alguien que camina tres kilómetros todos los días. Aquí hay un programa para empezar unas vacaciones con caminatas de cuatro a cinco días consecutivos a un paso moderado, cómodas caminatas mientras hace turismo y disfruta de los nuevos alrededores. En promedio usted caminará 11 kilómetros por día:

Semana 1: Escoja un ejercicio de intervalo, uno de resistencia y otro de regalo.

Semana 2 y 3: Escoja dos ejercicios de intervalos, dos de resistencia, uno de fuerza y uno de regalo, pero tome un día de descanso.

Semana 4: Escoja dos ejercicios de intervalos, tres de resistencia y uno de fuerza, pero tome un día de descanso.

Semana 5: Escoja un ejercicio de intervalos, cuatro de resistencia y dos de regalo.

Semana 6: Escoja dos ejercicios de resistencia, uno de fuerza y dos de regalo, pero descanse un día.

Para estas vacaciones, especialmente los principiantes, empiece su entrenamiento con seis semanas previas, al menos.

Vacaciones de ciclismo

Así como los viajes de excursión, los viajes de ciclismo pueden ir desde terrenos planos y suaves jornadas en elegantes hostales, hasta los más agotadores *tours* por montañas cargando una carpa en su bicicleta.

Algo bueno sobre los viajes en bicicleta es que usted puede cubrir mucho terreno (o al menos más de lo que hace cuando camina) en su paseo y usualmente decide cuánto monta cada día. La mayoría de los organizadores de viajes tienen una camioneta para llevar el equipaje, la comida y otras necesidades, para que usted pueda montar sin inconvenientes y, si se cansa, le den un aventón.

Información esencial

Los organizadores de viajes de ciclismo le ayudarán a determinar qué nivel de viaje debería hacer. Los ciclistas profesionales querrán cubrir distancias más largas y buscarán montañas para subir, mientras que los amateurs deberán escoger viajes que sean en terreno plano o que ofrezcan algo de caminata (la camioneta llevará sus bicicletas) así como para montar.

Si se va en un viaje de ciclismo, asegúrese de montar un poco antes de partir. Sea consciente de las distancias que podría estar viajando en su paseo e intente acostumbrarse. Además, mire qué accesorios necesita para estar cómodo.

Aunque la mayoría de las compañías que ofrecen estos viajes le darán una bicicleta, si no quiere traer la suya, ¿le gustaría traer un protector para la silla? ¿Sus propias botellas de agua? ¿Un espejo retrovisor? Intente hacer un viaje cómodo y divertido, lo cual podría significar dividir algunos de los preparativos entre usted y la compañía que contrata.

Natación en vacaciones

Actualmente, casi todos los hoteles tienen una piscina, la cual es excelente, si le encanta nadar, pero al mismo tiempo puede ser terrible, ya que con frecuencia estas piscinas no tienen muy buen mantenimiento y están llenas de niños saltando alrededor. Y, usualmente, tampoco tienen la forma de piscina profesional.

Si es un nadador y quiere practicar en vacaciones, tenga en mente esas advertencias cuando reserve un hotel y escoja su ubicación. Algunos hoteles tienen conexiones con gimnasios cercanos para que pueda encontrar un lugar más apropiado para sus ejercicios.

O puede llamar a la YMCA local y ver si le pueden dar un pase de cortesía por el día.

Información esencial

Si termina encerrado en el hotel que tiene una piscina con forma de riñón, los ejercicios de la mañana serán su mejor opción. Los niños rara vez van a la piscina antes del desayuno (porque sus padres no lo hacen), por lo cual la encontrará limpia, tranquila y más propicia para hacer ejercicio efectivamente.

Una excelente forma de nadar en vacaciones es, por supuesto, ir al cuerpo de agua natural más cercano. No asuma, sin embargo, que hacer largos es lo mismo en aguas abiertas. Lo primero y más importante es que recuerde que nadie debe nadar solo al aire libre. Si se cansa o algo pasa, alguien más debe estar lo suficientemente cerca para oírlo.

Segundo, dese tiempo para acostumbrase a sus alrededores. Durante su primera vez en el océano, lago, río o bahía, simplemente no debería enfocarse en divertirse. ¿Hay una corriente? ¿Necesita considerar la marea? ¿Lo que tiene para nadar es suficiente o necesita un traje o un gorro de baño?

Tercero y último, no espere nadar por el mismo tiempo y de la misma manera como lo hace en una piscina. Si normalmente nada por una hora, no se sorprenda si está cansado después de 30 minutos. Si generalmente nada rápido, no se preocupe si necesita disminuir la velocidad. Condiciones diferentes presentan diferentes retos; en lugar de pelear con ellos, adóptelos.

Mantener la calma

¿Espera las vacaciones, pero está preocupado porque perderá cualquier progreso que haya hecho y (horror) ganar peso? No se preocupe. Aquí está lo que necesita hacer.

Sea realista. Está a punto de tomarse unas vacaciones y unas vacaciones de su programa de ejercicios son tan beneficiosas como unas vacaciones del trabajo y de las tareas del hogar. Dese permiso para pasarla bien y no hacer nada por un momento. Incluso con unos días libres, no perderá nada de los logros cardiovasculares o de fuerza que ha hecho. Sin embargo, después de unas semanas, la historia cambia.

Imagine cómo hará algo de ejercicio en algún momento, especialmente si está en unas vacaciones largas. No intente copiar exactamente su ejercicio: es inusual estar en un lugar con los mismos equipos o senderos para caminar. En lugar de eso, sea creativo y abierto a las opciones. Si usted normalmente camina, necesitará montar la bicicleta estática en el salón de ejercicios. Si normalmente usa pesas libres, será capaz de entender cómo usar la estación de entrenamiento con pesas en el salón de ejercicios.

Hecho

En vacaciones, no será una persona activa (bueno, no muy probablemente), pero puede divertirse viendo deportes, lo cual es muy edificante. Usted podría asistir a los Juegos Olímpicos o a las pruebas clasificatorias o a la Media Maratón de Bogotá o a la Vuelta a Colombia o a los Olímpicos Especiales o al Tour de Francia.

Piense en su dieta. Bajo ninguna circunstancia se niegue a darse un gusto o comer galguerías. Comer bien no se trata de privación, se trata de equilibrio y moderación. Reconozca que va a disfrutar algunos postres especiales o un paquete de papas en la tarde enfrente del televisor y disfrútelo cuando lo esté haciendo. Luego vuelva a su vida regular, saludable y orientada al ejercicio.

Vacaciones de aventura

Para los viajeros osados, no hay nada más excitante que unas vacaciones de aventura. No solo experimenta un lugar que nunca ha visto antes, sino que también se desafía físicamente y se mantiene en forma. Este tipo de vacaciones puede ir en muchas direcciones. ¿Le interesa montar bicicleta? Tal vez le gustaría montar por Francia, parar en hoteles por el camino. ¿Le gusta correr en carreras? ¿Por qué no seguir la prueba 10k por Bogotá?

Aquí hay algunas ideas que podrían satisfacer sus caprichos aventureros. Las páginas web para estos viajes están enlistadas en el apéndice A:

• Caminar la zona despoblada de Australia.
• Aprender surf en Hawái.
• Aprende a navegar en las islas Vírgenes Británicas.
• Montar bicicleta en la Baja California.
• Subir a Machu Picchu.
• Una excursión en helicóptero en Columbia Británica – Canadá.

Lo importante para tener en cuenta sobre estos paseos es que requieren entrenamiento. Incluso si usted es muy activo, necesita entrenar específicamente según el tipo de paseo que va a tomar. Pídale al grupo con el que va que lo aconseje sobre maneras para estar en forma y sacar lo mejor de su viaje.

Hacer activas las vacaciones

Aunque las vacaciones de aventuras son muy divertidas y le dejan excelentes recuerdos, requieren mucha planeación y dinero. Si no tiene los medios o la energía para tales vacaciones, ¡no se preocupe! Usted puede convertir casi cualquier descanso en unas vacaciones de ejercicio con solo unas pocas adiciones. La siguiente es una lista de cosas que debe considerar llevar con usted en un viaje, aunque, por supuesto, la lista exacta dependerá de su ubicación y actividad:

- Unos zapatos deportivos.
- Bandas de ejercicio.
- Un *iPod* con programas de ejercicios descargados.
- Prendas para ejercicio.
- Ejercicios en DVD.
- Traje de baño, toalla, gorro de baño, gafas.
- Una colchoneta de yoga.
- Pantalón corto.

Y, finalmente, si quiere unir el lujo con el ejercicio, ¡piense en los *spas*! Los *spas* solían asociarse con pérdida de peso y privación, pero ahora no solo han aceptado sino también adoptado el conocimiento de que el ejercicio es una parte esencial de la salud, la pérdida de peso y la relajación. Los *spas* lo animarán a escalar, nadar, levantar pesas y hacer pilates y yoga, lo cual puede hacer en cualquier spa. Vea el apéndice A para una lista de *spas* con ejercicios.

Capítulo 16
El sueño y el estrés

Con frecuencia a la gente le gusta alardear de que no solo no duerme bien, sino que no lo necesita. Ellos podrían trabajar más en la oficina o leer más libros, pero es posible que no tengan buena salud. Mire de cerca a esas personas. ¿Son enérgicos? ¿Animados? ¿Lucen saludables? Probablemente no. Aunque pueda parecer aburrido acostarse temprano y dormir muy bien, es increíblemente importante para su salud. El sueño se traduce en salud, felicidad e incluso pérdida de peso.

La necesidad de dormir

Dormir es algo que necesitamos y sin esto nuestros cuerpos y mentes no funcionan correctamente. No hay un sustituto para el sueño y negar su necesidad, negar cuánto lo necesita, es no cuidarse a sí mismo.

Su cuerpo, incluyendo su cerebro, de hecho se cura y se mantiene cuando duerme. Si hace entrenamiento con pesas o hace algún tipo de ejercicio de resistencia, entonces sus músculos se autorreparan y crecen más fuertes cuando está dormido. Si no duerme, sus músculos estarán fatigados y no se volverán más fuertes.

Dormir lo suficiente le ayuda a mantenerse sano; estar privado del sueño aumenta la posibilidad de accidentes y errores. Si quiere estar saludable —tener menos resfriados, por ejemplo— tenga en mente que no dormir lo suficiente disminuirá su sistema inmunológico por lo que estará más proclive a enfermarse y por más tiempo.

Pregunta

¿Cómo sé que no estoy durmiendo lo suficiente?

Si se queda dormido mientras está viendo TV o cuando va como pasajero en un carro, es muy posible que no esté durmiendo lo suficiente. Otros signos de estar privado del sueño incluyen el sentir que su energía disminuye significativamente al final de la tarde, no ser capaz de estar despierto cuando las luces se apagan en una reunión o en el cine o no poder enfocarse durante las conversaciones, como si se estuviera durmiendo.

Todo es con moderación cuando se trata de dormir. Si ha estado durmiendo más de nueve o diez horas o tiene problemas para levantarse de la cama en las mañanas, incluso después de dormir toda la noche, entonces puede estar sufriendo de depresión u otra enfermedad, cuyo síntoma es la fatiga. Dormir mucho es definitivamente algo sobre lo cual debería hablar con el doctor, porque esto también evita que esté en forma y pierda peso.

Baje de peso durmiendo

Si está tratando de perder peso, el sueño le ayuda a su cuerpo a regularse para que sus hormonas y metabolismo funcionen correctamente. Si no duerme lo suficiente, podría tener ansias de comida y comer para tener energía (para estar despierto). Pero más que eso, su cuerpo no le ayudará a perder peso, si está cansado. Su metabolismo se volverá lento, sus hormonas dejarán de funcionar y ¿perderá peso? No, no será posible que pase o no pasará tan rápido como podría.

¡Alerta!

Usted podría sacrificar sueño para hacer más cosas durante el día, creer que está tan ocupado que no alcanza a tomar ocho o nueve horas de sueño de su agenda, pero una noche descansada ha demostrado que lo hace más productivo y enérgico durante el día. En otras palabras, el sueño realmente es beneficioso para una persona ocupada.

Por supuesto, millones de nosotros no duermen lo suficiente o, si dormimos suficientes horas, el sueño no es reparador. Damos vueltas o nos levantamos continuamente durante la noche.

No está bien solo poner una almohada para dormir, porque eso realmente no arregla el problema; está ignorando un síntoma. En otras palabras, si no está durmiendo bien, entonces algo más está pasando y cuando solucione eso, dormirá mejor.

Las razones detrás de un sueño insuficiente

Es posible que sepa por qué no puede dormir bien. Cuando las luces se apagan, se preocupa por su relación o por su trabajo, sus vecinos ponen el equipo de sonido toda la noche o su hijo duerme con usted y lo patea. Pero si está teniendo problemas para entender qué lo tiene despierto, aquí hay algunas posibilidades por considerar.

Molestias medioambientales

El ruido, la luz, una cama incómoda. Si no está cómodo, no va a dormir bien y lo que lo hace cómodo es personal. Podría preferir dormir en un cuarto que sea completamente oscuro o que tenga una luz nocturna, puede disfrutar de la música relajante o de un libro antes de dormir. Si no está seguro de qué lo pondría a dormir y mantenerlo así, entonces necesita experimentar y ver lo que funciona. Luego úselo siempre.

Comer antes de dormir

Tal vez está comiendo mucho antes de dormir. O podría estar comiendo muy poco. Mucha comida lo mantiene despierto porque el cuerpo tiene que hacer el trabajo de la digestión, que lo ocupa físicamente, entonces es incapaz de descansar. Muy poca comida, por otro lado, le hace dar hambre y su cuerpo querrá comer antes de querer dormir, entonces la comida tiene prioridad sobre el sueño, por lo que el hambre puede mantener sus ojos abiertos.

Muchas personas limitan su consumo de comida durante el día y luego comen casi incontroladamente en la noche. Es porque tienen hambre. Si se levanta a una hora razonable y desayuna, con un desayuno real y no solo café y una dona, entonces mejorará en realidad su sueño.

La cafeína y el alcohol

La gaseosa, el té helado, las bebidas deportivas (el Red Bull, por ejemplo) y el alcohol pueden afectar el sueño, aunque las bebidas alcohólicas podrían ayudarle a dormir inicialmente. Si va a tomarse un coctel antes de dormir, asegúrese de que sea al menos tres o cuatro horas antes de poner la cabeza sobre la almohada. Y si tiene el hábito de disfrutar la tarde con una taza de café, hágalo descafeinado o mejor intente eliminarlo del todo.

Las medicinas o drogas

Cualquier químico que ingiera, incluso hierba o calmantes sin receta, pueden alterar su patrón de sueño. Algunas veces eso puede funcionar para usted (si tiene dolor de cabeza, entonces un remedio para el dolor sin receta puede hacerlo dormir), pero en otras ocasiones la medicina o las drogas pueden ponerlo nervioso. Algunos calmantes incluso tienen niveles muy altos de cafeína, por lo que debe leer la etiqueta.

La tensión

¿Preocupado? ¿Nervioso? ¿Solo? ¿Triste? Algunas veces nos quedamos despiertos pensando en muchas cosas. Dejar ir todos los pensamientos para que la mente pueda descansar es necesario para dormir. Pero de hecho, muchos de nosotros nunca hemos pensado cómo dormimos cuando niños y por eso luchamos cuando adultos para encontrar formas de relajarnos. Si algo lo está molestando, saque un diario y un esfero y escriba sus preocupaciones. Si aún está preocupado y su pensamiento lo mantiene despierto por muchas noches seguidas, piense en hablar con alguien para tratar de resolver el asunto.

Las hormonas

Las hormonas, no se puede vivir sin ellas y no se puede ir a dormir cuando están alborotadas. Las mujeres generalmente se dan cuenta de que su patrón de sueño cambia a lo largo de su ciclo mensual y cambia incluso más cuando tienen la premenopausia, la menopausia y la posmenopausia. Reconocer la causa de su falta de sueño, lo cual puede hacer simplemente descartando los típicos problemas enumerados arriba, también puede indicarle la dirección de posibles soluciones.

Ayudarse a dormir mejor

Cada uno de los problemas enumerados hasta ahora en este capítulo tiene una solución potencial, por supuesto, pero antes de entrar en detalles, primero es útil reconocer que quiere dormir bien, de siete a nueve horas de sueño ininterrumpido todas las noches. Tan solo establecer esa intención (lea sobre el establecimiento de intenciones en el capítulo 1) le ayudará a ponerse en el camino de un buen sueño en la noche.

Acuéstese y levántese a la misma hora. A su cuerpo le encanta la regularidad. Si es alguien que duerme tarde los fines de semana y después tiene problemas para levantarse a trabajar el lunes o si algunas veces está despierto hasta tarde y luego se cae dormido la siguiente noche, no se está ayudando. En lugar, averigüe a qué hora necesita levantarse la mayoría de los días. Digamos a las 6:30. Cuente hacia atrás ocho horas (siete si está acostumbrado a dormirse tarde) y planee estar en cama a las 10:30. Haga lo que necesite hacer para estar en la cama a esa hora (cepille sus dientes, lávese la cara, póngase la pijama). Luego una vez que está en la cama, ponga algo de música si quiere, apague las luces y cierre los ojos. Si después de 15 minutos aún está despierto, lea un poco. Solo intente estar en cama y relajarse.

A las 10:30 p.m. de la noche siguiente, empiece todo el proceso nuevamente. Con unas noches deberá estar durmiendo bien. Si no, lea la lista de arriba e intente entender cuál es el problema. ¿Está tomando mucho café? ¿Está preocupado por la cita del día siguiente? Trabaje en cada asunto cuando lo necesite, pero aférrese al horario para dormir, póngale o quítele una media hora, basado en sus necesidades para dormir (tal vez usted solo necesite siete horas o tal vez necesite nueve). Tener un buen sueño regular puede tomar unas semanas de planeación y ajuste, pero las recompensas son maravillosas en términos de energía, ánimo y salud.

Información esencial

No importa a qué hora se acueste, levántese de la cama y salga al sol (incluso si solo se para enfrente de la puerta) a las 6:30. Intente también hacer un poco de ejercicio a las 6:30. Haga un poco de estiramiento, algo de yoga o incluso baile con la radio. La combinación de luz y actividad empezará a fijar su reloj interno, lo cual lo animará a dormir mejor.

Tomar una siesta

La siesta durante el día es excelente para algunas personas, pero solo si dura menos de media hora (de 10 a 15 minutos es perfecto para la mayoría). Si sus siestas duran mucho tiempo, entonces interferirán con su hora de sueño en la noche, pero al mismo tiempo, podrían no ser lo suficientemente largas para ser realmente reconfortantes. Esto es especialmente cierto si está haciendo siestas cuando debería estar haciendo algo más, como trabajar.

Qué hacer cuando no está durmiendo

Incluso las personas que mejor duermen algunas veces pasan la noche en vela. Si usted es alguien que normalmente duerme bien pero ocasionalmente está despierto a las 3:00 a.m., intente no estresarse. Levántese de la cama y limpie la cocina. Lave algo de ropa. Intente estar ligeramente activo sin prender mucho las luces o hacer algo que requiera pensar mucho. Incluso puede bañarse. El calor puede ayudarle a sentirse cansado.

También puede pensar en comer algo. De hecho, podría intentar comer algo unas horas antes de dormir si su insomnio continúa. La merienda, sin embargo, tiene que ser específica. Debe incluir un poco de proteína baja en grasa (una rodaja de queso o una cucharada de queso blanco) y más carbohidratos complejos como una ración de galleta integral o una rodaja de pan integral.

Otras comidas que le ayudan a dormir bien son aquellas ricas en vitamina B, como las arvejas y el fríjol. Además, se cree que las personas que no comen suficiente hierro, calcio y otros minerales tienen problemas de sueño, entonces si está teniendo problemas para dormir, esfuércese por tener una dieta balanceada a lo largo del día y mire si funciona.

Por otro lado, considere que su problema de sueño puede ser por algo que está en su cabeza. Si este es el caso, levántese de la cama, ponga una luz baja, saque unas hojas y un lápiz y empiece a escribir. Escriba todo lo que se le venga a la cabeza, lo que lo está preocupando y lo que cree que podría hacer al respecto. Siga escribiendo hasta que no tenga nada más que decir.

Si lo mismo ocurre la noche siguiente, entonces prométase que va a compartir sus preocupaciones con alguien. Con frecuencia, el solo expresar sus sentimientos le ayudará a sentirse mejor, pero si sus noches en vela duran más de un par de días, podría ser hora de hablar de lo que está en su cabeza.

No permita que sus preocupaciones se pongan en medio de su salud y bienestar, ya que usted se puede hacer cargo de sus inquietudes. Expresarse y encontrar a alguien que lo escuche y apoye puede ser una gran ayuda. La buena noticia de hablar sobre sus problemas es que no solo dormirá mejor, sino que también podrá encontrar una manera de arreglar lo que le está preocupando.

El estrés

En la actualidad el estrés no viene normalmente de las situaciones graves; en cambio, podría sentirlo cuando el bebé está llorando, pero tiene que trabajar y el teléfono está sonando. O pasa cuando quiere hacer ejercicio, pero tiene un proyecto en espera y su pareja quiere salir. El estrés ocurre cuando tiene mucho que hacer. O cuando tiene un problema y no puede solucionarlo o se siente impotente para arreglarlo. En la actualidad, mucho estrés ocurre en su cabeza —preocupada— más que en una situación física, como el peligro.

Su cuerpo maneja mejor el estrés en un término corto, pero la sociedad lo deriva al término largo, en el que la adrenalina hace fluir más sangre por sus venas sin darle a su corazón la fuerza para manejarlo. Esto, sucesivamente, aumenta el riesgo de derrames o enfermedades cardiacas. En respuesta, su cuerpo libera la hormona cortisol, la cual almacena los ácidos grasos en la forma de tejido adiposo alrededor de su estómago.

El estrés es un ciclo de problemas mentales y luego físicos, el cual progresivamente lleva a otra preocupación o inquietud. Aprender a manejar efectivamente el estrés le ayudará a dormir mejor, permanecer más en forma y más saludable y le dará herramientas para manejar las inevitables dificultades inherentes al trabajo y a las relaciones.

Hecho

Sus preocupaciones son reales, pero las respuestas a esas preocupaciones pueden hacer las cosas peores. Usted necesita encontrar maneras efectivas para manejar su vida y que su estrés no se salga de las manos y empiece a absorber el resto de su vida, como el tiempo con la familia, la hora de sueño, su trabajo o el tiempo para hacer ejercicio.

Usted no se siente estresado cuando está en la oficina o mientras cuida a su hijo porque su mente está absorbida por una tarea. En cambio, nos preocupamos por las cosas cuando deberíamos estar durmiendo y cuando, a medianoche, no podemos hacer mucho sobre el problema que tenemos, sean las cuentas o los miedos en una relación. El estrés evita que usted esté presente en el trabajo o con su hijo, ya que es insoportable no poder dejar de pensar en eso.

Reductores de estrés

El ejercicio es, por supuesto, un excelente reductor de estrés. Cuando su cuerpo funciona a un nivel alto, su cerebro tiene más posibilidades de pensar en soluciones creativas a sus problemas, así como puede estar en calma, incluso si está preocupado por algo. Lo que hay que recordar es que el estrés y los sentimientos estresantes, como la preocupación, el pensamiento obsesivo o el llanto, tampoco resuelven los problemas. Su problema es real y reducir el estrés no significa ignorar lo que está en su cabeza, pero sí significa aprender a mantener su mente y cuerpo calmados cuando tenga una preocupación.

Disminuya su respiración

Cuando el estrés se mete en su cabeza y en su cuerpo, usted probablemente empieza a tomar respiraciones más superficiales. Entonces, si puede, conscientemente intente disminuir su respiración, enfocándose en alargar sus inhalaciones y exhalaciones y llevar el oxígeno muy profundamente a su cuerpo. Esta técnica de respiración reducirá su ritmo cardiaco así como tranquilizará la respuesta natural del estrés en su cuerpo.

Camine o haga algo repetitivo

Muchas veces cuando estamos estresados, pensamos obsesivamente sobre lo que nos preocupa, como los recibos o una relación. Sin embargo, como se mencionó previamente, este pensamiento obsesivo no solo es inquietante, tampoco es útil y rara vez nos ayuda a encontrar la solución a nuestros problemas.

Información esencial

Los crucigramas, las sopas de letras, el sudoku y otros rompecabezas son buenas maneras de ocupar la mente sin estresarse. Estas actividades también mantendrán su cerebro en forma. Solo intente buscar rompecabezas que se ajusten a sus niveles de habilidad. Los rompecabezas que son muy difíciles añadirán estrés, ¡no lo reducirán!

En lugar de preocuparse infinitamente, camine, disfrute de un baño o haga algo repetitivo, como tejer. Tener una parte de su cerebro ocupada con una acción repetitiva libera el lado creativo de su cerebro para resolver problemas. Esta es la razón por la cual con frecuencia tenemos excelentes ideas cuando nos estamos bañando o no estamos pensando en algo en particular.

Haga una rutina de cuerpo y mente

El yoga, el pilates, el estiramiento y otros ejercicios relajan la mente así como el cuerpo, al ayudar a unir el movimiento con la respiración, lo cual sucesivamente detiene la respuesta física al estrés. Si se encuentra preocupado acerca de algo, intente hacer algo de yoga (visite nuevamente el capítulo 10 para una actualización) o tome unos minutos para estirarse, incluso si es a la medianoche. Este suave nivel de actividad puede quemar la tensión física, relajar los músculos y al mismo tiempo evitar que su consternado cerebro se obsesione con una preocupación por mucho tiempo.

La risa

Aunque la TV lo mantiene despierto cuando debería estar durmiendo, reírse con un programa de TV o una película puede hacer mucho física y mentalmente para reenfocar su mente lejos del estrés. Si ve TV en la noche cuando no puede dormir, busque algo gracioso o sin sentido, a diferencia de un documental o una película seria.

Recuerde, la reducción del estrés no significa que sus preocupaciones no sean reales o que las está ignorando. Solo significa que está buscando soluciones útiles a sus problemas mientras reduce el impacto que el estrés tiene en su cuerpo y espíritu.

Capítulo 17
Comer bien

Después de los cinco años de edad pocos de nosotros comemos por las razones correctas, las cuales son para tener energía y salud. Cuando tenemos seis, por ejemplo, comemos porque nos dijeron o porque el plato de caramelos estaba enfrente de nosotros. Luego, cuando vamos creciendo, intentamos no comer porque creemos que la forma de estar delgados es no comer. Finalmente, si somos afortunados, empezamos a comer comidas nutritivas así como alimentos que nos gustan solo por el placer que nos dan, en las correctas porciones.

Comer para estar en forma

Para muchos de nosotros aprender a comer bien toma tiempo. Enfrentémoslo: entre la comida emocional; los productos no saludables que se hacen pasar por comida en la cafetería, la oficina y los supermercados; el tiempo que no tenemos (o creemos no tener) para cocinar; los mensajes neuróticos que recibimos sobre nuestro peso en los medios y de nuestras familias; así es difícil aprender a comer bien, mucho menos a comer realmente bien. Muchos de nosotros comemos para sentirnos bien o porque la comida alrededor nuestro es práctica o porque es hora de comer; nos dijeron que debíamos comer tres comidas en el día, más meriendas y eso es lo que tratamos de hacer.

Información esencial

Cuando coma correctamente, mantendrá su peso bajo control, construirá músculos y mantendrá su metabolismo. Su ánimo se regulará y pensará claramente. Su nivel de energía estará arriba y equilibrado. Su piel estará limpia, sus ojos brillantes y su cabello saludable. Comer correctamente también lucha contra la osteoporosis, la diabetes tipo 2 y la degeneración del cerebro. Puede moderar el síndrome premenstrual (SPM) u otros asuntos hormonales, promueve un buen sueño y apoya su sistema inmunológico para que tenga menos probabilidades de enfermarse.

Sin embargo, cuando come para estar en forma, usted tiene objetivos específicos. Primero, debe asegurarse de que lo que come le da energía constante y no interferirá con sus ejercicios. Segundo, debe verificar que las calorías que coma sean ricas en nutrientes y que las comidas que coma tengan muchas vitaminas y minerales.

Una *caloría* es una unidad de energía. Cada caloría que come se transforma en caloría que puede usar o quemar (con frecuencia decimos "quemar calorías" porque las calorías son una especie de incendio en el cual ellas le dan a su cuerpo el calor o la energía). Usted quema, por ejemplo, cerca de 40 calorías por hora mirando TV. Los alimentos carentes de calorías no son nutritivos, por lo que pueden aumentarle de peso y darle energía pero no ayuda a su cuerpo a volverse y permanecer saludable.

Ahora, considere que muchas personas comen helado cuando ven TV. Una copa de helado tiene cerca de 400 calorías. Está tomando 400 calorías y quemando 40 calorías por hora.

Vea el problema inmediato: usted está consumiendo más calorías de las que quema.

El segundo problema es que la mayoría de las calorías de los helados no son nutritivas. Sí, tienen calcio, pero aparte de eso hay un alto nivel de grasa y muy poca fibra, vitaminas, minerales o antioxidantes. Si se estuviera esforzando por comer una dieta rica en nutrientes y aún quisiera comer 400 calorías, usted podría consumir, por ejemplo, tomates (40 calorías) y zanahorias (30 calorías), repollo (25 calorías), pollo asado (200 calorías) y una copa de vino rojo (90 calorías). Y si quiere permitirse un capricho y tener una dosis de algo rico y sabroso (como el helado), puede probar dos onzas de chocolate negro.

Ahora, notará que la segunda comida es solo eso, una comida, mientras que el helado es una merienda. Además, incluso si conoce muy poco sobre nutrición, usted sabe que los vegetales y el pollo son mejores para usted que el helado. Finalmente, notará que la segunda comida es más larga y probablemente más satisfactoria que el mismo helado.

Los alimentos que necesita

La nutrición, como la ciencia de la comida y sus efectos en nuestros cuerpos, es muy nueva, al menos en comparación con otras ciencias. Pero en este punto, la ciencia ha señalado en particular 40 nutrientes específicos, cada uno de los cuales tiene un propósito. Cada nutriente es un químico que cumple una de tres funciones en el cuerpo: le da energía, ayuda a crecer y reparar el tejido o regula su metabolismo.

Los nutrientes incluyen el agua, las vitaminas y los minerales, los cuales hacen crecer y reparar el tejido; y los carbohidratos, la grasa y la proteína, los cuales le dan energía al proveerle calorías. Todos los nutrientes regulan su metabolismo ayudando a que su cuerpo funcione sin problemas y en equilibrio.

¡Alerta!

Lo más relevante para recordar es que cada nutriente es importante y que la idea de que necesita eliminar la grasa o los carbohidratos o cualquier otro nutriente, sea el caso, es equivocada. Los mejores planes de comida balancean los nutrientes y utilizan los más saludables, pero todos los nutrientes son importantes y tienen trabajo que hacer, por lo que eliminar uno de ellos completamente no es bueno para su salud ni su estado físico.

Noticias alimenticias

Como todo el mundo lo sabe, las noticias están llenas de reportes sobre el alimento que es bueno y el alimento que es perjudicial y esos dos alimentos son los mismos generalmente. Mientras se desarrolla la investigación nutricional, también lo hace el asesoramiento que recibimos. Por ejemplo, un huevo tiene proteína (en la parte blanca) y grasa (en la parte amarilla), pero no carbohidratos. Lo blanco tiene otros pocos nutrientes, mientras que lo amarillo tiene una cantidad mayor de vitamina B12 y ácido fólico. Los nutricionistas solían pensar que debido a que la parte amarilla tenía toda la grasa, no era bueno comer tantas yemas, pero ahora saben que la grasa del huevo es buena para el cerebro y no contribuye a llegar a niveles mayores de colesterol en la sangre.

De igual manera, aunque esta sección del libro cubre los nutrientes, el hecho es que pensamos en comer alimentos, no químicos específicos. Entonces, es mucho más útil pensar en comer alimentos nutritivos que pensar en proveernos nutrientes específicos.

Información esencial

Es muy posible que conozcamos solo la punta del iceberg cuando se trata de la nutrición. Por ejemplo, hace diez años nadie sabía que el chocolate negro contenía antioxidantes, los cuales son buenos para usted. En cambio, cada uno asumía que debido a que el chocolate contenía altas cantidades de grasa saturada, no era nutritivo.

Lo mejor es mantener esta regla general en mente: coma cantidades moderadas y coma una amplia variedad de alimentos integrales en lugar de alimentos procesados. Solo seguir esta regla será suficiente para ayudarle a hacer elecciones más sabias de alimentos.

Tipos de calorías y el peso del cuerpo

Su cuerpo no discrimina basado en los tipos o fuentes de calorías. Por ejemplo, cuando come, no importa si las calorías consumidas son de alto contenido en grasa, bajo en grasa o sin grasa. En resumen, usted ha estado tomando más calorías. Cuando el cuerpo acumula un exceso de 3500 calorías (en otras palabras, las calorías que no se usan), las almacena como una libra de grasa sin importar que sean de carbohidratos, grasa o proteína. En términos de almacenaje y ganancia o pérdida de peso, una caloría es una caloría.

¿De dónde vienen las calorías? Las calorías vienen exclusivamente de los carbohidratos, las grasas y las proteínas, no de las vitaminas o los minerales. Y cada uno de estos tres nutrientes (carbohidratos, grasas y proteínas) tienen su propio valor de energía.

Los nutrientes

Como se mencionó anteriormente, las proteínas, los carbohidratos y la grasa proveen calorías al cuerpo. Los alimentos también contienen nutrientes que construyen y reparan las células, incluyendo las vitaminas y los minerales. Dentro de cada una de estas categorías hay subdivisiones. Por ejemplo, hay 22 aminoácidos en las proteínas; diferentes tipos de grasa, como las saturadas y las monoinsaturadas; y hay carbohidratos complejos y simples.

Las proteínas

Las proteínas, las cuales están hechas de aminoácidos, son consideradas los bloques de construcción de las células para todos los tejidos en el cuerpo, incluyendo los glóbulos rojos, los músculos y el cabello. Una función secundaria de la proteína es ser un proveedor de energía, un apoyo para los carbohidratos.

No importa en qué comida se encuentren, un gramo de proteína es igual a cuatro calorías. La proteína se encuentra en la carne, el pescado, los productos lácteos (quesos, leche, yogur) y en las legumbres (frijoles y arvejas).

Hecho

Un estudio publicado en la *Revista Americana de Nutrición Clínica* encontró que cuando la gente come más proteínas y elimina la grasa también reduce sus calorías de consumo por 441 calorías por día. De hecho, los expertos piensan que comer proteínas aumenta el efecto de la leptina, una hormona que le ayuda al cuerpo a sentirse lleno.

Las legumbres son excelentes fuentes de proteínas; tienen alto contenido en fibra y son bajas en grasa. Las fuentes animales de proteínas son usualmente altas en grasa, aunque el tipo de grasa y sus cantidades varían enormemente (leerá más sobre la grasa en un minuto). La proteína es esencial para la gente que quiere volverse fuerte y que quiere perder peso.

Los carbohidratos

Un gramo de carbohidratos siempre tiene cuatro calorías. Los carbohidratos, deben constituir desde el 55 hasta el 60 % del total de las calorías consumidas. La mayoría de estas calorías deben venir de los carbohidratos complejos. Los azúcares y almidones son carbohidratos y ambos alimentan nuestro cerebro y músculos. Su función primordial es suministrar la energía rápidamente. La fibra también es carbohidrato, pero nuestros cuerpos no la digieren.

Los carbohidratos complejos

Los carbohidratos complejos son cadenas largas conectadas a las moléculas que son químicamente más complejas que los carbohidratos simples. Los carbohidratos complejos se encuentran en los vegetales, los frijoles, los granos y la pasta. Toman más tiempo para entrar al torrente sanguíneo ya que son complejos y por eso toman más tiempo para dividirse en azúcares absorbibles. Los carbohidratos complejos tienen alto contenido en fibra, uno bajo en calorías (comparado con la grasa y el alcohol) y bajo en grasa; duran más que los carbohidratos simples, lo cual mantiene el nivel de energía alto por periodos de tiempo más largos y dan un sentimiento de satisfacción y llenura. Están almacenados en el hígado y los músculos como glucógeno.

¡Alerta!

No cuente los gramos de los nutrientes. En lugar de eso, piense en las comidas. Esta es la porción ideal de su comida de consumo: obtenga entre el 55 y el 60 % de sus calorías de los carbohidratos, 30 % de las proteínas y el 20 % de la grasa; los kilos saldrán sin que haga ningún otro conteo.

Los carbohidratos simples

Son molecularmente simples, con sus moléculas de azúcares simples o dobles, eso significa que se liberan rápidamente en el torrente sanguíneo pero tienen corta duración. Se encuentran en algunas frutas, azúcar procesado y comidas procesadas.

Cuando los carbohidratos simples vienen en forma de alimentos procesados, usualmente son bajos en fibra y más altos en calorías que los carbohidratos complejos.

Como otras calorías, las calorías de los carbohidratos se almacenan como grasa solo si come muchas de ellas, es decir, muchas calorías en general. Y aléjese de los carbohidratos procesados. Los estudios han demostrado que cuanta más comida procesada consuma, más peso gana.

Las grasas

Aunque escuche muchas cosas malas sobre la grasa, son nutrientes necesarios, ¡en las cantidades correctas! La grasa suministra ácidos grasos esenciales, una importante fuente de energía para el ejercicio aeróbico.

Los ácidos grasos libres completan el combustible para los músculos en descanso y durante la actividad suave. La grasa almacenada en el cuerpo es importante para proteger los órganos vitales, aislarlos contra el frío y transportar las vitaminas liposolubles (A, D, E y K). Hay dos tipos de grasa, saturadas e insaturadas.

Las grasas saturadas

Las grasas saturadas son las "grasas malas". Se encuentran en los alimentos y productos animales (como la carne de vaca, la carne de cerdo, el jamón y la salchicha); los productos lácteos, especialmente enteros (como la leche entera, la crema y el helado); y los aceites (como el aceite de coco, el aceite de algodón y los aceites de nuez de palma). Son típicamente sólidos a temperatura ambiente.

Los ácidos grasos trans (TFA por su sigla en inglés) o aceites vegetales hidrogenados

Aunque no son considerados oficialmente como grasas saturadas, los ácidos grasos trans están incluidos con las grasas saturadas por una buena razón. El cuerpo responde a los TFA como si fueran grasas saturadas, la clase dañina que sube el colesterol y aumenta el riesgo de enfermedades cardiacas.

Cuando los fabricantes reconocieron que podrían mejorar la vida de almacenamiento, el sabor y la utilidad de sus alimentos procesados hidrogenando (añadiendo oxígeno) a los aceites poliinsaturados, como el maíz o el aceite vegetal, no pudieron actuar lo suficientemente rápido. La hidrogenación convierte los aceites poliinsaturados en sólidos.

Información esencial

Los frutos secos son altos en grasa pero sorprendentemente buenos para usted. Tienen minerales, fibra y buenas cantidades de proteína. Una excelente merienda, los frutos secos deben comerse con moderación, ya que son altos en calorías; piense en servir una cucharada grande o dos. Busque frutos secos que no sean salados; no es importante si están asados o sin asar. Los frutos secos son excelentes espolvoreados sobre los alimentos ricos en vitamina C, como las frutas y los vegetales, ya que la vitamina C aumenta la absorción corporal del hierro de los frutos secos.

Lea con cuidado las etiquetas de los alimentos empacados; si come alimentos que tengan TFA, inclúyalos en su cuenta de grasa saturada. Infortunadamente, estos aún no están registrados en el panel de información nutricional junto con las grasas saturadas, pero lo estarán en unos años. Tendrá que buscarlos en la lista de ingredientes, donde están enlistados como aceites vegetales (u otros) parcialmente hidrogenados. El aceite hidrogenado más comúnmente usado es el aceite de soya. Los TFA se encuentran en las galletas fabricadas, en las galletas saladas y en las comidas fritas.

Las grasas insaturadas

Las grasas insaturadas son las grasas preferidas, aunque no deben consumirse por encima de los niveles recomendados. Los dos tipos de grasas insaturadas son las monoinsaturadas y las poliinsaturadas. Las grasas monoinsaturadas se encuentran en los aceites de oliva y de canola. Estos son recomendados como los más saludables de los aceites. Las grasas poliinsaturadas se encuentran en el maíz, el alazor, la soya y los aceites de girasol.

Los alimentos que no necesita

Hay una forma muy fácil de saber que alimentos no se deben comer: si no es natural, no lo coma. Chicharrones, barras para desayuno, galletas rellenas para tostar. Enfrentémoslo, tenemos nuestra propia e interesante forma de creer que algunos productos fabricados (y además sabrosos) son en realidad alimentos, como lo que su cuerpo necesita para darle la energía, así como las vitaminas, los minerales y otros nutrientes para que su cuerpo se mantenga funcionando sin problemas y usted siga estando saludable.

Pero ¿adivine qué? Las galletas rellenas para tostar no son comida. Sí, algunos de los ingredientes son comida o alguna vez lo fueron antes que los nutrientes fueran procesados y sacados de estos; pero, en su mayoría, los ingredientes en las galletas rellenas y en los productos fabricados no son en realidad comida.

La cosa es que, ninguna cosa más sabe como una galleta rellena para tostar; si usted es de las personas que sienten que tienen que comer galletas para tostar y además quieren mantener su peso en un nivel manejable, entonces tiene que descubrir cómo hacer que estos artículos sean un gusto ocasional o un sustituto de una comida saludable.

Por ejemplo, digamos que usted comúnmente come galletas rellenas para tostar ya que son rápidas y dulces. Bueno, usted podría en cambio comer unas tostadas integrales, con mantequilla y fresas cortadas. La diferencia nutricional es sustancial y el tiempo de preparación no es realmente tan diferente. Para ahorrar incluso más tiempo, mientras el pan se tuesta, usted puede cortar las fresas.

En otras palabras, ingiera comida natural, no "comida" creada en una industria por un fabricante. Planee comer alimentos más que productos de alimentos y habrá una buena posibilidad de que su peso y su salud se beneficien.

Ahora, esto no significa que no pueda tener comidas divertidas, pero es mejor consumir comidas que provengan de productos naturales, como un *brownie* de verdad más que un pastelito dentro de una caja. Si puede, cocine y hornee usted mismo para que sepa exactamente lo que usa para comer. Lea libros de cocina y aprenda a hacer sustituciones saludables. Por ejemplo, la salsa de manzana es un excelente sustituto de la mantequilla cuando hornea.

Pregunta

No puedo soportar la idea de eliminar todos mis gustitos de mi dieta. ¿Cuáles son las alternativas más saludables y sabrosas?

Para tener un estilo de vida saludable, no tiene que eliminar todas las cosas que disfruta. Si usted normalmente come una barra de dulce cada tarde a las tres, entonces podría comerse en cambio un pequeño cuadrado de chocolate negro (nuevamente, ahí hay una alta cantidad de antioxidantes) y algunos frutos secos y pasas. O si es alguien que no se puede resistir a los gustitos como el *pastrami*, el *peperoni*, el salami o las carnes saladas, entonces podría reemplazarlas por una proteína saludable, como un delgado trozo de pavo o una tajada de pollo.

El agua, de vital importancia

El agua es tal vez el más importante de los seis nutrientes esenciales. Usted podría sobrevivir por muchos días e incluso semanas sin comida, pero no tanto sin agua. Saber que es un nutriente vital es razón suficiente para consumirla regularmente. Pero el agua también tiene trabajos específicos en el cuerpo, incluyendo el transporte de nutrientes, gases y productos de desecho, además regula el calor corporal, alivia y humedece. El agua se encuentra en los alimentos y líquidos. El cuerpo humano es aproximadamente entre 60 y 70 % agua. Este es uno de los más importantes ingredientes de su anatomía y es necesario para un ambiente fisiológico óptimo.

Hecho

Los signos de no tomar suficiente agua incluyen mala respiración, boca o lengua secas, orina oscura u olorosa, retorcijones intestinales, diarrea o estreñimiento, piel seca y dolores de cabeza. Pero no se preocupe: el agua no es el único líquido que puede hidratarlo. Otras opciones incluyen aromáticas, jugos, bebidas de soya o arroz y leche.

¿Cómo sabe si está bebiendo suficiente agua? A diario, usted debe tomar un mínimo de 64 onzas (más de cinco vasos de doce onzas) de agua, más otros líquidos hidratantes. Los líquidos hidratantes son no alcohólicos, son descafeinados y no tienen azúcar añadido. Si toma 64 onzas de agua diariamente y no tiene ningún síntoma de deshidratación, probablemente está tomando suficiente agua. Pero cuando note los signos de que está tomando muy poco, agregue algo de agua a su dieta. El agua es un remedio muy simple para muchas condiciones desagradables.

Aunque están hechas de agua, las bebidas alcohólicas, las que tienen cafeína y las gaseosas deshidratan el cuerpo o causan la pérdida de líquidos. Si consume estas bebidas, compense con una razón de 1 a 1 de agua por cada una de estas que consuma. Si consume estas bebidas habitualmente, podría considerar reemplazarlas con agua o una variedad de otras bebidas hidratantes.

Unas de las acciones más simples que puede tomar para mejorar su nutrición es beber muchos líquidos. Tener un plan consciente le ayudará a beber la cantidad recomendada. Empiece su día tomando entre doce y veinte onzas de agua muy temprano. Si toma café o té, ingiera algo de agua primero. El agua lo prepara para estar hidratado desde el principio del día, suavemente despierta su cuerpo y ayuda a estimular sus entrañas naturalmente.

¡Alerta!

El alcohol es depresivo, por tanto aunque lo libere por un momento, a la larga lo hace infeliz. El alcohol reduce la capacidad de reacción y supone una importante ingesta calórica (7 calorías por gramo; la grasa tiene 9 calorías por gramo) y lo deshidrata.

Compre (o escoja de su despensa) una bonita botella de agua y llénela con agua para que tenga un recordatorio visual de que necesita tomarla, planee tomarla antes del almuerzo o antes de salir de la oficina. Mantenga una botella completa en su carro o en su bicicleta o en su mochila y tómela antes de llegar a su destino. Si trabaja en una oficina, llene constantemente la botella con el enfriador de agua. Tenga un tiempo límite para dejar de tomar, normalmente un par de horas antes de dormir, para que su vejiga no esté pidiendo atención mientras intenta dormir.

Las vitaminas y los minerales

Las vitaminas son compuestos que ayudan al cuerpo a realizar muchas funciones. Aquí hay solo algunas buenas razones por las que debe comer una variedad de alimentos integrales y tomar una enorme variedad de vitaminas:

- La vitamina A es un hidratante para su piel y membranas mucosas, también ayuda a la visión. Se encuentra en las zanahorias, las patatas, la margarina, la mantequilla y el hígado.
- La vitamina B1 (tiamina) trabaja con otras enzimas para ayudar a extraer la energía de los carbohidratos. Se encuentra en los cereales integrales, los frutos secos y la carne magra de cerdo.
- La vitamina B2 (riboflavina) es una coenzima y trabaja de forma similar a las vitaminas A y B1. Se encuentra en la leche, el yogur y el queso.
- La vitamina B3 (niacina) facilita la producción de energía en las células. Se encuentra en la carne magra, el pescado, la carne de ave y los granos.
- La vitamina B6 (piridoxina) absorbe y metaboliza la proteína y los ácidos en la formación de los glóbulos rojos. Se encuentra en la carne magra, los vegetales y los cereales integrales.

- La vitamina B12 (cobalamina) está involucrada en la síntesis de los ácidos nucleicos y en la formación de los glóbulos rojos. Se encuentra en las carnes, los productos lácteos y los huevos.
- La biotina es una coenzima en la síntesis de los ácidos grasos y la formación de glucógeno. Se encuentra en la yema de los huevos y las verduras oscuras.
- El ácido fólico (folato) funciona como una coenzima en la síntesis de los ácidos nucleicos y las proteínas. Se encuentra en las verduras, los frijoles y los productos integrales.
- La vitamina C es responsable del mantenimiento intracelular de los huesos, los vasos capilares y los dientes. Se encuentra en las frutas cítricas, el pimentón verde y los tomates.
- La vitamina D ayuda en la formación y crecimiento de los huesos y los dientes; también promueve la absorción del calcio. Se encuentra en los huevos, el atún, el hígado y la leche fortificada.
- La vitamina E apoya al sistema inmunológico y previene el daño en las membranas celulares. Se encuentra en los aceites vegetales, los cereales integrales y las verduras de hoja.
- La vitamina K es importante para la coagulación de la sangre. Se encuentra en las verduras de hoja, las arvejas y las papas.

Los minerales son sustancias inorgánicas que ayudan al cuerpo a realizar muchas funciones. Aquí hay algunos para destacar:
- El calcio les da apoyo a los huesos, los dientes, la coagulación de la sangre y el funcionamiento de los nervios y los músculos. Se encuentra en la leche, las sardinas, las verduras y los frutos secos.
- El cloruro facilita el funcionamiento de los nervios y los músculos y el equilibrio hídrico (con sodio). Se encuentra en la sal de mesa.
- El cromo ayuda al metabolismo de la glucosa. Se encuentra en las carnes, el hígado, los integrales y los frijoles secos.
- El cobre apoya el funcionamiento de las enzimas y la producción de energía. Se encuentra en las carnes, la comida de mar, los frutos secos y los granos.
- El yodo facilita la formación de la tiroides. Se encuentra en la sal yodada y la comida de mar.
- El hierro ayuda en la transportación de oxígeno a los glóbulos rojos y al funcionamiento de las enzimas. Se encuentra en la carne roja, el hígado, los huevos los frijoles, las verduras de hoja y los mariscos.

- El magnesio ayuda al crecimiento óseo y al funcionamiento de los nervios, los músculos y las enzimas. Se encuentra en los frutos secos, la comida de mar, los granos integrales y las verduras de hoja.
- El manganeso ayuda a la función de las enzimas. Se encuentra en los granos integrales, los frutos secos y los vegetales.
- El fósforo ayuda a los huesos, los dientes y a la transferencia de energía. Se encuentra en las carnes, las aves, la comida de mar, los huevos, la leche y los frijoles.
- El potasio facilita la función nerviosa y muscular. Se encuentra en los vegetales frescos, los bananos, el melón, las frutas cítricas, la leche, las carnes y el pescado.
- El selenio trabaja con la vitamina E. Se encuentra en las carnes, el pescado, los granos integrales y los huevos.
- El sodio ayuda a la función nerviosa y muscular y al equilibrio hídrico. Se encuentra en la sal de mesa.
- El zinc ayuda a la función y al crecimiento de las enzimas. Se encuentra en la carne, los mariscos, la levadura y los granos integrales.

Para las mujeres, uno de los minerales más importantes es el calcio. La osteoporosis, un reblandecimiento de los huesos, ha enfocado la necesidad de un consumo adecuado de calcio diario. Este importante mineral ayuda a mantener los huesos fuertes. El consumo diario recomendado para el calcio es de 1000 miligramos por día. Incluso si planea tomar un suplemento de calcio (el citrato de calcio es recomendado), deberá comer al menos la mitad del calcio de las fuentes de alimentación. Finalmente, cuando coma productos lácteos, use los bajos en grasa o sin grasa. Aunque la mayor parte de la grasa se ha removido de la leche descremada y del yogur bajo en grasa (sin congelar), estos retienen todo el calcio y la proteína.

Dieta rica en fibra

La dieta rica en fibra viene de las sustancias encontradas en las paredes de las células vegetales que el cuerpo no puede digerir. Hay dos tipos de fibra, insoluble y soluble. La recomendación para el consumo diario de la dieta rica en fibra es de 25 a 30 gramos y si usted comúnmente come menos, debería aumentar su consumo de fibra gradualmente. Notará la diferencia cuando tenga más fibra en su dieta. La baja digestión de la fibra, especialmente la fibra insoluble, ayuda a evitar que usted coma de más ya que le da una sensación de llenura. Pero aún más importante es que la fibra hace maravillas en su tracto digestivo.

Información esencial

La fibra se pierde durante el procesamiento de la comida, por lo tanto, cuando sea posible coma una versión menos procesada del alimento. Los zumos de frutas, los concentrados de vegetales y la remoción de las pieles comestibles de las frutas y los vegetales son procesos industriales que reducen la fibra. Se recomienda que ingiera una variedad de alimentos ricos en fibra para que pueda obtener lo suficiente de ambos tipos de fibra, insoluble y soluble.

La fibra insoluble, que viaja a través del tracto digestivo, actúa como un imán o una esponja, atrayendo y absorbiendo el agua y la comida digerida para formar la materia fecal. Esta agua ablanda y añade peso a la deposición, lo cual optimiza el tránsito. Las fibras insolubles como las encontradas en el salvado integral y otros granos, frutas y vegetales, ayudan a prevenir las hemorroides, la diverticulitis, el cáncer de colon y las várices. Cuando agregue fibra insoluble a su dieta, recuerde beber mucho líquido para que pueda hacer su trabajo de ablandamiento.

La fibra soluble tiene características de imán y de esponja similares a aquellas de las fibras insolubles. La diferencia es que la fibra soluble, como el salvado de avena, atrae y absorbe el colesterol, el cual ayuda a prevenir las enfermedades cardiacas y de la vesícula biliar. La fibra soluble también hace lenta la absorción de glucosa desde el intestino delgado, previniendo la fluctuación del azúcar en la sangre. La mejor forma de obtener suficiente fibra soluble es comer una variedad de granos integrales, frutas y vegetales. Mucha fibra puede agravar los problemas gastrointestinales, entonces, si aumenta la fibra en su dieta, hágalo gradualmente.

El colesterol

Casi siempre usted oye que es muy malo, pero el colesterol provee el material inicial para la síntesis de las hormonas sexuales, las hormonas adrenales, la vitamina D y la bilis. El hígado produce el colesterol y no hay necesidad de fuentes adicionales. En exceso, el colesterol se deposita en las paredes de las arterias, lo cual puede interferir con el flujo sanguíneo. El colesterol se encuentra en productos alimenticios provenientes de los animales, como la carne, las aves, los huevos y los productos lácteos. Se recomienda consumir menos de 300 miligramos por día.

Hecho

Muchos alimentos tienen colesterol. Por ejemplo: una taza de queso *cheddar* tiene 119 mg, un huevo tiene 212 mg, ¾ de una taza de café tienen 24 mg, media carne de hamburguesa tiene 74 mg y una copa de helado tiene de 25 a 145 mg.

Un análisis de sangre reportará el colesterol total, con cifras para el colesterol HDL y el LDL. Estas designaciones se refieren al tipo de portadores de proteína involucrados en el transporte del colesterol en la sangre.

HDL: lipoproteína de alta densidad (los chicos buenos)

El HDL recoge residuos del colesterol y los transporta al hígado para el reprocesamiento y la excreción. Los altos niveles de HDL trabajan para mantener las arterias limpias de depósitos y reducir el riesgo de enfermedad coronaria. La mejor forma de elevar el colesterol HDL es a través del ejercicio; algunos investigadores sugieren que reducir la grasa del cuerpo también ayudará a elevar el HDL.

LDL: lipoproteína de baja densidad (los chicos malos)

El LDL lleva el colesterol al torrente sanguíneo para usarse para la construcción de células, pero puede dejar residuos de colesterol en las paredes de las arterias. Comer alimentos altos en grasa saturada estimula al hígado a producir colesterol, así que reducir el consumo de grasa saturada es tan importante como reducir el colesterol dietario.

La glucosa en sangre y la energía

Además de los *tipos* de combustible que usted pone en el cuerpo, su energía puede estar directamente ligada a la *cantidad* de energía que ponga (o que no ponga) en su cuerpo y su coordinación. La nutrición se trata de abastecer su cuerpo de combustible para el funcionamiento óptimo. Muchos de nosotros se han preocupado tanto por perder peso que han perdido la visión del evento principal: usted necesita de los alimentos y la fuente de energía en estos, la glucosa, para vivir.

Si no le da a su cuerpo la glucosa de los alimentos balanceados, el cerebro manda mensajes que lo hacen sentir mareado y débil. También puede sentirse irritable, tener dolor de cabeza y tener dificultad para concentrarse.

Si no tiene cuidado cuando está hambriento, comerá cualquier cosa solo para llenarse, ya que funciona como si su cerebro pensara que se está muriendo de hambre.

Hecho

La mayoría de los alimentos altos en azúcar también lo son en grasa. Los nutricionistas han postulado que somos tan adictos a la grasa como al azúcar. Esta es la razón por la cual las comidas balanceadas y oportunas previenen el aumento de peso: usted tiene menos probabilidad de buscar alimentos poco nutritivos, ya que no le da hambre con tanta frecuencia.

Cuando come con prisa, usted hace caso omiso del intrínseco mecanismo "estoy lleno" que el estómago le envía al cerebro. Esto hace que usted coma demasiado y se sienta muy lleno y algunas veces enfermo. También ha recogido más energía (calorías) de lo que necesita su cuerpo. Luego, frustrado, se castiga: "¿Por qué hice eso? Entonces, usted declara, "Bien, me saltaré la siguiente comida para compensarlo". Cuando usted intenta saltarse las comidas, termina con tanta hambre que tiende a comer demasiado nuevamente. Este ciclo es físicamente indeseable y emocionalmente agotador.

Dos planes efectivos para una alimentación saludable

Solo un nutricionista puede darle un plan de alimentación que funcione. Sin embargo, hay algunas reglas generales para comer bien que mantendrán su energía. A continuación hay planes de alimentación que se enfocan en construir los músculos, disminuir la grasa del cuerpo y mantener el balance calórico para que sus ejercicios no lo dejen cansado, sino que contribuyan a su sensación de equilibrio y energía.

Pregunta

¿Qué son los antioxidantes y cómo ayudan a mi cuerpo?

Los antioxidantes son compuestos que protegen el cuerpo de la oxidación o "corrosión", lo que solíamos pensar como el proceso físico de envejecimiento. Los alimentos ricos en antioxidantes incluyen el brócoli, la coliflor, las coles, el chocolate negro, el té, las verduras de hojas y las frutas cítricas, muchos de los cuales incluyen vitaminas E y A, así como selenio y ácido esteárico, en el caso del chocolate.

Así como cualquiera que haya entrado a una librería lo sabe, hay un plan de alimentación recomendado para cada persona en el planeta y aún más. Y cada plan contradice al otro: ¡Coma seis comidas! ¡Coma cinco comidas y no coma después de las 6:00 p.m.! ¡No coma alimentos blancos! ¡Coma alimentos de todos los colores! ¡Coma en su mayoría proteínas! ¡Coma en su mayoría carbohidratos! El punto es que, así como el ejercicio, la forma en que coma es muy personal. Tendrá que descubrir lo que funciona mejor para usted. Algunas personas necesitan comer después de la cena pues de lo contrario solo piensan en comida todas las noches. Algunas personas odian el desayuno (aunque alguien más diga que debe tenerlo). Algunas personas no comen postre, mientras que otras hacen fiesta si tienen un poco de chocolate. No hay un camino correcto, excepto por dos reglas:

• Coma lo que necesite comer, pero no más ni menos.
• Coma alimentos integrales, no cosas procesadas.

Plan de alimentación # 1

Este plan de alimentación se enfoca en comer seis comidas pequeñas durante el día. Siempre que no haya una bebida incluida, deberá tomar agua con la comida. Ahora muchos entrenadores y nutricionistas recomiendan comer de esta manera, ya que esto mantiene su nivel de azúcar estable. Esto también es bueno para las personas que les gusta comer, mientras que lo hagan solo por un par de horas entre las comidas.

Día uno

Desayuno: Un huevo duro cocinado, 1 naranja, ½ taza de avena, café o té.
Merienda: Vaso de jugo, tres galletas integrales con una onza de queso duro.
Almuerzo: Ensalada con camarones a la parrilla, aceite y vinagre.
Onces: Un puñado pequeño de almendras.
Comida: Tres onzas de salmón asado, brócoli y coliflor, media taza de arroz integral.
Pasabocas: Dos galletas de mantequilla, un vaso de leche.

Día dos

Desayuno: Tostada integral con mantequilla de maní, banano.
Medias nueve: Capuchino con leche, un panecillo.
Almuerzo: Sopa minestrone con dos cucharadas de queso parmesano.
Onces: Papas fritas con salsa.
Comida: Tres onzas de filete libre de grasa, papas asadas, arvejas y zanahorias.
Pasabocas: Media taza de cereal, media taza de leche baja en grasa.

Día tres

Desayuno: Un burrito.
Medias nueve: Naranja con una onza de mozarela bajo en grasa.
Almuerzo: Pavo con lechuga y tomate en pan integral, manzana.
Onces: Seis onzas de batido de fresa hecho con yogur.
Comida: Vegetales freídos en poco aceite con camarones.
Pasabocas: Media taza de helado de chocolate.

Este plan requiere que cada comida y pasabocas sean relativamente pequeños, ya que si está comiendo seis veces durante el día, pero no quiere consumir demasiado, debe tener cuidado con las calorías de cada comida.

Información esencial

¿Vino con la cena? ¡Sí! El alcohol (incluso pequeñas cantidades de licor) tiene un lugar en una dieta saludable. Solo recuerde: una porción es cuatro onzas de vino (menos de la mitad de un vaso) y muchos de nosotros tomamos de seis a ocho onzas a la vez. Beba lentamente, ya que está demostrado que el alcohol reduce la cantidad de grasa que el cuerpo quema.

Plan de alimentación # 2

Para algunas personas, tomar tres comidas y tres pasabocas cada día es realmente poco práctico y apetecible. Usted podría ser alguien que disfruta comer una comida verdadera y le parece que los pasabocas son innecesarios. Esto está bien. Usted solo necesita asegurarse de que sus comidas estén bien balanceadas y que no deje pasar mucho tiempo entre cada una.

Día uno

Desayuno: Una taza de avena hecha con leche descremada, arándanos, dos huevos revueltos, café o té.
Almuerzo: Atún en lechuga con tomates y pimienta, una rebanada de pan integral, manzana en trozos.
Comida: Carne magra, papa asada, habichuelas con almendras, un vaso de vino tinto, un trozo de pastel de chocolate.

Día dos

Desayuno: *Waffles* integrales, fresas, miel, salchichas, café o té.
Almuerzo: Mantequilla de maní natural con pan integral, un banano, un pequeño cuadro de chocolate negro, vaso de leche o té helado.
Comida: Salmón cocido con espinacas y arroz salvaje, ensalada, cerveza negra, jugo.

Día tres

Desayuno: Tortilla francesa con pimienta y cebollas, café o té.	
Almuerzo: Ensalada de frutas con requesón, té helado.	
Comida: Ensalada, pollo al vino con puré de papas, torta de manzana.	

Si come de esta manera, deberá sentirse libre para el postre después de la cena y tal vez incluya alguna fruta con el desayuno y el almuerzo. Si está acostumbrado a los pasabocas entre las comidas, podría sentirse con hambre a esas horas, pero recuerde, sin pasabocas puede comer un poco más en cada comida.

Capítulo 18
Los suplementos

Las multivitaminas. Los quemadores de grasa. La fórmula de las mujeres. Las combinaciones de calcio, magnesio y zinc. Los estantes de suplementos en supermercados, droguerías y tiendas naturistas tienen almacenadas botellitas llenas de pastillas. El problema es que muchos consumidores saben muy poco sobre los suplementos y son fácilmente influenciados por pastillas que prometen resultados (pérdida de peso, más energía) pero no entienden cuáles suplementos podrían necesitar en realidad. Los suplementos pueden ayudar a compensar una dieta carente de nutrientes específicos.

¿Qué son los suplementos?

En la Ley de Educación y Salud de los Suplementos Dietéticos (DSHEA por sus siglas en inglés) de 1994, el Congreso norteamericano definió el término "suplemento dietético" como un producto consumido por vía oral que contiene un "ingrediente alimenticio" destinado a complementar la dieta. Los "ingredientes alimenticios" en estos productos pueden incluir las vitaminas, los minerales, las hierbas u otros productos botánicos, los aminoácidos y las sustancias como enzimas, tejidos orgánicos, glandulares y metabolitos.

Los suplementos dietéticos también pueden ser extractos o concentrados y pueden encontrarse en muchas formas, como en tabletas, cápsulas, cápsulas suaves de gelatina, cápsulas de gelatina, líquidos y polvo; también pueden estar en otras formas, como en una barra, pero si lo están, la información en la etiqueta no debe presentar el producto como un alimento convencional o el único artículo de un alimento o dieta. La DSHEA sitúa a los suplementos dietéticos (sin importar su forma) en una categoría especial bajo el conjunto general de los alimentos, no de las drogas, y requiere que cada suplemento sea etiquetado como tal.

Hecho

Algunos suplementos son útiles y pueden ayudarle si necesita saltarse una comida o si tiene un déficit nutricional en su dieta. Lea las etiquetas para estar seguro de que está comprando la cantidad de calorías que necesita para sentirse completo, así como una balanceada cantidad de nutrientes. Si puede, añada algo de comida natural (como un yogur o una manzana) al suplemento para darse más satisfacción.

Un asunto que aparece con los suplementos es que la gente con frecuencia intenta usarlos como una alternativa a las comidas. El primer asunto inmediato, obviamente, es que todos sabemos la diferencia entre una barra de proteína y una multivitamina. Una provee calorías y puede ser una comida; la otra provee muy pocas calorías y no puede ser tomada como alimento. La Administración de Alimentos y Fármacos (FDA por su sigla en inglés) regula los suplementos dietéticos bajo un conjunto de normas diferentes a aquellas que cubren a los alimentos convencionales y los medicamentos. Bajo la DSHEA de 1994, el fabricante de los suplementos dietéticos es el responsable de garantizar que sea seguro antes que sea comercializado. La FDA es la responsable de tomar medidas contra cualquier suplemento dietético inseguro después de que llega al mercado. Generalmente, los fabricantes no necesitan registrar sus productos en la FDA ni obtener su aprobación antes de producir o vender los suplementos dietéticos. Los fabricantes deben verificar que la información de las etiquetas de los productos sea confiable y no engañosa.

Los suplementos recomendados por el doctor

La mayoría de los doctores, entrenadores personales, profesores de acondicionamiento y nutricionistas toma suplementos. Algunos toman una pastilla o varias en el día, mientras que otros solo toman un multivitamínico para compensar cualquier cosa que pueda faltar en su dieta. Algunos toman vitamina E para protegerse contra las enfermedades cardiacas, mientras que otros toman calcio para la pérdida ósea o ácido fólico para prevenir defectos de nacimiento.

Muchos expertos están de acuerdo (aunque no hay grupos oficialmente reconocidos) con que usted tome un suplemento multivitamínico (que también incluya algunos minerales) para asegurar la salud general. Estos suplementos rara vez le darán más de una cierta vitamina, pero podrían asegurar que usted en realidad obtenga suficiente de aquello que necesita.

Pregunta

¿Puedo obtener mis vitaminas y mineras del cereal fortificado?
Sí. El único problema con muchos cereales fortificados es que contienen una alta cantidad de harina y azúcar procesados, los cuales no son buenos para usted. Si su elección está entre un tazón de hojuelas de maíz y leche descremada o dos rebanadas de pan integral con mantequilla de maní más un multivitamínico, coma la comida más nutritiva y tome el suplemento. Las calorías son generadas de una manera mucho más saludable a través del pan y la mantequilla de maní, incluyendo más fibra, menos azúcar, grasas saludables y proteína.

Podría considerar un suplemento antioxidante, con las vitaminas C y E, especialmente si no come muchas frutas y vegetales. Otras recomendaciones específicas son las vitaminas B (buenas para regular el ánimo y el sistema reproductor, especialmente si es vegetariano) y un suplemento de calcio, magnesio y zinc si teme a la pérdida ósea o no consume productos lácteos.

Los suplementos que el doctor no recomienda

El Gobierno controla muy de cerca lo que un suplemento puede afirmar y no en su etiqueta. Sin embargo, como bien sabe, numerosas botellitas hacen promesas, como "¡Queme más energía!" o "¡Pierda más peso!". Por supuesto, rara vez se le dice lo que hay dentro de esas botellas, por lo cual es difícil investigar lo que hay detrás de estas afirmaciones. Y para cuando el Gobierno llegue a sacar las pastillas inefectivas de los estantes, ya habrán vendido millones sobre el valor del producto (en el mejor caso) o habrán herido o matado personas (en el peor caso).

En general, aléjese de los suplementos que hagan grandes promesas. La mayoría de los suplementos multivitamínicos y minerales no prometen nada. Simplemente le dicen para lo que están destinados, como ayudar al cuerpo de la mujer o proveer los nutrientes que le faltan a una dieta vegetariana. Esas son explicaciones, no promesas.

¡Alerta!

Que los suplementos se vendan sin receta no significa que no interactúen con las medicinas u otros suplementos. Lo hacen, por tanto antes de tomar algo, investigue un poco y hable con su doctor o un nutricionista sobre si un suplemento específico es adecuado para usted y su situación de salud particular.

Ahora, después de aclarar esto, debe saber que algunos nutrientes que no son vitaminas ni minerales (como las hierbas, los suplementos proteínicos y ciertas grasas) son útiles para usted. Algunas posibilidades que podría investigar son el suero y otras proteínas que fortalecen los músculos y ayudan a promover la pérdida de peso; la dehidroepiandrosterona (DHEA) y los aceites de pescado ayudan al funcionamiento del cerebro y reducen la inflamación de todo el cuerpo; y ciertas hierbas funcionan para estados de ánimo alterados, los problemas de articulaciones y la reducción del dolor.

La cafeína

Una de las drogas más populares en el mundo es la cafeína, un estimulante que afecta el sistema central nervioso, el tracto digestivo y el metabolismo.

La cafeína se encuentra en los granos de café, las hojas de té, los granos de cocoa y productos derivados de estas fuentes. Se absorbe rápidamente en el cuerpo y puede aumentar la presión sanguínea, el ritmo cardiaco y los niveles de serotonina en el cerebro (bajos niveles de serotonina causan somnolencia). El dejar de consumir cafeína puede causar dolor de cabeza y somnolencia. La dosis activa farmacológica de cafeína está definida como 200 miligramos y el nivel de consumo diario recomendado, que no debe excederse, es el equivalente a tomar de una a tres tazas de café por día (139 a 417 miligramos).

Usted obtiene cafeína, y más de lo que cree, de muchas formas. Una taza de café preparado tiene cerca de 139 mg de cafeína, una taza de té preparado (no herbal) tiene 48 mg de cafeína, una taza de pedacitos de chocolate semidulce tiene 92 mg y una onza de chocolate agridulce tiene entre 18 y 30 mg. Si se siente nervioso, intente buscar un balance entre cuánta cafeína le ayuda a concentrarse y cuánta lo deja afectado.

Las bebidas deportivas

Muchas personas (muchas de quienes no están quemando tantas calorías) piensan que las bebidas deportivas, como el Gatorade y otras que reponen energía, son más nutritivas que el agua. Esto no es cierto. Aunque estas bebidas tienen su lugar en la vida de un verdadero atleta de resistencia, la gente que simplemente está ejercitando no necesita las calorías extras (del azúcar) que les dan a estas bebidas el sabor y la energía. De hecho, la mayoría de los nutricionistas consideran que las bebidas deportivas no son más saludables que las gaseosas. Y la gaseosa no tiene ningún valor nutricional.

Información esencial

El azúcar que se agrega a las bebidas deportivas no solo es malo para su línea, sino también lastima los dientes. Si consume estas bebidas de vez en cuando, asegúrese de al menos enjuagarlos con agua después para evitar que el azúcar lastime el esmalte.

Incluso esas botellas de agua con aditivos que no son azúcar (como tés y minerales) que afirman elevar su ánimo o reducir grasa son solo estrategias de mercado. Ninguna de esas bebidas ha demostrado cumplir efectivamente sus afirmaciones.

Haga su propia bebida deportiva

Si necesita agregarle algo de sabor al agua, intente ponerle fruta (la naranja es deliciosa, pero también puede añadir sandía o fresas). Muchos *spas* les ofrecen a sus clientes agua con rebanadas de pepino, lo cual es altamente refrescante.

También puede usar té de frutas para darle sabor o, si quiere, mezclar algunos jugos con agua para crear el sabor que le gusta. Algunas buenas adiciones incluyen jugo de arándano (no coctel) con lima (es como un *cosmopolitan* virgen) o jugo de naranja con una pequeña cereza (para un *tequila sunrise* virgen).

Aléjese de cualquier cosa con gas

Las burbujas no tienen lugar en su estómago cuando está haciendo ejercicio, ya que crearán gas, que puede generar retorcijones y malestar. Incluso tomar bebidas carbonatadas después de hacer ejercicio no es bueno para usted, ya que crea una sensación de llenura (que puede ver si mira su torso) que aleja el efecto diurético natural del ejercicio.

Si le encanta el sabor refrescante del agua con gas, guárdela para unas horas después del ejercicio o tómela con una comida. Pero intente beberla lentamente para reducir el efecto del gas.

Los sustitutos alimentarios

Tiene hambre, pero no tiene tiempo para un almuerzo completo. O tal vez escuchó sobre el éxito de las dietas en las cuales dos comidas en el día son malteadas o barras y la tercera comida es una regular. O tal vez conoce a fisiculturistas y entrenadores personales que creen en las barras de proteínas y otros suplementos. ¿Funcionan los sustitutos alimentarios?

La respuesta es sí, pero hay algunas cuestiones sobre su uso. Lo bueno sobre los sustitutos alimentarios, bien sea barras o malteadas, es que usualmente proveen una buena cantidad de nutrientes para el conteo calórico. Por ejemplo, si su elección está entre galletas, papas de paquete y otros pasabocas o un suplemento, escoja el sustituto alimenticio. Es más nutritivo y probablemente llenará más.

Además, ya que los sustitutos alimentarios están correctamente balanceados en términos de nutrientes y calorías, usted puede ostensiblemente perder peso comiéndolos si está reemplazando alimentos altos en grasa y altos en calorías en su dieta con las barras o malteadas. Mientras que los complemente con comida de verdad e integral, hay una buena posibilidad de que no solo pierda peso sino que también se sienta bien y esté saludable.

¡Alerta!

Siéntase libre de confiar algunas veces en las comidas con sustitutos alimentarios, pero recuerde: ninguna barra o malteada sabe tan bien como las correctas porciones de bistec, ensalada, papa asada y un vaso de vino. Los alimentos con sustitutos alimentarios son útiles solo si sustituyen las comidas no saludables ni nutritivas.

Sin embargo, hay algunas cuestiones negativas con los sustitutos alimentarios. La primera es que hay nutrientes en las comidas, como los antioxidantes, que no están incluidos en los suplementos, entonces aunque son nutritivos, no son alimentos integrales. Segundo, no todas las proteínas, barras y malteadas que suplen los alimentos son iguales. Algunos son altos en grasa, otros en azúcar y algunos no tienen los nutrientes que afirman tener.

Lea la etiqueta

Si necesita usar una barra o malteada que reemplace una comida, busque aquellos que tengan entre 200 y 400 calorías, y que al menos el 25 % de esas calorías vengan de la proteína. También debe incluir al menos 23 vitaminas y minerales (más de lo que muchos alimentos tienen). También es útil si el sustituto alimenticio tiene al menos cinco o seis gramos de fibra.

No tenga miedo de complementar estos sustitutos alimentarios con comida de verdad. Estas cantidades de calorías no son tan altas, por tanto es perfectamente aceptable añadir un pedazo de fruta o algunos vegetales crudos (¡y también humus!) para completar su comida.

Pregunta

He perdido peso con las malteadas, ahora tengo miedo de comer comida de verdad.

Es entendible que tenga nervios, pero recuerde que perdió peso no por la comida que sustituye, sino porque usted disminuyó muchas calorías y aumentó cuánto se movía. Mientras su consumo y salida estén en equilibrio, usted mantendrá su peso saludable. Siempre puede volver a las malteadas si sus comidas de verdad no son lo suficientemente fáciles de controlar.

Uno de los mayores problemas con los sustitutos alimentarios es que no les dan a las comidas la satisfacción emocional y mental que provee una comida real. Si está comiendo sustitutos alimenticios, intente asegurarse de que su próxima comida sea una de verdad. Siéntese en la mesa y coma lentamente en lugar de tener afán, para que se sienta satisfecho en todos los niveles.

Aléjese de los ingredientes añadidos

Cuando lea las etiquetas de los sustitutos alimentarios, mire los ingredientes que son alimentos de verdad (frutos secos y suero, por ejemplo) y aléjese de los ingredientes que afirman mejorar la salud por sí solos. Los suplementos de hierbas, los bloqueadores de carbohidratos o mucha proteína no van a ponerlo más saludable o en forma.

¡Alerta!

Si solo consigue comer una barra de dulce como comida, que sea una Snickers. Los frutos secos y las calorías lo llenarán, por lo que probablemente no necesitará comer más que esa barra. Solo asegúrese de que su próxima comida sea saludable e incluya ensalada o vegetales, así como una fuente de proteína que tenga poca o nada de grasa saturada. Esto compensará la barra de dulce en su dieta diaria.

Si la barra o malteada tiene azúcar o miel de maíz como uno de sus pocos ingredientes, entonces no es más que una barra de dulce. Además, mire en la etiqueta nutricional para ver qué porcentaje de la barra tiene azúcar añadida o grasas saturadas. Ninguno es un ingrediente saludable y no le ayudará a estar saludable o mantener su peso bajo control.

Capítulo 19

Ponerse en forma fácilmente (para niños)

Hasta hace un par de años, los niños eran el mejor ejemplo que los adultos tenían de lo que debería ser una vida activa y en forma. Infortunadamente, entre los videojuegos, ir al colegio en transporte (sin tener que caminar) y los recortes en los presupuestos de los colegios para la gimnasia y el atletismo, los niños se han convertido en la nueva cara (o cuerpo) del creciente problema de la obesidad. En este capítulo, aprenderá por qué es tan importante para los niños estar activos ahora, así como maneras de ayudarlos a no dejar de moverse.

La actividad es natural

No pueden esperar a gatear cuando ya están caminando y luego corriendo. Quieren jugar a atrapar la pelota incluso cuando no saben cómo hacerlo y quieren realizar deportes aun cuando no entienden los conceptos del trabajo en equipo y la competencia. Los niños son la prueba de que vinimos a este mundo para movernos y ser activos. Es raro un niño que pueda o quiera quedarse quieto.

Entonces es una lástima que los adultos crean que los niños necesitan aprender a estar quietos. Quedarse quieto no es ciertamente para lo que nuestros cuerpos fueron creados. Más que eso, todo lo relacionado con quedarse quieto es parte de lo que crea adultos sedentarios. Incluso más peligroso, esta mentalidad está creando una generación de niños con sobrepeso.

No hay mayor prueba de lo que la actual forma de vida occidental les está haciendo a las personas que la forma de nuestros niños, ya que los niños son naturalmente activos. A los niños les encanta moverse y jugar.

Hecho

Si mira a los niños jugar, ¡notará que hacen intervalos! Corren por todos lados realmente rápido por unos minutos, luego caen sobre el pasto y se quedan ahí por unos segundos para recuperarse. Hacen competencias en la piscina, luego no hacen nada. Saltan y corren y gritan y brincan, luego se sientan y toman algo de limonada. Los niños no cuentan las calorías ni se preocupan por su ritmo cardiaco ni se preguntan si su ejercicio es excesivo. Solo juegan y juegan y juegan hasta que no pueden moverse más y entonces paran.

Los niños también inventan juegos de la nada. Si caminan por la calle, saltan o intentan pasarse por la rejilla. Si ven un farol, nos hacen correr hasta allá. Los niños ven el movimiento no solo como diversión sino también como algo natural. En otras palabras, está en su naturaleza moverse y cuando escuchan a sus cuerpos, se mueven tanto como lo necesitan.

¿Los computadores y la TV son los enemigos?

No es que los computadores y los televisores sean inherentemente malos y el punto de esta sección no es discutir si los niños no deberían ver *Plaza*

Sésamo o hacer investigaciones en Internet. Lo importante que hay que saber sobre los niños, el computador y el televisor es que hay una línea clara entre cuánto tiempo ven TV y su peso. Así como con los adultos, cuanto más sedentario sea un niño, más fuera de forma estará.

¡Alerta!

Aparte de los riesgos de salud inmediatos, a los niños que tienen sobrepeso les resultará más difícil estar saludables cuando vayan creciendo. Cada parte de su cuerpo se afectará, desde su estado de ánimo hasta el crecimiento y desde su corazón hasta su sistema reproductor. Es más difícil para los adultos que tuvieron sobrepeso de niños perder peso y es más probable que los niños gordos carguen con ellos las enfermedades relacionadas con la obesidad en la adultez.

Con frecuencia es difícil, como padre, ponerle límites a la televisión y al computador, pero es más fácil si da un buen ejemplo. Si necesita que la televisión de su hijo se apague, apague la suya también. Si quiere que camine más, camine con él. Los estudios han demostrado que los adolescentes de ahora no miran necesariamente a los padres como objetos contra los cuales rebelarse; muchos jóvenes admiran y quieren pasar tiempo con sus padres. Use ese hecho como su propia inspiración para salir y ser más activo. Les ayudará a ambos.

Vergüenza por el peso

Campamentos para adelgazar. Control de peso. Miradas fijas. Es horrible para los niños tener sobrepeso, aunque sea más y más común. Un niño no es más responsable por su peso de lo que es por su estilo de vida o por su elección de alimentos. Los niños se mueven tanto como se les da la oportunidad de hacerlo.

Por supuesto, la genética de los niños los predispone a los problemas de peso y si usted es un miembro de la familia, probablemente también luchará con esos asuntos. Lo más importante que puede hacer como padre es simplemente ofrecerles a sus hijos toda la comida nutritiva y saludable que pueda. Además, si quieren comer un delicioso pasabocas, déjelos, asegurándose de controlar la cantidad que coman, así como verificando que el "gustico" no sea muy poco saludable. Por ejemplo, una pequeña porción de chocolate es mejor que un pasabocas de fruta altamente procesado.

Negar los alimentos que otros niños consumen solo hará que quieran más de eso y, al mismo tiempo, no les enseñará a comer porciones correctas ni a lidiar con sus antojos.

Enséñeles a sus hijos sobre sus cuerpos. No asuma que porque son niños no pueden entender la información nutricional. Enséñeles sobre las porciones, los nutrientes, las calorías y el ejercicio. Dígales lo que pueden controlar sobre su peso y lo que no pueden. En otras palabras, explíqueles que el ejercicio y la comida pueden contribuir a su peso, pero que no pueden ser más altos o cambiar su forma drásticamente.

Aunque esto no debería decirse, recuerde que nadie —adulto o niño— ha perdido peso y lo ha mantenido porque fuera humillado o porque alguien más controle su consumo de alimentos. De hecho, los estudios han demostrado que los niños cuyos padres restringen sus dietas crecen para tener sobrepeso. Es mucho mejor que el niño responda por su propia hambre, si se mantienen activos y comprometidos en actividades, a tener que preocuparse por dietas y peso.

Hecho

No importa cuál sea el problema específico de imagen o asunto de peso (real o imaginario), hay tres "personas" involucradas en el problema de apariencia física de un niño o desorden alimentario: la sociedad, la cual evalúa la delgadez pero promueve la obesidad; usted, ya que es posible que luche con la comida y la imagen, y su hijo, quien está sufriendo un problema que puede volverse muy serio.

En la actualidad, tanto niños como niñas sufren de problemas de apariencia física y desórdenes alimentarios. Las niñas se perciben como gordas y hacen lo que sea para estar delgadas, mientras que los niños pueden tener el problema de estar muy flacos y querer estar musculosos o quieren ser más delgados ya que creen que tienen que perder un par de kilos.

Aquí hay algunas señales de que su hijo tiene un desorden alimentario: preocupación por el peso, las comidas y la dieta; ejercicio excesivo y rígido, incluso si está fatigado, enfermo, adolorido o si el clima es muy malo; quejas constantes sobre estar gordo aunque tenga un peso normal; comparación de su cuerpo con los de otros; evidencia de vómito, como olores en el baño; ausencias después de comer; uso de laxantes, diuréticos, pastillas para dieta o enemas; consumo de grandes cantidades de comida sin aumento de peso; ocultamiento de comida; peso fluctuante; desaparición o irregularidad de ciclos menstruales; obsesión con la apariencia como definición de sí mismo y pensamiento perfeccionista; rechazo a comer alimentos con la familia; rituales de comida, como comer una limitada variedad de alimentos y cortar los alimentos en pequeñas partes.

Si sospecha que su hijo tiene un desorden alimentario o está usando esteroides u otros suplementos para fortalecer los músculos o subir o perder peso, mantenga una conversación clara, amable y decisiva sin culpar, sin rabia ni lástima. Hable con su hijo sobre su vida sin enfocarse en la comida; espere que su hijo coma con la familia (comen juntos, ¿cierto?) pero no le pida que coma; sea físicamente cariñoso y amoroso. No le pida a su hijo que suba de peso y no culpe al niño de que es responsable de los problemas de la familia o de sus problemas. No permita que su problema de alimentación domine el horario de comidas de la familia. Llévelo a terapia, bajo el cuidado de un doctor y luego déjelo trabajar el problema con su apoyo, no bajo su control.

Cambiar el estilo de vida de los niños

Hay maneras acertadas de ayudar a un niño a cambiar sus hábitos. Si es sedentario necesita que se le enseñe a vivir una vida activa. Invítelo a patinar, a caminar por el parque. Más que hablar sobre su peso, háblele sobre las recompensas de estar activo, incluyendo lo bien que se siente y lo divertido que sería comprar ropa. No le hable de los beneficios que tiene para la salud perder peso o estar en forma ya que muchos niños se sienten invencibles. Sin embargo, si el niño tiene una enfermedad como la diabetes, usted debería hablar sobre cuánto mejorará la vida con el ejercicio.

Si siente que no está ayudando a su hijo, considere inscribirlo en un gimnasio y buscar un entrenador personal que sepa lo que está haciendo y sea compasivo y tolerante en lugar de rígido. El amor severo no ayuda a un hijo a desarrollar una relación con el ejercicio que dure toda la vida.

¡Alerta!

No obligue a un niño a hacer más de lo que es capaz. Si tiene sobrepeso, no lo obligue a correr o montar bicicleta por más tiempo del que puede. Lo más importante es que sea amoroso y alentador. Es una actividad de recompensa, no para perder peso. Ayude a su hijo a buscar un deporte o una actividad que le guste y quiera dominar, más que esperar que "haga ejercicio", ya que los niños necesitan algo que los anime y les ayude a sentirse bien con ellos mismos.

Por supuesto, la inactividad no es el único problema cuando se trata de la obesidad infantil. El alimento también es un asunto mayor. Si tiene un hijo que come vegetales y frutas y rechaza la mayoría de las cosas azucaradas, considérese afortunado y raro. Si no, aquí hay algunas cosas que puede hacer.

Primero, controle el desayuno. Algunos cereales, aquellos con granos integrales, son saludables; otros, aquellos con mucha azúcar, no lo son. Los niños que comen un buen desayuno no solo tienen buena salud, también trabajan mejor en el colegio (ya que no están cansados y sus cuerpos funcionan óptimamente). Asegúrese de que el desayuno de sus hijos incluya una proteína baja en grasa, granos integrales y frutas o vegetales. Por ejemplo, el desayuno podría ser fresas en el cereal o salsa con huevos.

El almuerzo puede reducir el daño. La mayoría de los almuerzos en los colegios no son nutritivos pero sí grasosos. Si su hijo quiere comprar su almuerzo, al menos lea el menú por adelantado y ayúdele a hacer buenas elecciones. Pídale que elija la ensalada o que se coma una manzana para acompañar con los fritos. Agregar comida saludable es más fácil que rechazar la comida poco saludable.

Con los pasabocas, deje que su hijo mezcle la comida saludable con la poco saludable. Más que llevarlo a tomar "malas" elecciones, asegúrese de que tenga "buenas" opciones en casa; las manzanas con la mantequilla de maní, las galletas con queso, salsa y papas cocinadas son opciones nutritivas.

Cene con su hijo. Esta es una de las cosas más importantes que puede hacer, no solo para su salud sino también para su bienestar. Una vez más, enfóquese en la proteína baja en grasa, los granos integrales y los vegetales frescos en los platos. ¿Postre? Absolutamente. Muéstrele que usted también puede disfrutar de la buena comida con moderación.

Actividades y juegos divertidos

Lo que para un niño de dos años es una actividad divertida para uno de nueve es ridículo. Las siguientes son algunas ideas de juegos y actividades para edades apropiadas para niños. Por supuesto, algunas actividades no tienen edad: caminar, montar bicicleta, nadar, hacer montañismo y bailar pueden hacerse por cada miembro de la familia. De acuerdo, los niños pequeños necesitarán estar en coches o ir alzados, pero eso no significa que no se beneficiarán de estas actividades, ya que verlo ser activo los animará a moverse cuando sean mayores.

Hasta los tres años de edad

Saque su balón de ejercicios y ponga a sus niños sobre este. Déjelos dar vueltas mientras se sientan o recuestan en este; solo manténgalos agarrados. Aunque no serán conscientes de ello, este tipo de juego mejorará su equilibrio. También puede hacer cosas como estas en patinetas y otras herramientas de gimnasio que mejoren el equilibrio. Solo recuerde: ellos no pueden hacerlo solos; necesita sostenerlos.

Encienda el radio o ponga su CD favorito y sostenga a su hijo en sus brazos y baile. Varíe el ritmo y los pasos. Déjelo sentir que su cuerpo se mueve y también cántele.

Vaya al parque de diversiones y a la playa. Si hace frío, abríguelo y salga así sea por unos minutos. Y vaya al gimnasio con sus hijos, es bueno para ellos que lo vean moviéndose.

De tres a cinco años de edad

Los niños de esta edad adoran hacer lo que usted está haciendo. Entonces levántese, mueva los pies, aplauda, salte, brinque, baile, haga lo que sea; luego pídales que sigan al líder. Asegúrese de que también tengan el turno de ser líderes.

Información esencial

No espere mucho de sus hijos jóvenes quienes están aprendiendo sobre los deportes, ya que su punto competitivo hará que esa experiencia sea tensa para ellos. En lugar de eso, anímelos a disfrutar cuando se muevan más que mejorar cualquier habilidad que sea necesaria para el juego.

Esta es una buena edad para que los niños empiecen a aprender actividades relacionadas con los deportes, como batear, lanzar, atrapar, patear y correr. Enfóquese en habilidades específicas, como mantener el ojo en el balón, usar ambos pies más que las manos o apuntar. Revise que el equipo también sea el apropiado para la edad, incluyendo pequeños balones y accesorios, como bates.

Asegúrese de animarlos y entienda que los cuerpos jóvenes no tienen el control o la fuerza que tienen los niños de colegio en la escuela primaria. Además, los niños de esta edad (preescolar) aún no están listos para muchas actividades en equipo, ya que para ellos es difícil esperar y entender las reglas.

Edad de inicio del colegio (Primaria)

Ahora es tiempo de iniciar a sus hijos e hijas a los deportes en equipo y a las actividades que se enfoquen en la cooperación y las habilidades, sin ganar (no se preocupe, empezaremos a ganar en un par de años). Ahora mismo, ellos necesitan aprender a esperar, a tomar su turno y a hacer lo que necesitan cuando van a batear, defender o tener la bola.

Intente cosas diferentes: el patinaje, la gimnasia, la equitación, el *ballet*, el baile, el karate, la natación, el buceo. Uno nunca sabe lo que sus hijos disfrutarán y en lo que serán buenos. Y permita que vean que usted también intenta nuevas actividades incluso si no es bueno para ellas. De hecho, es una lección especialmente buena verlo luchar y practicar para aprender nuevas habilidades, y no deje de sonreír durante todo el tiempo.

Una edad mayor en el colegio (Secundaria)

Probablemente a esta edad, sus hijos tienen un deporte que disfrutan y son buenos en esto más que en otros. Más que enfocarse en la competencia, usted debe ayudarles a perfeccionar sus habilidades y estudiar esas cosas que mejoran el desempeño de los mejores jugadores. Déjeles ver que sobresalir en un deporte requiere de talento y práctica. Anime a sus hijos a analizar tanto a jugadores amateurs como a profesionales y a aprender estrategias sobre el juego o deporte que les gusta. Incluso ahora, no se enfoque en ganar tanto como se enfoca en las habilidades y la práctica.

Recuerde divertirse. Una vez que un niño escoge un deporte o habilidad que disfruta, necesita recordar que ser activos es una forma de divertirse, no solo de ganar. Por tanto asegúrese de que salgan a caminar y a hacer actividades, como jugar fútbol los domingos y nadar durante las vacaciones. Especialmente ahora, cuando los niños se vuelven conscientes de sí mismos, usted debe comprobar que se sientan seguros sobre sus cuerpos (sin importar como luzcan).

Niñas activas

Mientras que participar en un deporte ayuda tanto a niños como a niñas, las niñas se benefician específicamente al unirse a equipos y tener un fuerte compromiso a una actividad física. Por ejemplo, las atletas femeninas colegiales tienen menos posibilidad de fumar que las no atléticas. Y un estudio de 1998 definitivamente relacionó la participación en deportes con bajas tasas de embarazo en adolescentes.

Los siguientes son más beneficios que las niñas disfrutan por los deportes:

- Las niñas que participan en los deportes del colegio sacan altas notas en ciencia y hacen mejor los exámenes. Tienen menos probabilidad de dejar el colegio y más posibilidades de ir a la universidad que una compañera no atleta.
- Las niñas que participan en actividades físicas regulares tienen menos probabilidad de tener sobrepeso. Ellas tienen menos niveles de azúcar en la sangre, colesterol y triglicéridos y una presión arterial más baja que las niñas que no hacen ejercicio.
- Las niñas que participan en equipos se sienten mejor con sus cuerpos que aquellas que no participan.

Los buenos efectos duran años. Las niñas que hacen ejercicio desarrollan huesos fuertes y densos y tienen menos probabilidad de desarrollar osteoporosis. Además, incluso pequeñas cantidades de ejercicio por semana pueden reducir el riesgo de cáncer de seno en la vida adulta. Los deportes pueden ayudar en otras áreas de la vida, el 80 % de las 500 ejecutivas de la revista *Fortuna* se describen como "fuertes" y participaron en deportes cuando eran jóvenes.

Deportes en grupo

La tasa de niños que dejan los deportes en grupo está alrededor del 70 %, de acuerdo con algunas investigaciones. ¿Las razones? Los padres y un mal entrenador. Los niños solían practicar deportes con sus amigos solo por diversión, no necesariamente para ganar futuras becas o demostrar la habilidad para enorgullecer a los padres.

Si está comprometido a mantener activos a sus hijos y reconoce los beneficios que los deportes en grupo les ofrecen, entonces necesita estar muy involucrado con el equipo de sus hijos. Su participación es importante ya que la mayoría de los deportes en grupo necesitan de padres sensatos para darles apoyo y liderazgo a los niños.

La sensatez es importante ya que muchos padres que se preocupan más por ganar intentan asumir el poder del equipo de los hijos, lo cual deja a muchos de los niños con un sentimiento de desaliento.

En lugar de eso, ayude a sus hijos y a sus compañeros a enfocarse en las habilidades y en el espíritu deportivo. Esto no significa que ganar no importe.

Hecho

Los niños no obtendrán los beneficios de las importantes lecciones que los deportes en grupo les ofrecen, si un adulto considerado y comunicativo no está para discutir la experiencia con ellos. Después de un juego, asegúrese de hablar con sus hijos sobre como fue el juego y como se sienten al respecto. Recuérdeles que jugar bien y mejorar las habilidades es más importante que ganar.

Para los niños, competir no tiene que tratarse de ganar. Usted puede animar a su hijo y a su equipo a enfocarse a jugar lo mejor que puedan. Entender los altibajos de los deportes de grupo ayuda a lo niños a desarrollar una buena inteligencia emocional, no solo habilidades físicas.

En el mundo real, por supuesto, la competitividad es útil, le ayuda a mejorar, obtener trabajos, estudiar más fuerte y practicar cuando no lo esté haciendo tan bien como le gustaría. Es una medida del éxito. Lo que necesita recordar es que ganar es importante, pero que la mayoría de los ganadores entienden la idea tanto del juego como de las habilidades antes de convertirse en ganadores. En otras palabras, ganar es más probable que sea el resultado de la práctica, no la consecuencia de una actitud competitiva y mezquina.

¡Los niños activos también lo benefician a usted!

Si está teniendo problemas con el ejercicio, una de las mejores cosas para hacer es gastar algo de tiempo con los niños. Notará que se mueven mucho más que usted. Si puede, es bueno intentar seguirles el ritmo. Ellos van a fatigarlo, pero no culpe a la edad por su letargo. La diferencia en su nivel de energía no se trata solo de la edad, sino de la socialización.

"¡Siéntate!" "¡Quédate quieto!" "¡Puedes tan solo quedarte quieto!" Todas esas cosas que les decimos a los niños, las expresamos cuando queremos paz y calma o cuando queremos descansar. Pero con frecuencia es en esos momentos cuando sería bueno para los adultos ser activos y usar ese tiempo para ejercitar los cuerpos.

Inclusive, los adultos esperan con frecuencia que los niños caminen a su mismo paso o se muevan tan rápido como ellos. Bien, si es poniéndose el abrigo o caminando, cuando los niños quieren tomarse su tiempo, lo hacen.

Y eso también es una forma natural de la sabiduría del cuerpo, como ya ha aprendido, también necesita tiempo para usar bajas cantidades de energía. Entonces ¿caminar por la cuadra puede tomar una media hora debido a lo interesante que luce toda la maleza que fisgonea por las grietas de los andenes? Eso también es natural.

Entonces, si no puede usar un día o dos con algunos niños (sin la televisión cerca, por supuesto), intente seguirles el ritmo y, al mismo tiempo, intente bajarle al ritmo con ellos. Observe cómo se siente al final del día. Es posible que se sienta con energía y a la vez cansado. Los niños, si aún no han socializado demasiado, se mueven tanto como necesitan y cuando se les da la oportunidad, cuidan muy bien de sus cuerpos.

Capítulo 20

Ponerse en forma fácilmente (para adultos)

Cuando envejecemos, las simples tareas que siempre dábamos por hechas se vuelven más desafiantes. De repente es imposible abrir un tarro de salsa para espagueti y bailar con su pareja es más una faena que una actividad divertida. Si hay alguna razón para estar en forma, es por la calidad de vida que puede mantener e incluso mejorar cuando envejece. Este capítulo explica la forma en que el cuerpo cambia cuando envejece y ofrece algunos excelentes consejos para los adultos mayores sobre ejercicios físicos y mentales.

La cuestión del equilibrio

Caerse asusta a la gente. Esto asusta sicológicamente ya que puede hacer que se rompan los huesos o causar otra lesión de la cual no se recuperaría completamente. Cuando la gente envejece, muchos de ellos (especialmente aquellos que han estado ejercitándose regularmente) empiezan a sentirse menos seguros de su habilidad para hacer las cosas de todos los días, como caminar y cuidar sus casas.

Su angustia, infortunadamente, no es infundada. Cuando envejecen, muchas personas pierden las habilidades físicas primarias y secundarias, lo cual hace que el manejo de la vida diaria sea un reto. Por ejemplo, si su visión periférica ha disminuido puede ser difícil continuar bailando o ir a correr. Si su memoria está comprometida, usted podría encontrar confuso seguir las indicaciones de un ejercicio de clase. Si sus músculos son débiles y su flexibilidad ha disminuido, entonces incluso caminar una distancia corta podría ser duro para sus piernas. Y si ha perdido su sentido del equilibrio y la agilidad y se resbala, podría no ser capaz de recuperarse y podría caer.

Información esencial

El ejercicio regular, incluso si comienza a una edad muy avanzada, ha demostrado que ayuda a evitar las enfermedades cardiacas, la diabetes tipo 2 y otras enfermedades serias; ayuda a mantener la salud y el funcionamiento mental; también mantiene e incluso puede mejorar la densidad ósea. También ofrece una oportunidad de socializar y disminuye la posibilidad del comienzo de la depresión y ansiedad relacionadas con la edad.

Una vez que se ha caído, si su salud no es lo que solía ser, será más difícil para su cuerpo recuperarse. Y si tiene miedo —de perder su independencia, de estar enfermo o de caerse otra vez— entonces su miedo podría cambiarle el ánimo y el comportamiento.

Pero esto no tiene que suceder. Usted ha aprendido que envejecer puede verse solo en números y no en una disminución en la habilidad. Cuando se trata del equilibrio, solo necesita saber dos cosas: el equilibrio es una función de la agilidad de su cerebro de sentir el lugar de su cuerpo en el espacio y su sentido del equilibrio es el resultado de la práctica que su cuerpo ha hecho para recuperar su equilibrio una y otra vez durante la vida.

Por ejemplo, cuando pisa una escalera mecánica, usted recupera su equilibrio. Cuando monta bicicleta, está manteniendo su equilibrio sin usar los pies. Cuando se estira para sacar algo de la gaveta y se para en un solo pie, está usando su equilibrio.

La verdad es que el equilibrio es una actividad que siempre fluctúa. Por ejemplo, se puede levantar de una silla y le parece fácil pararse derecho, empieza a caminar y eso es fácil, y continúa subiendo una colina y lo está haciendo bien. Pero de repente, hay una pequeña piedra debajo de su pie que no vio y se resbala… y le parece difícil recobrar el equilibrio y se cae.

Pregunta

¿Cuál es la mejor forma de mejorar el equilibrio?

Practique yoga o *tai chi*. Ambos requieren que usted se pare en un pie y cambie su peso de un pie al otro en diversos tiempos durante las rutinas. Además, estas prácticas le piden que se sienta cómodo con la posibilidad de caerse. Esto puede sonar raro, pero el equilibrio se trata menos de estar quieto y más de estar tan estable como sea posible. Como un organismo vivo, nunca está completamente quieto. En cambio, siempre necesitará estar estabilizándose cuando se mueva, lo cual es exactamente lo que hace cuando practica yoga o *tai chi*.

El equilibrio siempre se está moviendo y cambiando y la habilidad del equilibrio es de adaptación. Lo que la gente mayor necesita, cuando se trata del equilibrio, no es la habilidad de permanecer quieto, sino la agilidad de agarrarse cuando los pies se resbalan. Si se mantiene en forma cuando envejece, tienen menos probabilidades de caer, pero si cae, tiene menos probabilidad de lastimarse y, si se lastima, tiene más posibilidad de curarse más rápido y con menores repercusiones.

Resistirse a la actividad

Por décadas, la sociedad sostuvo dos actitudes generales hacia el ejercicio. Primero, la gente creía que no era propio de una dama. Segundo, muchos pensaban que era una clase de actividad sin importancia, para la gentuza. Los trabajos de oficina eran vistos como una escapatoria a una mayor calidad de vida y las actividades donde se suda o se ensucia eran muy poco llamativas.

Ya que estas actitudes fueron consideradas correctas por mucho tiempo, es difícil, algunas veces, hacer que la gente mayor quiera hacer ejercicio o que acepte los beneficios de la actividad. Esto es especialmente cierto cuando la actividad parece exacerbar los problemas de salud. Por ejemplo, cuando alguien más viejo o fuera de forma empieza un programa de ejercicio o intenta ser activo, podría experimentar algo de dolor o molestia por los cambios. Esta incomodidad hace que con frecuencia la persona quiera parar su nuevo programa. Incluso cuando le dice a esta persona que la actividad la hará, en el largo plazo, más feliz y saludable, esta podría solo reconocer que la actividad la hace sentir cansancio y dolor. Encima de esto, ya que la idea del ejercicio como algo benéfico es nueva, es difícil enseñarles a los mayores lo que sabe sobre estar en forma sin toparse además con un niño sabelotodo, sin importar su edad.

Hecho

¿Necesita motivación para estar en forma? ¿Cómo es esto? La gente mayor que hace ejercicio regularmente experimenta menores molestias y dolores que otras personas de su edad que son menos activas. Los investigadores han encontrado que las personas mayores que practicaban ejercicios aeróbicos de bajo impacto, como correr, presentaron 25 % menos dolor en los músculos y en las articulaciones.

Entonces, si ama y se preocupa por alguien mayor, respete su punto de vista y reconozca que su actitud sobre el ejercicio y el estar en forma puede ser diferente al suyo. Usted podría incluso intentar contarle sobre su experiencia de hacer ejercicio y preguntarle si era activo cuando joven. Antes de intentar ofrecer consejo y ánimo, primero ofrézcale la validación de su opinión.

El estímulo es la mejor medicina

Así como al darle consejos a alguien más, la primera regla es no señalar lo que está mal, como "usted debería hacer más ejercicio". Cualquier afirmación con "debería" es poco útil. En lugar de esto, use las siguientes ideas sobre como estimular a una persona mayor.

Invítelos a ser activos con usted. Incluso si caminan más despacio que usted o se preocupan del clima y de sus dudas de que el ejercicio ayudará a su salud, invítelos a caminar o a otra salida familiar. En otras palabras, invítelos a unírsele y sean ambos respetuosos y desafiantes a la vez. Si no le dan importancia a lanzar el balón por el camino o a subir las gradas, relájese, pero explíqueles que usted cree que la actividad los ayudará a sentirse mejor y que usted disfrutaría compartir la actividad con ellos.

Solicite el consejo de sus doctores. Si sus amigos o padres dudan de que el ejercicio les ayudará con su salud, acompáñelos al doctor y pregúntele por su opinión sobre el ejercicio.

No le diga al doctor que usted cree que el ejercicio ayudará (la persona mayor a la que acompañe verá esto como un insulto al médico). En lugar, confíe en algunas preguntas humildes para que parezca como si el consejo viniera del doctor, no de usted.

Información esencial

Considere las actividades que sean suaves y fáciles. La natación, las caminatas y el baile de salón son actividades que podrían ser atractivas para una persona mayor. Si le encanta el gimnasio, no asuma que a sus padres también. En lugar de eso, averigüe si hay alguna actividad que les guste o que siempre hayan querido hacer y pregúnteles lo que podría atraerles. Déjelos escoger y elegir lo que disfrutan, no lo que usted cree que deberían hacer.

Pídales ayuda a sus hijos. Algunas veces la brecha generacional se salta de hecho… una generación. Haga que sus hijos inviten a sus abuelos a una caminata o actividad. Esto hará que sus padres se sientan jóvenes y no subestimados.

La soledad, el aislamiento y el aburrimiento son tan peligrosos para los mayores como la enfermedad. Si conoce a un mayor que se sienta y mira TV la mayor parte del tiempo, tenga la seguridad de que incluso algunos minutos de interacción y una actividad tranquila, como el golf, pueden hacer una gran diferencia. Incluso 10 minutos de actividad puede hacer toda la diferencia en la salud de alguien, mientras un total de 30 minutos de ejercicio diario pueden realmente significar un buen nivel de estado físico.

Además, científicamente hablando, la gente mayor no tiene que hacer parte en actividades de alta intensidad para ver los beneficios, entonces no entre en los detalles del ritmo cardiaco o de un programa para estar en forma. En lugar de eso, piense en las actividades que ellos disfrutan.

Una mente saludable

En el 2005, los investigadores de la Universidad del estado de Ohio reportaron que la gente mayor que se ejercitaba regularmente era más propensa a mantener la agudeza mental que necesitaba para hacer las tareas diarias, como seguir una receta y llevar la cuenta de las pastillas que tomaba. Algunas de las actividades mentales recomendadas para la gente mayor incluyen los crucigramas, los juegos de preguntas y respuestas, el *scrabble*, los juegos de cartas así como los proyectos, como arreglar electrodomésticos y cocinar.

Más que frustrarse con los cambios en la velocidad y en la agilidad mental de los mayores, rételos a pensar cómo ayudarse. Reconfigurar sus interacciones para ayudar a la persona mayor a sentirse segura y capaz (recuerde la efectividad de las intenciones activas) le ayudará a estar más saludable sin pensar en su edad.

También recuerde que los desórdenes del ánimo son un problema común, aunque algunas veces no es diagnosticado en las personas mayores. La actividad física así como libera del aburrimiento puede ayudar a prevenir y curar los síntomas de la depresión, la ansiedad, la pena y el insomnio que afecta a uno de cinco americanos mayores.

Grupos para estar en forma

Otra excelente forma de ayudar a los mayores es animarlos a unirse a actividades en grupo, incluyendo clases de ejercicio. Mientras que esto puede sonar extraño para ellos al principio, una vez que conocen a los otros participantes, quienes seguramente serán de la misma edad, probablemente apreciarán la interacción así como la recompensa física.

Intente recordar que el miedo, la inseguridad o la falta de confianza nos golpean a todos, por tanto sea amigo de alguien que se haya puesto en una situación nueva, sin importar su edad. Tomar una nueva clase de ejercicio o tener el conocimiento de que está haciendo ahora un crucigrama para el ejercicio mental, más que divertido, no es fácil para nadie.

Capítulo 21

¿Y después de esto qué?

L a fuerza y resistencia cardiovascular, el fortalecimiento y la resistencia muscular, la flexibilidad, caminar, nadar, el entrenamiento con pesas... es mucha información que se suma a un importante punto: usted necesita moverse o perderá su condición física. Y lo que pierde en músculo, en función cardiovascular y en fuerza hará que se engorde y que sea más susceptible a las enfermedades y a una disminución en su calidad de vida. Por otro lado, crear una vida para ponerse en forma fácilmente le traerá alegría y una mejor vida.

Comprométase cada día

Cada día es un nuevo día. Y eso significa que cada día se enfrentará con razones para no hacer ejercicio. Comer mucho. Comer algo no saludable. Ver algo de televisión en lugar de salir a caminar. Cada día es un nuevo día en el que debe comprometerse con su vida activa.

Por supuesto, es insoportable pensar que comprometerse con el ejercicio es algo que tiene que hacer por el resto de su vida, ya que muchos de nosotros vemos el ejercicio como algo que se hace para alcanzar una meta. Entonces, pensamos que podremos dejar de hacer ejercicio y aún ser capaces de conservar los resultados. Pero la verdad es que ponerse en forma y estar en forma en estos días y en esta edad en realidad requiere comprometerse con el ejercicio y comer bien cada día.

Ser realista

Como discutimos en el capítulo 2, el ejercicio y la actividad no son cosas que podamos incluir fácilmente en nuestras vidas en esta época y edad. Ciertamente es más divertido y emocionante pensar que una vez que establezcamos las intenciones activas, alcanzaremos siempre nuestras metas y mantendremos vidas activas fácilmente, pero esto es una expectativa irreal. Y tener expectativas irreales no nos ayuda a lograr y mantener nuestras metas.

Hecho

La razón número uno por la cual la gente no hace ejercicio es la "falta de tiempo". Pero realmente no se trata de tiempo, sino de planeación. Incluso los presidentes encuentran tiempo para hacer ejercicio, así como muchas amas de casa y ocupadas ejecutivas. Tom Brokaw es famoso por subir y bajar las escaleras en los hoteles en los que se queda y Sheryl Crow practica yoga antes de sus presentaciones. ¿Su secreto? Sin tiempo, pero con un lugar para hacer ejercicio en su programación diaria.

Por tanto, usted debe planear en caso de sorpresas y obstáculos. Planear si hay obstáculos será su mejor apoyo para alcanzar sus objetivos. Por ejemplo, digamos que su objetivo número uno es nadar cada lunes, miércoles y viernes. Cuando escribe la intención en su agenda (lo está haciendo, ¿cierto?), no se engañe pensando que nada se pondrá en su camino. Sea honesto. ¿Hay alguna posibilidad de que tenga que ir a un evento en el colegio de su hijo? ¿Recuerda oír que su club de lectores podría reunirse el miércoles en lugar del martes este mes?

Ahora que es honesto y acepta estas obstrucciones potenciales, usted puede usar ese conocimiento para trabajar en ellas. Entonces, continuando con el ejemplo, investigue lo que puede hacer en lugar de ir a nadar. ¿Puede caminar en la mañana? ¿Puede nadar el martes en lugar del miércoles si hay una oportunidad en su programación del club de lectores? Crear alternativas en su programación fortalecerá su determinación y le ayudará a alcanzar sus metas.

Recuperar los retrocesos

Durante dos semanas usted trabajó muy bien. Hizo todas las clases de aeróbicos, levantó pesas cada vez que dijo que lo haría e incluso hizo estiramiento por 10 minutos antes de ir a dormir cada noche. Pero una noche recibió una llamada que lo hizo saltarse su estiramiento y luego una reunión hizo que perdiera su clase de aeróbicos y luego… de repente, han pasado cinco días desde que hizo ejercicio.

Información esencial

Los retrocesos suceden de vez en cuando. Tenga en cuenta que si usted puede recuperar los retrocesos en menos de una semana, su nivel de acondicionamiento (y peso) no sufrirán en lo absoluto. La verdad es que usted tiene dos semanas antes de que su cuerpo pierda en realidad los logros que ha hecho con el ejercicio. Inclusive, es fisiológicamente difícil ganar el impulso una vez que ha perdido el ritmo, por tanto cuanto más rápido recupere los retrocesos, mejor.

Si ha perdido algunos días de su rutina de ejercicio, no se preocupe. Solo regrese a su agenda y continúe donde paró. Sin embargo, si usted pierde una semana o más, deberá tomar unos días para ajustar su rutina, haciéndolo un poco más fácil de lo usual para darle a su cuerpo la oportunidad de reajustarse al programa. Después de un día o dos de ejercicio regular, usted deberá ser capaz de regresar al programa que dejó.

Finalmente, si ha perdido de tres semanas a un mes de ejercicio, deberá empezar otra vez. No tomará tanto como antes para volver al nivel de acondicionamiento que tenía y empezar de nuevo prevendrá lesiones. Sin embargo, acá hay buenas noticias: si ha estado haciendo ejercicio regularmente por un tiempo, hay una muy buena posibilidad de que un corto descanso en su programa de ejercicios mejore en realidad su nivel de acondicionamiento, ya que el descanso puede hacer toda la diferencia.

Cuando no hay tiempo

Si sabe que las próximas semanas de su vida van a ser ocupadas, estresantes o difíciles, hay algo más que puede hacer para estar en forma y saludable. Use 10 minutos de ejercicios rápidos para mantener su corazón en forma, sus músculos fuertes y su ánimo levantado. La mejor manera de hacer esto, una vez más, es programar esos ejercicios. Aunque sean pocos minutos, con frecuencia son difíciles de encontrar cuando está tan ocupado.

Con el fin de hacerlos efectivos y mantener su nivel de acondicionamiento dondequiera que esté, hacer esos 10 minutos de ejercicios rápidos significa algo. Asegúrese de hacer trabajo cardiovascular, entrenamiento de resistencia y algunas rutinas de cuerpo y mente en su programa. Una vez más, sea realista. No espere alzar pesas si no tiene unas cerca de usted o piense que hará yoga en medio de una cita médica. La mejor hora para programar 10 minutos de ejercicios rápidos es cuando se levanta o antes de dormir.

Información esencial

Mire los descansos en sus rutinas como oportunidades para desafiarse más que como un inconveniente y encontrará que los cambios positivos son el resultado. Por ejemplo, si su carro está en el taller, permítase unos 30 minutos más para que pueda caminar al supermercado en lugar de manejar. Use una maleta para que pueda llevar las bolsas a casa.

Otra forma de hacer que su ejercicio rápido sea significativo es dejar que su nivel de intensidad sea un poco mayor de lo normal. Por ejemplo, si usted normalmente camina a un ritmo de 6 km por hora, podría intentar trotar por 30 segundos dos o tres veces durante sus 10 minutos de caminata. Si usted normalmente entrena pesas con unas mancuernas de 2 kilos, use unas más pesadas, incluso si eso significa hacer menos repeticiones.

Adaptarse a su estilo de vida

Los humanos somos graciosos. Por ejemplo, queremos tanto perder peso, estar tonificados y en forma y sentirnos más enérgicos, que una vez que empezamos el camino de repente parece tenebroso y podemos rápidamente salir corriendo en la otra dirección.

¿Es esto miedo al éxito? ¿Falta de compromiso? ¿Autosabotaje? Cientos de libros se han escrito sobre el porqué muchos de nosotros hemos tenido problemas para alcanzar las metas y este no es el libro para ese tipo de autoexamen. Sin embargo, ya que este problema es tan general, hay una buena posibilidad de que no solo lo reconozca en usted mismo, sino también que usted pueda predecir cómo y cuándo le sucederá.

Entonces, sea honesto consigo mismo sobre este problema potencial y, una vez más, esté preparado lo más que pueda. Por ejemplo no piense en dormirse tarde cuando quiera despertarse temprano para caminar por 20 minutos; levántese temprano y haga ejercicio durante cinco días seguidos. Después, un día, usted pone la alarma y en la mañana siguiente, aparentemente sin control, usted oprime el botón de "siesta" y luego gasta la mayor parte del día reprendiéndose por oprimir ese botón.

Información esencial

Si usted es bueno por cinco días y siempre se desordena en el sexto, entonces planee algo para ese sexto día. Sepa que cinco días de establecimiento de intenciones y logro de metas es su norma, por tanto ajuste sus intenciones y metas como corresponde. Por ejemplo, levántese temprano por cinco días, descanse dos y luego vuelva a su programa de cinco días. O cambie sus intenciones y metas cada cinco días.

Tenga en cuenta y adopte su personalidad y singularidad. En lugar de prepararse para lo que podría ser considerado un fracaso, trabaje consigo mismo y mire eso como un éxito. El éxito no es pegarse a un plan arbitrario (incluso uno que haya creado usted mismo), en cambio es hacer ajustes cada día para una salud y acondicionamiento a largo plazo.

Empezar un nuevo programa

Una vida para estar en forma depende de que usted empiece nuevos programas de ejercicio con intervalos regulares durante su vida, basado en los cambios en sus niveles de acondicionamiento, así como en los cambios en su vida y programa.

Por ejemplo, digamos que se ha estado ejercitando por seis meses, regularmente camina en las tardes y toma clases de yoga dos veces a la semana.

Después de esta cantidad de tiempo, su cuerpo se ha acostumbrado a este programa y ya no obtiene el mismo placer de la actividad como antes. Por tanto si quiere continuar viendo resultados o si quiere continuar desafiándose, usted necesitará cambiar su rutina y puede cambiarla en grandes o pequeñas medidas.

Usted podría, por ejemplo, agregar desde cortos trotes o caminatas más rápidas a su programa de ejercicio para agregar un poco de intensidad. O puede intentar poses más duras con su rutina de yoga o tal vez añada una tercera clase cada semana. Otra alternativa sería cambiar su programa de una forma más extrema, como montar en bicicleta en lugar de caminar o agregar una tercera actividad a su programa, como levantar pesas.

Información esencial

Para mejorar su programa de acondicionamiento, asegúrese de dormir y descansar mucho, lo cual significa que tiene que tomar días de descanso y desordenar sus ejercicios para darle a su cuerpo tiempo de recuperarse (recuerde, los músculos se fortalecen cuando descansa). Y por supuesto, comer bien es absolutamente un requerimiento para perder peso (si necesita hacerlo) e incluso para tener suficiente energía para hacer sus ejercicios.

Aunque debería estar muy orgulloso de sí mismo por unirse a un programa por seis meses, eso realmente es mucho tiempo para estar con un programa. Su cuerpo se acostumbra a la rutina de cuatro a ocho semanas (dependiendo de su nivel de acondicionamiento antes de que empezara el ejercicio). Ahora, intente tener en mente que estos cambios se basan en su éxito como deportista, no en algún tipo de fracaso. Debido a la homeostasis, el cuerpo se resiste al cambio, razón por la cual tomó mucho esfuerzo alterar las diferencias fisiológicas y físicas que ha logrado. Infortunadamente, con una máquina autorreguladora, una vez que ha conseguido estos resultados, el cuerpo se adapta a esa rutina y deja de hacer esos mismos pasos de progreso.

Disfrute su nueva vida en forma

Este libro le ha dado mucha información. Usted podría pensar, "yo solo quería caminar un poco más seguido" y eso está bien. Nadie debería dejar que la ciencia y los hechos de por qué el ejercicio funciona se pongan en medio de las actividades que disfruta. El problema, por supuesto, es que muchas personas no están convencidas de que el ejercicio es la respuesta a muchos problemas de salud, incluyendo la obesidad, la hipertensión arterial, el dolor de espalda, las cardiopatías, algún cáncer, la artritis, la depresión y muchos otros.

¡Muévase!

Entonces, digamos que ahora está convencido de que quiere una vida más activa, pero no quiere hacerlo pensando en el ritmo cardiaco o quemar calorías u otros elementos científicos de ejercicio. ¿Cómo puede empezar?

Primero, cree un calendario. Usar un calendario es una de las mejores maneras de mantener la cuenta de sus metas y logros en el ejercicio sobre una base diaria. Cualquier calendario viejo funcionará, mientras que tenga suficiente espacio para escribir.

Luego, pregúntese: "¿Qué me gusta hacer?" o "¿Qué quiero hacer? Mucho en la vida se trata de "tener que" como "usted tiene que trabajar" y "tiene que pagar impuestos". Puede ser una liberación saber que, aunque *debe* hacer ejercicio, la buena noticia es que usted solo tiene que hacer lo que quiera. Si disfruta caminar, entonces puede caminar. Si disfruta la natación, usted puede nadar. Incluso la jardinería puede ser una forma de ejercicio, como se discutió en el capítulo 13.

Finalmente, pregúntese: "¿Cómo puedo convertir esto en ejercicio? Como aprendió en el capítulo 1, caminar o cualquier otra actividad no es necesariamente ejercicio si no hace que su corazón trabaje. Usted necesita asegurarse de que está trabajando a una intensidad lo suficientemente alta para quemar calorías, hacer que su corazón funcione más fuerte y que sus músculos se esfuercen lo necesario para que crezcan fortalecidos.

Entonces, una vez que haya escogido sus actividades y sacado tiempo para estas en su calendario, lea y entienda cómo convertir una caminata o cualquier otra actividad en un ejercicio. Eso hará toda la diferencia en su salud y en su estado físico.

Reúna un plan completo

Es absolutamente cierto que hacer algo es mejor que no hacer nada. Pero también es absolutamente cierto que los mejores planes para estar en forma son programas completos que incluyen una variedad de actividades, incluyendo algo que haga latir su corazón (caminar, trotar, nadar o montar bicicleta, por ejemplo), algo que mantenga y fortalezca la fuerza (levantar pesas o hacer yoga) y algo que le ayude a relajarse en cuerpo y mente (yoga otra vez, así como pilates, estiramiento y algunas veces nadar u otros ejercicios cardiovasculares). El entrenamiento cruzado es mucho más saludable que solo hacer una forma de ejercicio.

No olvide divertirse

Si, después de todo esto, no se está divirtiendo o no se siente mejor, no se rinda. En lugar de eso, intente nuevas actividades, intente encontrar amigos activos con quienes hacer ejercicio y, si es necesario, vea un doctor y cuéntele lo que ha estado intentando hacer y qué resultados ha logrado (o no). Para la mayoría de nosotros, estar en forma se siente bien si está caminando más, bailando o nadando. Después de todo, el ejercicio debe hacerlo feliz. Así de fácil.

Apéndice A
Fuentes

Aquí hay algunas organizaciones, revistas y sitios de Internet que pueden ayudarle a aprender. Todas las páginas sugeridas están en inglés.

Información general sobre salud y ejercicio

www.acsm.org
www.acefitness.org
www.cooperaerobics.com
www.fitday.com

Revistas

www.fitness.com
www.menshealth.com
www.self.com
www.shape.com
www.prevention.com

Ropa deportiva

www.adidas.com
www.asicsamerica.com
www.bikenashbar.com
www.fleetfeet.com
www.hind.com
www.insport.com
www.newbalance.com
www.nike.com
www.performancebike.com
www.reebok.com
www.roadrunnersports.com

Ropa deportiva para mujer

www.athleta.com
www.championforwomen.com
www.movingcomfort.com
www.terrybicycles.com
www.title9sports.com

Monitores cardiacos

www.cardiosport.com

www.casio.com

www.heartmonitor.com

www.heartzone.com

www.polarusa.com

www.timex.com

Equipos variados

www.sternoff.com

www.biogrip.com

www.lifefitness.com

www.precor.com

www.travelsmith.com

www.walkvest.com

Natación

www.endlesspools.com

www.speedo.com

www.swimming.com

www.usms.org

www.zoggs.com

Ciclismo

www.bicycling.com

www.reebok.com

www.schwinn.com

Sistemas de hidratación de manos libres

www.camelbak.com

www.cascadedesigns.com

www.ultdir.com

Pesas y bandas de resistencia

www.fwonline.com

Herramientas para el entrenamiento cruzado

www.runnersworld.com

www.stairmaster.com

www.triathletemag.com
www.tunturi.com

Videos de ejercicios

www.collagevideo.com
www.anchorbayentertainment.com
www.videofitness.com

Vacaciones activas

www.abercrombiekent.com
www.backroads.com
www.offshore-sailing.com
www.surfdiva.com
www.wahinesurfing.com
www.mtsobek.com
www.geox.com
www.railstotrails.org

Sitios web para el sueño

www.aasmnet.org
www.sleepfoundation.org
www.sleepnet.com

Organizaciones nutricionales y alimentarias

www.eatright.org
www.calorieking.com
www.ediets.com
www.weightwatchers.com

Ejercicios para niños

www.kidshealth.org
www.lazytown.com

Ejercicios y salud para mayores

www.aarp.org
www.50plus.com

Apéndice B
Planes de ejercicios

Ningún plan funciona para todos, pero si está empezando a hacer ejercicio regularmente, es una buena idea escribir el suyo. Primero, este le ayuda a visualizar y a organizar cómo será su semana para estar en forma fácilmente. Segundo, le ayuda a permanecer con sus planes y así alcanzar sus metas, ya que cuando algo está escrito parece más oficial. Aquí hay algunos planes de ejercicios en blanco organizados por actividad y metas para que pueda ver las diversas opciones que tiene de crear un diario de ejercicios para usted. También recuerde que hay varios sitios web así como libros que ofrecen diarios de ejercicios para todo tipo de actividades, niveles de acondicionamiento y metas. Notará que cada plan incluye espacios para intenciones activas con el fin de que pueda tenerlas en mente.

Plan diario de ejercicios

Intenciones activas:

1. _____

2. _____

3. _____

Día	Actividad	Tiempo	Intensidad	Cómo me sentí
Lunes	Caminar	45 minutos	Dura	¡Excelente! Voy a hacerlo otra vez el jueves.
Martes				
Miércoles				
Jueves				
Viernes				
Sábado				
Domingo				

Plan de ejercicios para la actividad cardiaca

Intenciones activas:

1. _____

2. _____

3. _____

Día	Intensidad	Distancia	Tiempo	Cómo me sentí
Lunes				
Martes	Fácil	4 kilómetros	30 minutos	Estaba un poco aburrido. Debo hacerlo con más fuerza mañana
Miércoles				
Jueves				
Viernes				
Sábado				
Domingo				

Plan de ejercicios para levantar pesas

Intenciones activas:

1. _____
2. _____
3. _____

Día	Ejercicio	Peso	Rep/Series	Cómo me sentí
Lunes				
Martes				
Miércoles	Fácil	4 kilos	15/2	Duro. No pude terminar la segunda serie.
Jueves				
Viernes				
Sábado				
Domingo				

Plan de ejercicios

Intenciones activas:

1. _____
2. _____
3. _____

Ejemplo de un diario de ejercicios

Fecha: jueves, 9 de octubre

Hoy me levanté e hice cinco "Saludos al sol" de mi clase de yoga. Me sentí muy bien y ni siquiera tuve que quitarme la pijama. Quise salir a caminar después del almuerzo, pero terminé hablando con Miriam en su oficina, entonces cuando salí del trabajo paseé al bebé alrededor del barrio un par de veces antes de hacer la comida. Luego, antes de ir a la cama, hice un poco de estiramientos mientras veía la novela. Me sentí bien. Mañana voy a levantar pesas.

Muestra de un diario de alimentación y ejercicios

Intenciones activas:

1. _____

2. _____

3. _____

Viernes, 10 de octubre

- Veinte minutos del DVD de pilates.
- Desayuno: dos huevos duros, un vaso de jugo, una tostada integral, dos cucharadas de crema de queso, dos tazas de café con crema.
- Merienda: una manzana, una tajada de queso *cheddar*, dos chocolatines pequeños.
- Almuerzo: pavo en centeno, con lechuga, tomate, mayonesa y mostaza. Deje ¼ de éste para la merienda de mañana. Banano y gaseosa.
- Onces: dos galletas, una botella de té helado.
- Comida: "Fui al gimnasio e hice pesas y caminadora por 50 minutos": ensalada con lechuga, tomate, repollo y pollo. ¡Nada de postre!

Índice

Colesterol, 234-35

Comida. *Ver* Alimentación

Consejos para principiantes, 33

Correr. *Ver* Entrenamiento cruzado; Trotar/correr

Chaleco con peso para caminar, 54-55

D

Deportes en grupo, 257-58

Dieta. *Ver* Alimentación

Diez minutos de cola y muslos, 129-31

Diez minutos de estiramiento total, 159-60

Diligencias diarias y, 188-89

Dormir, 211-17
  Insuficiencias, causas, 213-15
  Mejorar, 215-16
  Necesidad de, 211
  Perder peso y, 212-13
  Sitios web, 277
  Soluciones del insomnio, 216

E

Ejercicio aeróbico
  Alto/bajo impacto, 167-68
  Anaeróbico contra, 18
  Entrenamiento cruzado con, 165-66

Ejercicios. *Ver* Programas de resistencia
  En el gimnasio (club de la salud), 98, 117, 175-78

Ejercicios de resistencia con el cuerpo, 107-12

Elíptica, 49-50

Entrenamiento con pesas, 95-97
  Anatomía/musculatura y, 102-04
  Balones medicinales para, 97-98
  Bandas para, 96-97, 117-21, 276

Entrenamiento cruzado, 163
  Beneficios, 164-65

Equipo, 80, 95, 178, 276

Escala del esfuerzo percibido, RPE, 25

Estiramiento, 153-54
  En la mañana, 161
  En la oficina, 161
  Relajación y, 154-55
  Total, 159-60

Estrés, 211, 217
  Reductores de, 218

Excursionismo, 47, 59

F

Fibra, dieta, 233-34

FITT (Frecuencia, Intensidad, Tiempo, Tipo), 20

Flexibilidad del centro, 138

Flexiones
  De bíceps, 109
  De pecho con levantamiento de pierna, 115
  De tríceps, 110

Fomentar una oficina activa, 198

Fortalecimiento de la espalda, 137-38 *Ver también* Fuerza central

Fuerza,
  Entrenamiento de, 94
  Muscular, 107

Fuerza central corporal, 135-46

Fuerza en la espalda 137-38

Fuerza del *ballet*, 125-28
  Músculos relaciones con el *ballet*, 137-38

G

Gimnasio en casa, 98-99

Gimnasios, 175-82
  Actividades y equipos, 178
  Costos, 177